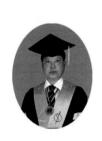

吴风平 编著

吴氏九世中医 传奇秘验方

山西出版传媒集团
山西科学技术出版社

图书在版编目（CIP）数据

吴氏九世中医传奇秘验方 / 吴风平编著. —太原：山西科学技术出版社，2020.8（2021.10 重印）

ISBN 978 - 7 - 5377 - 6029 - 4

Ⅰ. ①吴… Ⅱ. ①吴… Ⅲ. ①验方—汇编 Ⅳ. ①R289. 5

中国版本图书馆 CIP 数据核字（2020）第 127789 号

吴氏九世中医传奇秘验方

出　版　人：阎文凯
编　　　著：吴风平
责 任 编 辑：张延河
封 面 设 计：杨宇光

出 版 发 行：山西出版传媒集团·山西科学技术出版社
　　　　　　地址：太原市建设南路 21 号　邮编：030012
编辑部电话：0351 - 4922078
发 行 电 话：0351 - 4922121
经　　　销：各地新华书店
印　　　刷：山西海德印务有限公司
网　　　址：www. sxkxjscbs. com
微　　　信：sxkjcbs

开　　　本：880mm×1230mm　　1/32
印　　　张：14. 375　　彩页：12 页
字　　　数：335 千字
版　　　次：2020 年 8 月第 1 版　　2021 年 10 月山西第 2 次印刷

书　　　号：ISBN 978 - 7 - 5377 - 6029 - 4
定　　　价：55. 00 元

本社常年法律顾问：王葆柯
如发现印、装质量问题，影响阅读，请与发行部联系调换。

祝贺 吴风平鸿士编著

吴氏秘验方精选样刊

九兴家传 经验可贵

荒私传授 功德无量

九七叟朱良春题

甲午夏月

国医大师、教授朱良春题词

（本书最早的版本名为《吴氏秘验方精选》）

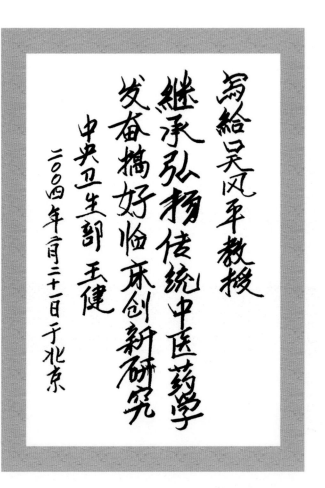

继承弘扬传统中医药学
发奋搞好临床创新研究

写给吴风平教授

中央卫生部 王健

二〇〇四年肖二十日于北京

原中央卫生部（国家卫生健康委员会）王健题词

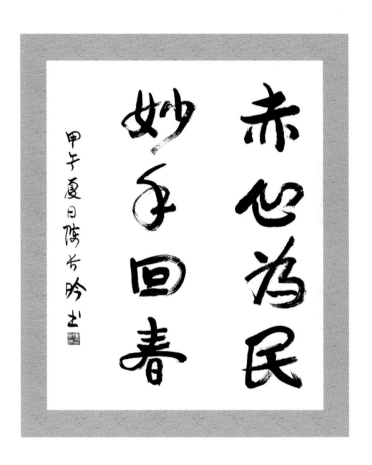

妙手回春
赤心为民

甲午夏日陈长吟书

中国散文学会副秘书长、陕西省散文学会会长、
陕西省社科院学术委员、教授陈长吟题词

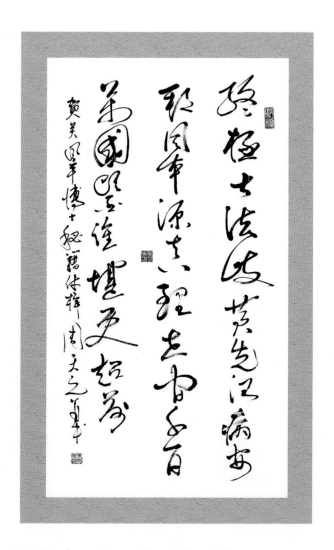

中国艺术学院博士生导师，著名医学、易学、书画大师周天元题词

吴风平主任中医师

继承与创新 是振兴中国

传统医药学的必由之路

健康报社 人未治平

二〇〇三年九月吉日于郑州

《健康报》社余治平题词

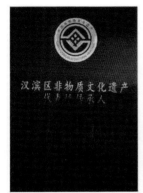
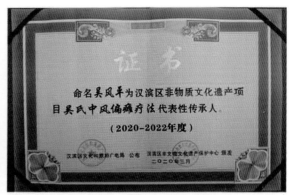

汉滨区非物质文化遗产代表性传承人证书

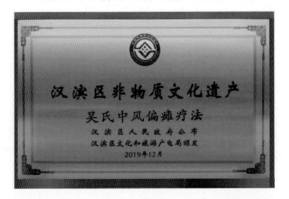

2019年12月吴氏中风偏瘫疗法入选汉滨区非物质文化遗产保护项目

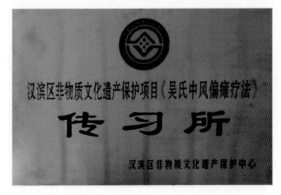

汉滨区非物质文化遗产保护项目（吴氏中风偏瘫疗法）传习所牌匾

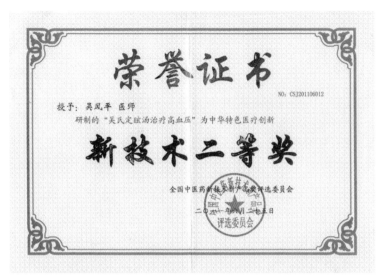

2011年"吴氏定眩汤治疗高血压"获中华特色医疗创新"新技术二等奖"

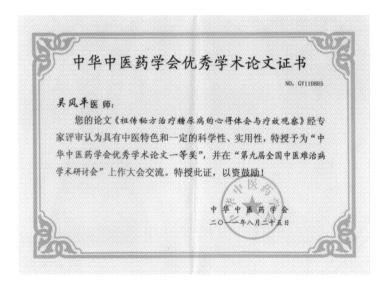

2011年《祖传秘方治疗糖尿病的心得体会与疗效观察》荣获"中华中医药学会优秀学术论文一等奖"

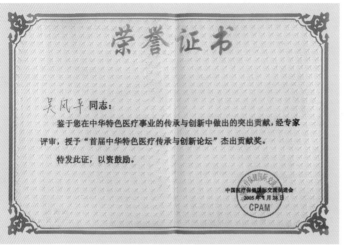

2005年吴风平在首届中华特色医疗传承与创新论坛上荣获"杰出贡献奖"

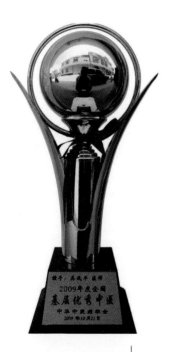

2009年吴风平荣获"全国基层优秀中医"荣誉称号

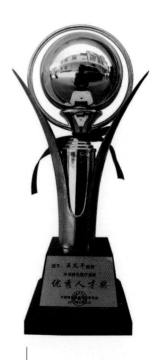

2011年吴风平荣获"中华特色医疗创新优秀人才奖"荣誉称号

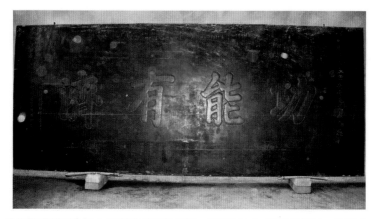

　　此匾为光绪五年皇上钦赐给尊祖的金匾。匾长8尺（1尺相当于33.3厘米）、高3尺，还有一个长9尺、高4尺咸丰三年的"大清医圣"金匾。共保存有8块金匾，"文革"中毁坏了5块金匾。吴氏家族现完整保存有3块金匾和2道圣旨，国内很少见！

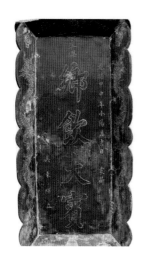

　　这是清朝光绪年间著名医学家、作者的曾祖吴正行（字东辉）受到朝廷表彰后接受皇恩所立的匾额

2002年吴风平荣获"中华名医"荣誉称号

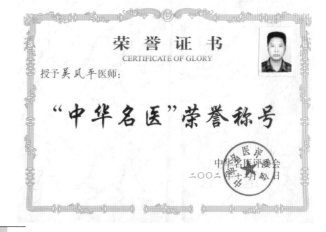

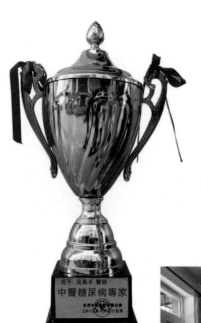

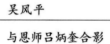

2013年吴风平
荣获"中医糖尿病
专家"荣誉称号

吴风平

与恩师吕炳奎合影

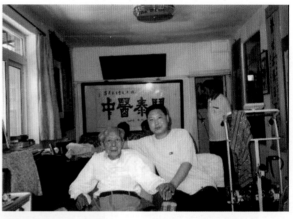

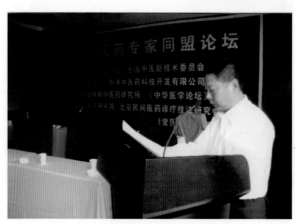

吴风平主持首届世界
中医药专家同盟论坛

武昌府吴氏迁陕行医传承谱

第一代

吴从柏（乾隆御医吴谦堂弟）

第二代

吴凤政

第三代

吴五起

第四代

吴攀桂　　吴攀椿　　吴攀槐

第五代

吴正行　吴正旺　吴正君　吴正功　吴正定　吴坤杨

第六代

吴著昭　　吴著暄　　吴著值　　吴元杰　　吴著楷

第七代

吴作弟　　吴作忠　　吴作斌　　吴作雨　　吴作厚　　吴作栋

吴作英（女）　　　吴作勇

第八代

吴高富　　吴高福　　吴高腾　　吴高惠（女）　　　吴高云

吴高勤　　吴高毅　　吴高岚　　吴高发

第九代

吴风平（本书作者）　　　吴风和

第十代

吴　昊（作者长子）

作者简介

　　吴风平，男，1969 年出生，医学博士，教授，中医主任医师，出身于九代中医世家，幼承庭训，师承国家级名老中医吕炳奎、朱良春、关幼波等，毕业于昆明医学院，进修于中国中医科学院。现任国际卫生医学研究院教授、博士生导师，世界中医药专家同盟联合会会长，北京至德圣道中医药研究院院长，中华中医药学会会员，全国中医难治病专家委员会专家委员，中国糖尿病防治工程委员会专家、常务委员，中国针灸学会全国委员，全国中医新技术委员会副秘书长，中国药文化研究会专家委员，全国中药产业化委员会主任委员，中国创新协会健康产业研究发展委员会专家常委，中国中医药研究促进会会员，华佗针灸研究会顾问，陕西省中药协会会员，国家首批中医文化传承工程传承人，安康市传统医学研究所所长，安康市法学会司法鉴定中心主任法医，安康市至德堂中医馆馆长，《世

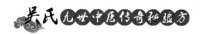

界至德文化研究》杂志编委，无锡市至德文化书院高级顾问等 60
余职。

他的多项发明成果被国家卫生健康委员会授予"天然药物研究
开发优秀成果奖"，他研制的"糖乐康"荣获第五届全球华人医学
大会"华佗杯全球华人医药学科技成果金奖"，他发明的治疗高血
压病的科研新技术（吴氏定眩汤治疗高血压）和新产品"压必康"
分别被全国中医药新技术新产品奖评选委员会授予中华特色医疗创
新"新技术二等奖"和"新产品二等奖"，他祖传的"吴氏中风偏
瘫疗法"被列入《安康市汉滨区第六批非物质文化遗产代表性项目
名录》，他是该项目唯一传承人，他祖传的美容秘方"一种具有美
白、祛斑及抗皱作用的中药组合物"被中华人民共和国国家知识产
权局授予发明专利（专利号：ZL201511023073.3），另有多项发明
专利和作品版权。

他利用业余时间进行创作，先后发表诗歌、散文、随笔、论
文 260 余篇，多次被安康市委宣传部门评为"优秀通讯员"，荣
获国家、省级、市级各种奖项 90 余次。其中，《祖传秘方治疗糖
尿病的心得体会与疗效观察》在第七届全国中医难治病学术研讨
会上荣获"中华中医药学会优秀学术论文一等奖"；《风与湿的区
别及治疗原则》在第十次全国特色医疗名医学术交流暨风湿骨病
痛证论坛上荣获"中国特色医疗优秀学术论文一等奖"。出版个
人医学专著《房事与性病秘验方集锦》等 5 部。2000 年，他被中
国民间中医医药研究开发协会授予"新世纪优秀特色专科名医"
称号。2001 年，他荣获全国首届"新世纪华佗医圣杯"金奖。
2002 年，他被卫生部（国家卫生健康委员会）授予"中华名医"
荣誉称号，同年被授予"世界千年名医"称号。2003 年，他被中
国特色医疗学术研究会授予"新世纪特色专科名医"称号，同年

荣获"世界好医师"称号。2004年，他荣获中华中医药学会颁发的"杰出贡献奖"，同年被联合国国际医科大学、世界自然医学基金会、世界自然医学组织联合授予"人类医药大师"称号。2005年，他被中国企业文化促进会、中国社科院、清华大学、中国国际职业经理人协会联合授予"中国优秀医疗科技工作者"荣誉奖；同年，鉴于他在中华医疗事业的传承与创新中做出的突出贡献，在首届中华特色医疗传承与创新论坛上，荣获中国医疗保健国际交流促进会颁发的"杰出贡献奖"。2009年，他被中华中医药学会授予"全国基层优秀中医"称号。2010年，他被中国特色医疗学术研究会授予"风湿骨病名医"称号。2011年5月，他荣获中华中医药学会、中国特色医疗学术研究会授予的"学术研究贡献奖"；2011年6月，他荣获中华中医药学会、中国特色医疗学术研究会颁发的"中华特色医疗创新优秀人才奖"，并作为特邀代表出席第四届中国名医论坛，受到了中央和国家卫生健康委员会领导人吴仪、桑国卫、罗秉石、王国强、韩启德、张文康、钱信忠、陈士奎、吴阶平等的接见和表扬；2011年7月，他创办并领导的安康市传统医学研究所因在科研上取得重大成果，被上级有关部门授予单位"三星级单位"及个人"中国优秀职业经理人"称号，又被中国民私营经济研究会、中国最具发展潜力企业高层论坛组织委员会授予单位"中国最具发展潜力企业"和个人"中国最具发展潜力企业领军人物"称号；2011年9月，他荣获国家中医药管理局颁发的"学术贡献奖"；2011年11月，他被中华中医药学会、中国特色医疗学术研究会授予"突出贡献人物"称号；2011年11月，他荣获国家中医药管理局颁发的"传承中医贡献奖"。2013年，他被世界中医药学会联合会授予"中国糖尿病专家"荣誉称号。2014年，他被国家产业发展计划办公室评选为"国家产业优秀代表人才"。20 余年来，他主办和主持全国性中医学术会议 20 余次，主办有弘扬中医药的民间学术刊物《健康信使报》和《至德堂健康资讯》等。

他的个人事迹被录入《世界名医大典》《世界好医生》《中国专家人名辞典》《中国中医名人榜》《世纪风采人物》《中国医院信息大典》《科学中国人》《中国民间优秀名中医》《中华杰出创业人才》《中国影响力人物数据库》《走向世界的中国学者》《岐黄大医师》《中国影响力人物》等大型图书中。他被中央电视台"成功之路"栏目、"美丽家园"栏目进行了专访报道，被《中华风采人物》《求医问药》《当代青年》《世界至德文化研究》《农村百事通》等杂志，《现代家庭报》《亚太日报》《文汇报》《气功报》《生活晓报》《浙江工人日报》《各界导报》《健康导报》《安徽科技报》《医药健康报》《农村医药报》《三秦都市报》等报纸及陕西人才网、中华网、安康电视台等新闻媒体多次报道。他擅长治疗糖尿病、高血压、肿瘤、风湿及类风湿病、强直性脊柱炎、股骨头坏死、男女不孕不育症、肝胆病、气管炎等久治不愈的疑难杂症，被患者誉为"神医"。

他的座右铭：疗效才是硬道理。

他的家训：谦让、务实、开拓、奋进。

他的医训：术高德更高，谦虚多广学。患者如亲人，佛心天地知。学艺为救苦，钱财如粪土。时时行仁善，福禄寿自然。

序　一

　　欣闻清乾隆御医、太医院院判、《医宗金鉴》总修官吴谦的后人，原国家中医药管理局首任局长吕炳奎同志的弟子，著名中医大家吴风平教授的又一医学新著《吴氏九世中医传奇秘验方》即将付梓，应邀为之作序。

　　吴风平，出身于九代中医世家，教授，主任中医师；自幼学习中医，临床数十年，医学功底深厚，还擅长易学等术；为人谦和，忠厚诚实，忠于中医，恪守"大医精诚"精神，勤奋博学，严谨认真。曾在京城数年，求医者多获神效，名誉京城，声扬国内外，凡求多可妙手回春，深受世人爱戴，皆因其德、其术、其人诸品皆高之故。

　　细阅《吴氏九世中医传奇秘验方》后，感触很深。近年来写传出书者随处可见，但大多数都是夸夸其谈，理论一大堆，却没有实用和参考价值，实乃汗牛充栋。而细读《吴氏九世中医传奇秘验方》后，眼前焕然一新，不仅全书处方来源于实践，包含了作者奉献出来几代人的秘方和作者本人临床经验方剂，而且全书以理、法、方、药为根本，体现

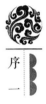

了中医学辨证论治的精髓，组方严谨，加减变化、注意事项等细致而无遗漏，实在难能可贵。

本书在原《吴氏九世中医秘验方精选》上又新增加了经作者 37 年临床应用，并经反复验证，疗效确切的实用方剂，有继承完善，也有创新发明，毋庸置疑，本书不仅为广大中医临床工作者提供了非常重要和非常实用的参考资料，而且也为广大患者提供了医治疾病的良方和健康指导。

是为序。

全国中医药教育发展中心

刘志龙

序 二

两年前，我曾为《中华医林文库》系列丛书作过序，今天，我友吴风平有新书出版，特邀为之作序。

吴风平博士，出身于九代中医世家，自幼学医，临床实践经验丰富。他把自己多年来从医的临床经验和祖传秘方加以整理，毫不保留地奉献出来，著成此书，充分体现了作者大医精诚、刻苦钻研、继承和发展中医药的精神，这种精神十分难能可贵。

书中的一些验方非常有实用价值，适合广大中医师、中医爱好者和患者阅读，因每个方子都有详细的对证说明和使用方法，因此对于一些常见病都可以照方使用，实是一本好书！

我衷心祝贺本书的出版。我相信本书的出版必定会对广大中医师提高临床诊治水平、患者找到更好的医治疾病方法提供帮助。

中华医学会副会长王坤

于北京

序 三

记得恩师吕炳奎大师健在时曾多次提起过吴风平先生。2002 年，中国医促进会召开中医传承与创新论坛，我应邀为参会者授课时才与吴相识，后为中医药发展之事与吴往来颇多。

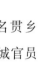

吴风平，出身于九代中医世家，医技名贯乡里，且医名日益远播，慕名求医者甚多。京城官员和有成就者时常求其诊病，多效，故有名京城。

当今之世，疾病爆出，吴风平先生为寻良方、解病者之苦，勤于学习，勤于钻研，勤于临床，勤于整理，勇于创新，广泛汇集临床验方，整理家传秘方，并分门别类，依次编撰为内科、外科、妇科、儿科、五官科、骨伤科、肿瘤科及预防保健科秘验方，书名为《吴氏九世中医传奇秘验方》。此次吴风平先生编撰本书，虽未言能愈诸病，但亦可放心依证寻方。吾虽未每方临床验证之，但对吴风平的医术医德甚为了解。据此观之，每方均有详细介绍及详细的药物组成、适应证、制用方法等，一

一皆有详细记载。其人、其方、其效，当可信也。
为之而序，顺致祝贺。

全国中医新技术专业委员会主任　王炳申

于北京

序　四

　　吴风平先生是吴氏九世中医的传承者，仅此修为和坚守，就值得肯定和赞誉。

　　吴风平先生将凝结着先祖心血、汗水和智慧的中医临床实践成果（1 000 多首秘验方）加以汇集，并按照药物组成、适应证、制用方法等体例进行整理、介绍，付梓多年，一版再版，这既是他无愧于中医世家称谓的重大举措，也是中医界一件可圈可点的幸事。

　　吴风平先生在传承的基础上所进行的新实践、新探索，就是创新，这种创新精神构成了他作为吴氏中医后人新的品质和新的水准。

　　健康和长寿是从古到今人类梦寐以求的理想与境界。大凡领悟人生真谛的人都会从内心深处暗示自己：什么都不重要，只有身体健康最重要！因为强壮的身心是做好一切工作的前提。中医提倡"治未病"，即"未病先防"和"已病防变"，这是一门尽可能不让人生病的以预防为主的学问，也将是

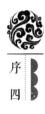

序
四

世界医学发展的方向。近年来，由于西医在诊治过程中的创伤性及药物治疗过程中的副作用，在全球掀起了对中医的回归热潮。临床实践证明，完全摒弃西医是不科学的，同样，完全摒弃中医也是不科学的。西医在近现代医学发展中具有重要的地位，在很多急、重、高危型疾病的临床诊疗和抢救中发挥了中医药不可替代的作用，为挽救病人的生命赢得了宝贵的时间。而中医，在疑难杂症和许多因服用西药所带来极大毒副作用的慢性疾病方面则发挥了重大作用，对患者生命质量的提升有十分突出的优势。

从《内经》《伤寒论》，到《千金要方》《本草纲目》，再到近现代中医不断取得的临床成果，都是人与大自然协调相处的方略，都是对世界医学研究的贡献，都是全人类的宝贵财富。中医理论非常重视"调养"二字。笔者并非中医工作者，但从哲学的角度揣度，中医的"中"既当中国讲，或中华民族讲，也可当一种平衡的学问讲，不偏不倚谓之"中"。我曾听一位学者言，生了病，是因为身体与大自然不平衡了。只要善于调整，病就好了。我很欣赏这个观点。

吴风平先生在中医临床实践中，一方面继承先祖的医德和医术，一方面则大胆地进行哲学思辨和科学研究，力争在传承的同时进行探索和创新。他不仅继承发扬了祖传的"吴氏中风偏瘫疗法",而且成功地将其纳入了非物质文化遗产保护项目,成为唯一的传承人;他研制的"糖乐康"和"压必康",以天然药物治疗糖尿病和高血压,荣获国家权威部门优秀成果奖;他在风与湿、房事与性病、肺病与肿瘤以及不孕症的研究和治疗等方面,都有新的见解和治疗效果,亦被有关专业机构多次表彰;他所撰写的多篇专业论文被列为"优秀学术论文",而他本人则被权威部门授予"中华名医"的称号。认识无止境,探索无尽头,成果无限量。吴风平先生正处在人生之巅峰期,精力旺盛,临床经验丰富,创新精神饱满,相信他的潜能会更加蓄积,他的临床经验和科研成果一定会更加丰盈。

笔者撰写这篇文字之时,正是抗击新冠肺炎最严峻的时期,按社区要求蜗居家中月余而不能出,整日捕捉有关疫情的新闻,当然主要是了解防治总体战和阻击战的新进展。我注意到,从中央领导,到中医药专家,再到一线的医护人员,都在强调中西医相互借鉴施方,综合医治患者的重要性和必要性,且有使用中药的患者治愈率高于未使用中药的患者治愈率的报道,这不但使我看到了打胜疫情战的希望,也看到了中医在诊治新冠肺炎中的特殊作用。

听从内心世界的召唤,遵从自然规律,科学防

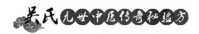

患于未然，我们肯定会健康长寿。而当疫情到来之时，我们从中西医综合防治的实践中看到了新的希望，也让人们看到了中医的发展前途。让我们俯视大地万物，又仰视灿烂的星空，静静地呼吸，放松心灵，感受人生价值，感受生命的喜悦吧！

原陕西省委宣传部办公室主任

陕西省作协党组书记、常务副主席

中国作家协会全国委员会委员

陕西省文史馆研究员

自　序

　　中医学有着悠久的历史，是中华民族长期与疾病做斗争的经验总结，是中国优秀传统文化的主要组成部分。中医学在漫长的发展过程中，经过历代中医学家不断总结和完善，现已成为一门集防治疾病、养生保健等于一体的独特医学体系，为中华民族的繁衍昌盛，为人类的健康事业做出了卓越的贡献。

　　中医学的许多思维辨证方法与诊治技术是十分先进的，由于用现今的科学技术手段无法进行解释，所以就有不少人不相信中医，甚至歧视和反对中医。

　　多年来，虽然国家对中医的扶持力度在持续加大，但是中医的现状仍十分堪忧：中医院校学生所学内容中，中医专业知识所占比例过低；中医从业人员的临床诊治水平较差，长期以来得不到全面提高；中医院住院病人的中医治疗率、中医治愈率都不尽人意。中医人才缺乏、临床诊治水平不高，已

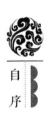

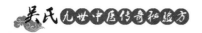

成为中医学发展的最大障碍。

中医理论的源泉，临床实践占据十分重要的地位，与西医理论来源于实验研究截然不同。笔者出身于九代中医世家，幼承庭训，又师承吕炳奎、朱良春、关幼波等名老中医，对中医学有着深厚的感情，为了弘扬中医学，发挥特长，造福大众，特编辑出版本书，意在互相交流探讨，振兴中华传统文化。

本书最早的版本出版于 2002 年，由于当时没有再版，所以书店早已无书可卖；更由于书中大多是临床非常实用的秘方和验方，实用价值较高，所以市场上盗版书十分猖獗。

2014 年，笔者对原来图书进行了重大修改，补充了许多临床实用的秘方和验方，对一些常见的疾病尽量使用西医学的病名来表示，这样更方便西医人员使用和查找。本书修改完成后，起名为《吴氏九世中医秘验方精选》，在山西科学技术出版社的支持下，于 2014 年 9 月出版。《吴氏九世中医秘验方精选》出版后，多次印刷，得到了广大读者的肯定与赞扬，特别是广大中医临床工作者和中医爱好者更是视为珍宝。书中处方简单明了，一用就灵，读者运用书中方剂治愈了许多疑难病患者，成就了很多优秀医生，实乃幸事。

2019 年，应广大读者强烈要求，笔者不辞辛苦，对本书又重新进行了整理和完善，增加了大量临床实用和疗效突出的秘方和验方，使本书更加完美、实用，定名为《吴氏九世中医传奇秘验方》。

疾病是在不断发展和变化的，人体又是随着四季及周围环境的变化而变化的，而临床处方具有极高的针对性，因此，在选用处方的时候必须遵循中医辨证论治的原则才能辨证准确、对证下药。药物的选购也很重要，特别是药材的质量、炮制等都不可轻视。如果读者对书中的内容不清楚或似懂非懂，请联系作者或请教当地相关专业人员，以确保秘验方发挥独特的治疗效果。

古代有"药不过三代者不服"的说法，意思是只有连续行医三代以上的医生，所开的处方才能使人信服，才能有保证，疗效才可靠。而本书中所收录的处方，均来源于吴氏历代先辈临床应用多年、疗效确切的秘方和验方，方简效宏，临床实用价值极高。本书实为一部具有可操作、可遵循、可参考的难得的好书。

因笔者水平有限，时间仓促，书中难免有不足之处，还望同仁斧正。

本书如果在临床诊治中对您有所裨益，吾心足矣！

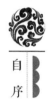
自序

吴风平

2020 年 4 月 24 日

目　录

第一章　内科 …………… 1

感冒 ……………… 2

夜间发热 …………… 4

咳喘 ……………… 5

肺痨（肺结核）………… 8

肺痈 ……………… 9

肺炎 ……………… 11

尘肺病 …………… 12

肺痿（肺纤维化）……… 12

肺水肿 …………… 13

肺气肿 …………… 14

肺大泡 …………… 15

大叶性肺炎、急性肺炎 … 15

胸膜炎 …………… 16

乙型肝炎 …………… 16

急性黄疸型肝炎 ……… 20

黄疸 ……………… 20

转氨酶异常 ………… 21

脂肪肝 …………… 21

肝血管瘤 …………… 24

鼓胀（肝硬化、肝腹水、脾

　　大）………… 24

胆结石 …………… 31

胆囊炎 …………… 32

胃病（慢性胃炎、萎缩性

　　胃炎、胃溃疡、胃下垂、

　　胃痛）………… 32

胃下垂 …………… 35

慢性肠炎 …………… 36

肠梗阻 …………… 37

肠痈、绞肠痧（急性阑尾

　　炎）………… 37

腹痛（结核性腹膜炎，肠、

　　腹膜系淋巴结肿大）… 39

急慢性胰腺炎 ……… 40

疝气 ……………… 41

便秘 ……………… 41

痢疾 ……………… 43

呕吐 ……………… 45

口臭 ……………… 45

消渴（糖尿病）……… 46

水肿 ……………… 49

淋证 ……………… 52

肾病综合征、尿毒症 …… 55

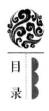

急性肾炎 …………… 59

前列腺炎、前列腺增生 … 59

肾结石、尿结石 …… 61

乳糜尿 ………………… 62

虚劳（五劳七伤）…… 62

阳痿、早泄 ………… 66

遗精 ………………… 71

心悸、怔忡、胸痹、真心
痛（冠心病、早搏、心
肌梗死、心绞痛、心律
不齐、二尖瓣关闭不全）
………………… 76

风湿性心脏病 ………… 81

肺心病 ……………… 82

心肌炎 ……………… 83

脑栓塞 ……………… 84

高血压病 …………… 86

低血压病 …………… 90

血栓闭塞性脉管炎 …… 90

帕金森病 …………… 92

癫痫 ………………… 94

精神抑郁症 ………… 100

精神分裂症 ………… 101

脑萎缩、神经衰弱 …… 102

神经官能症 ………… 103

健忘（记忆力减退）… 104

中风病（偏瘫、半身不遂）
………………… 105

系统性红斑狼疮 …… 111

贫血（再生障碍性贫血）
………………… 112

白血病 …………… 114

白细胞减少症 …… 115

血小板减少性紫癜 … 116

血小板减少症 …… 117

头痛 ……………… 117

脑膜炎 …………… 119

腰痛 ……………… 119

噎膈 ……………… 121

呃逆 ……………… 124

眩晕 ……………… 126

不寐 ……………… 127

多梦、噩梦 ……… 128

汗证 ……………… 129

肌无力病 ………… 134

湿阻 ……………… 135

脱发、白发、头屑 …… 136

睾丸炎 …………… 137

第二章 外科 …… 139

痈疽疮毒 ………… 140

疔疮 ……………… 145

牛皮癣（神经性皮炎、银

屑病）‥‥‥‥‥‥‥‥ 147

破伤风 ‥‥‥‥‥‥‥‥ 150

白癜风 ‥‥‥‥‥‥‥‥ 151

皮肤过敏 ‥‥‥‥‥‥‥ 153

隐疹（荨麻疹）‥‥‥‥ 153

瘰疬（尖锐湿疣）‥‥‥ 155

鹅掌风 ‥‥‥‥‥‥‥‥ 157

疥疮 ‥‥‥‥‥‥‥‥‥ 158

火赤疮（天疱疮）‥‥‥ 160

水火烧烫伤 ‥‥‥‥‥‥ 162

痔疮 ‥‥‥‥‥‥‥‥‥ 163

瘰疬（淋巴炎、淋巴结肿

大、淋巴结核、淋巴癌

等）‥‥‥‥‥‥‥‥ 165

脂肪瘤 ‥‥‥‥‥‥‥‥ 166

雷诺氏病（肢端血管痉挛

症）‥‥‥‥‥‥‥‥ 167

败血症 ‥‥‥‥‥‥‥‥ 167

沿爪疔（甲沟炎）‥‥‥ 167

发颐（急性化脓性腮腺炎）

‥‥‥‥‥‥‥‥‥‥ 168

疯狗咬伤 ‥‥‥‥‥‥‥ 170

毒蛇咬伤 ‥‥‥‥‥‥‥ 171

皮肤瘙痒 ‥‥‥‥‥‥‥ 171

甲状腺功能亢进症 ‥‥‥ 172

缠腰火丹（带状疱疹）‥ 173

疣 ‥‥‥‥‥‥‥‥‥‥ 175

第三章　妇科 ‥‥‥‥‥ 177

月经病（月经不调）‥‥ 178

闭经 ‥‥‥‥‥‥‥‥‥ 181

痛经 ‥‥‥‥‥‥‥‥‥ 182

滑胎、坠胎（习惯性流产）

‥‥‥‥‥‥‥‥‥‥ 184

带下 ‥‥‥‥‥‥‥‥‥ 186

先兆流产 ‥‥‥‥‥‥‥ 186

妊娠恶阻（妊娠呕吐）

‥‥‥‥‥‥‥‥‥‥ 187

妊娠腹痛 ‥‥‥‥‥‥‥ 187

子痫 ‥‥‥‥‥‥‥‥‥ 188

子悬（妊娠胸胁胀满）‥ 189

妊娠浮肿 ‥‥‥‥‥‥‥ 189

子淋（妊娠小便淋痛）‥ 190

子眩（妊娠眩晕）‥‥‥ 190

子喑（妊娠失音）‥‥‥ 191

子嗽（妊娠咳嗽）‥‥‥ 192

子泻（孕妇泻下）‥‥‥ 193

转胞（妊娠小便不通）‥ 193

妊娠伤寒 ‥‥‥‥‥‥‥ 195

妊娠腰痛 ‥‥‥‥‥‥‥ 196

难产（胞衣不下）‥‥‥ 197

产后中风 ‥‥‥‥‥‥‥ 199

产后厌食症 ‥‥‥‥‥‥ 199

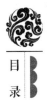

目录

3

产后汗多症 ·············· 200

产后头痛 ·············· 200

产后呃逆呕吐 ·········· 201

产后腰痛 ·············· 201

产后血尿 ·············· 202

产后失血 ·············· 202

产后阴蒂肿大 ·········· 203

产后乳少 ·············· 203

不孕症 ················ 204

阴脱（子宫下垂）······ 207

更年期综合征 ·········· 208

附件炎 ················ 211

盆腔炎 ················ 212

阴痒 ·················· 213

子宫内膜异位症 ········ 214

乳腺炎、乳腺增生 ······ 215

阴道炎、子宫糜烂 ······ 218

崩漏 ·················· 219

附录　逐月养胎保胎秘法

·············· 221

附录　孕妇饮食禁忌 ···· 222

新生儿撮口脐风 ········ 226

新生儿肚脐感染 ········ 227

小儿惊风 ·············· 227

小儿疮毒 ·············· 228

小儿夜啼不止 ·········· 228

小儿丹毒 ·············· 229

小儿小便不通、遍身肿胀

·············· 229

小儿喉痹、乳蛾（扁桃体

炎）·············· 230

小儿百日咳 ············ 230

小儿咳嗽 ·············· 231

小儿病毒性肝炎 ········ 232

高热型脑膜炎、肺炎 ··· 232

急慢性肾炎 ············ 233

小儿腹泻 ·············· 233

痢疾 ·················· 234

小儿厌食症 ············ 234

支气管哮喘 ············ 235

肺炎 ·················· 235

肠麻痹 ················ 236

小儿脑瘫 ·············· 236

脑积水 ················ 237

遗尿（尿床）·········· 238

佝偻病 ················ 238

第四章　儿科 ·········· 223

新生儿黄疸 ············ 224

新生儿绝气不啼 ········ 225

白膜包舌 ·············· 226

第五章　五官科 ………… 243

睑腺炎 ………… 244

睑缘炎 ………… 244

眼睑皮肤炎 ………… 245

急慢性泪囊炎 ………… 245

假膜性结膜炎 ………… 246

急性卡他性结膜炎 ………… 247

慢性结膜炎、浅层角膜炎
………… 248

泡性结膜炎、束状角膜炎
………… 249

前巩膜炎 ………… 249

翼状胬肉 ………… 251

单纯疱疹性角膜炎 ………… 252

化脓性角膜炎 ………… 253

角膜基质炎 ………… 254

角膜软化症 ………… 256

虹膜睫状体炎 ………… 257

充血性青光眼 ………… 258

单纯性青光眼 ………… 260

老年性白内障 ………… 261

视网膜中央血管阻塞 ……… 263

中心性视网膜脉络膜炎 … 265

玻璃体混浊 ………… 267

视网膜色素变性 ………… 269

视神经萎缩 ………… 270

耳疖耳疮 ………… 271

化脓性中耳炎 ………… 272

神经性耳鸣耳聋 ………… 273

鼻前庭炎 ………… 275

鼻渊（慢性鼻炎） ………… 275

萎缩性鼻炎 ………… 276

鼻窦炎 ………… 277

流鼻血 ………… 278

鼻息肉 ………… 279

急慢性咽炎 ………… 280

扁桃体周围脓肿（喉痛）
………… 282

喉痹（扁桃体炎） ………… 283

急性喉头水肿 ………… 285

白喉、疫喉痧 ………… 286

咽黏膜结核、喉口结核 … 287

悬雍垂血肿 ………… 287

喉息肉 ………… 288

咽部溃疡 ………… 289

喉疔 ………… 291

牙痛 ………… 291

口疮 ………… 292

口舌生疮 ………… 293

口糜 ………… 294

鹅口疮 ………… 294

剥脱性唇炎 ………… 295

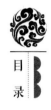

目录

第六章　骨伤科 ……… 297

　风湿骨病、跌打损伤 … 298

　痹证（风湿病）……… 306

　类风湿关节炎 ……… 308

　坐骨神经痛 ……… 311

　骨质增生 ……… 312

　腰痛 ……… 313

　腰腿痛 ……… 314

　麻木不仁、瘫痪 ……… 314

　风湿热 ……… 315

　脑震荡后遗症 ……… 316

　落枕 ……… 316

　腓肠肌痉挛 ……… 317

　肥大性脊柱炎 ……… 317

　强直性脊柱炎 ……… 318

　退行性腰椎狭窄 ……… 319

　肋软骨炎 ……… 320

　肱骨外上髁炎 ……… 320

　股骨头骨骺无菌性坏死 … 321

　骨与关节结核 ……… 321

　关节炎 ……… 323

　肩周炎 ……… 323

　中风偏瘫 ……… 324

　痛风 ……… 325

第七章　肿瘤科 ……… 327

　子宫肌瘤 ……… 328

鼻咽癌 ……… 330

恶性淋巴瘤（癌）……… 333

肝癌 ……… 338

胃癌、食道（管）癌 … 345

肺癌 ……… 354

肠癌 ……… 358

宫颈癌、阴道癌 ……… 361

喉癌 ……… 364

上颌窦癌 ……… 369

唇癌 ……… 370

舌癌 ……… 372

喉瘤（喉乳头状瘤等良性
　肿瘤）……… 374

失荣（颈项恶性肿瘤）… 374

乳腺癌 ……… 375

脑瘤 ……… 379

骨癌、骨髓瘤、骨肉瘤 … 381

肾癌 ……… 383

甲状腺癌 ……… 385

黑色素瘤 ……… 386

卵巢癌 ……… 389

前列腺癌 ……… 391

膀胱癌 ……… 393

白血病 ……… 395

第八章　预防保健科 …… 399

无为大法 ……… 400

五脏保养法 ·············· 402

四季养生秘诀 ··········· 404

十二时辰祛病法 ········ 405

十二时辰内应脏腑口诀 ··· 406

天元内丹功 ············· 407

调理法 ·················· 408

延年益寿术 ············· 410

附录　常见食物相克知识

·············· 419

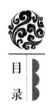

目录

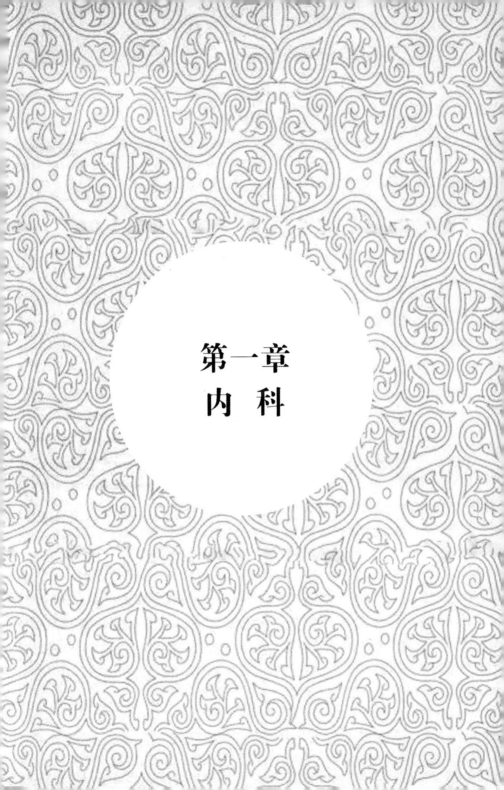

第一章

内　科

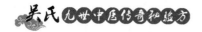

感 冒

验方一

【药物组成】荆芥穗 10 克、薄荷（后下）10 克、石菖蒲 10 克、藿香 10 克、黄芩 17 克、白蔻 8 克、神曲 8 克、川贝母 9 克、木通 5 克、金银花 60 克、杭菊花 18 克、连翘 30 克、大黄 8 克、滑石（布包）18 克、粉葛根 18 克、羌活 6 克、生石膏（先煎）30 克。

【适应证】流行性、病毒性感冒，症见发热，头痛，恶心呕吐，不思饮食，寒热往来，或时有下利等症，舌苔黄而带白，脉濡浮数有力。

【制用方法】水煎服，1 日 1 剂，1 日 3~5 次。

验方二

【药物组成】紫苏叶 15 克、金银花 25 克、藿香 9 克、荆芥 15 克、陈细茶叶 5 克、鲜生姜（去皮）20 克、冰糖（兑化）20 克、葱白 5 段。

【适应证】各种感冒。

【制用方法】水煎温服，盖被取汗（夏天避冷风，不盖被）。1 日 1 剂，1 日 3 次。

验方三

【药物组成】人参 30 克、柴胡 15 克、葛根 18 克、细辛 5 克、前胡 12 克、羌活 15 克，独活 15 克、枳壳 10 克、云茯苓 10 克、川芎 16 克、桔梗 12 克、甘草 10 克、杏仁 12 克、金银花 30 克、生姜 5 片、大枣 5 枚、香附子 20 克、桂枝 3 克。

【适应证】感冒久治不愈，伴咳嗽、气喘、头晕、精神不佳、四肢乏力等症。

【制用方法】水煎服，1日1剂，1日3次。

【加减变化】咳甚，加炙款冬花20克、法半夏10克；舌苔黄、质厚，加桑白皮15克、川贝母12克、连翘30克；舌苔白、质厚，喘气，加麻黄12克、荆芥10克、防风10克；饮食不佳，或反胃呕吐，加藿香10克、白蔻10克；发热甚，加黄芩18克、生石膏（先煎）60克；大便秘结，加大黄9克；寒热往来，重用葛根，另加胆南星10克、麻黄10克、细辛10克。

验方四

【药物组成】荆芥30克、防风20克、紫苏叶12克、细辛6克、柴胡15克、前胡12克、羌活15克、独活15克、枳壳10克、云茯苓10克、川芎16克、桔梗12克、甘草10克、生姜5片、大枣5枚。

【适应证】风寒感冒，症见恶寒发热，头痛身痛，无汗、鼻塞流涕，咳嗽，稀白痰，舌苔薄白，脉浮紧。

【制用方法】水煎服，1日1剂，1日3次。

【加减变化】咳甚，加炙款冬花20克、杏仁10克、川贝母10克、百部12克；舌苔黄、质厚，咽喉疼痛，重用桔梗，另加金银花60克、川贝母15克、连翘60克；舌苔白、质厚、喘气，重用紫苏叶，另加麻黄12克；饮食不佳，或反胃呕吐，加藿香10克、白蔻10克；发热甚，加金银花60克、连翘60克、黄芩18克、生石膏（先煎）80克；大便秘结，加大黄9克、黄芩18克；寒热往来，重用柴胡，另加葛根30克。

验方五

【药物组成】金银花60克、荆芥穗30克、桔梗12克、牛蒡子

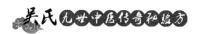

12 克、薄荷（后下）12 克、淡竹叶 9 克、淡豆豉 9 克、连翘 60 克、桑叶 10 克、菊花 9 克、杏仁 15 克、芦根 120 克、甘草 10 克、生姜 5 片、大枣 5 枚。

【适应证】风热感冒，症见发热，微恶风寒，或有汗出，头痛，鼻塞浊涕，口干而渴，咳嗽痰稠，咽喉肿痛，舌苔薄黄，脉浮数。

【制用方法】水煎服，1 日 1 剂，1 日 3 次。

【加减变化】咳嗽重者，重用桔梗，加浙贝母 12 克、前胡 20 克、杏仁 10 克、紫菀 12 克；咳嗽痰黄、痰多，加瓜蒌皮 15 克、白前 20 克；舌苔黄、质厚，咽喉疼痛，重用桔梗，另加山豆根 20 克、川贝母 15 克、肿节风 60 克；舌苔白、质厚，喘气，加紫苏叶、麻黄 10 克；饮食不佳，或反胃呕吐，加陈皮 10 克、白蔻 10 克；发热甚，高烧不退，重用金银花、连翘，加黄芩 18 克、生石膏（先煎）100 克；高烧持续不退，重用金银花、连翘、芦根，加黄芩 18 克、蝉蜕 10 克、羚羊角粉（分次冲服，1 次 1～3 克）20 克、生石膏（先煎）100 克；大便秘结，加大黄 9 克、黄芩 18 克；寒热往来，加柴胡 18 克、葛根 20 克。

夜间发热

验　方

【药物组成】当归 20 克、生地黄 20 克、熟地黄 20 克、金钗 60 克、玄参 120 克、地骨皮 60 克、白芍 20 克、川芎 15 克、牡丹皮 15 克、生鳖甲（先煎）120 克、焦三仙各 20 克。

【适应证】阴虚火旺，每至夜晚发热，久治不愈者。特效。

【制用方法】水煎服，饭后40分钟服用。2日1剂，1日3次。

咳 喘

验方一

【药物组成】人参（或西洋参）9克、炙麻黄7克、炙五味子15克、白芥子7克、炙款冬花20克、炙桑白皮9克、炙百部30克、苏子12克、葶苈子8克、炙百合20克、枣皮15克、黄芩8克、蛤蚧（研末冲服）1对、炙枇杷叶（布包）12克、川贝母8克。

【适应证】气管炎、肺痨，或哮喘、咳嗽吐痰属肺脾肾虚者，症见遇劳或阴雨天加重，舌苔白（或里白外黄），咳吐白痰。

【制用方法】水煎服，1日1剂，1日3次。

验方二

【药物组成】上桂12克、姜半夏12克、白芥子12克、猪牙皂12克、吴茱萸12克、胆南星10克、麻黄10克、细辛10克、干姜10克、紫苏叶10克。

【适应证】气管炎，咳嗽吐痰久不愈。

【制用方法】共研细末，以凉白开水和匀，加少许白胡椒粉，外贴风门、肺俞、百劳、涌泉、定喘等穴，每日更换1次。

验方三

【药物组成】百合60克、黑芝麻120克、核桃仁250克、生姜50克（去皮，切极细）、蜂蜜100克。

【适应证】久咳气喘，久治不愈。

【制用方法】先将芝麻、核桃仁炒熟，然后倒入蜂蜜、生姜，捣匀，加入百合，炒至生姜熟，当饭吃，量不限。特效。

验方四

【药物组成】人参20克、炒杏仁12克、薄荷（后下）9克、炙百合20克、炙百部30克、阿胶（烊化）30克、炙五味子30克、紫菀茸12克、款冬花20克、炙麻黄15克、陈皮6克、煅石膏9克、桔梗15克、炙桑白皮10克、枳壳（麦麸炒黄）8克、乌梅肉6克、罂粟壳（去穰蜜炙）5克、生姜（去皮）6片、陈细茶叶2克、干姜6克、肉桂6克、制黑附子（先煎15分钟）9克、熟地黄15克、川贝母6克、枣皮15克、煅海浮石30克、黄芪30克、大枣3枚。

【适应证】久咳，咳吐白痰，气短气喘，夜不能寐，久治无效者。

【制用方法】水煎服，1日1剂，1日3次。

验方五

【药物组成】北沙参30克、川贝母10克、炙白前10克、远志肉10克、炙款冬花20克、杏仁10克、炙百合15克、天冬10克、炙五味子10克、麻黄6克、炙马兜铃6克、陈皮9克、姜半夏9克、炙百部30克、苏子9克、罂粟壳（去穰蜜炙）5克、葶苈子6克、黄芩6克、炙桑皮6克、炒核桃肉15克。

【适应证】顽固性咳嗽气喘，数月不愈。

【制用方法】水煎服，1日1剂，1日3次。

【禁忌】禁食肥肉、鸡肉、萝卜、大葱、辣椒、大蒜。

验方六

【药物组成】海螵蛸（泥瓦焙干，研细末）100克、麻茸（研细末）

30 克、泽漆（炒黄黑，研末）30 克、罂粟壳 10 克、红砂糖 100 克。

【适应证】哮喘气急，咳吐痰水。

【制用方法】将药粉与红砂糖和匀，沸水冲服，每日 1 ~ 2 次，每次 3 ~ 10 克。

验方七

【药物组成】人参（或西洋参）100 克、蛤蚧（去头足）5 对、麻黄 150 克、百合 100 克、天冬 60 克、百部 120 克、尖贝母 250 克、冬虫夏草 30 克、桔梗 50 克、川贝母 30 克、细辛 30 克。

【适应证】长年咳喘，气短体虚。

【制用方法】共研极细末备用。用米做甜酒。将药粉倒入甜酒内，搅匀后，装入器具中，15 日后内服，每次取少量甜酒，加水少许，煮后服用，每日 1 ~ 3 次。

验方八

【药物组成】杏仁 60 克、炙甘草 120 克、生姜 12 片、干姜 150 克、麻黄 150 克、桂心 120 克、五味子 50 克、紫菀 25 克、贝母 35 克、枳壳 18 克。

【适应证】咳嗽初起。

【制用方法】水煎 60 分钟去白沫，分 3 次温服，每次 50 毫升。

验方九

【药物组成】炙大皂荚 50 克、干姜 50 克、桂心 50 克、款冬花 100 克、五味子 150 克、紫菀 150 克、芫花根 100 克、白蜜 1 500 克。

【适应证】一切咳嗽，不论新久。

【制用方法】先将大皂荚研细末备用。除大皂荚和白蜜外，余药水煎 1 小时，去渣，将大皂荚粉同白蜜一起加入药汁中，微火煎如稀糖。含服，每日数次。

【禁忌】忌食辣椒、肥肉、大蒜、大葱等。

验方十

【药物组成】川贝母 15 克、炙款冬花 30 克、甘草 15 克、杏仁 10 克、桔梗 20 克、紫菀 20 克、枇杷芋 15 克。

【适应证】肺纤维化、肺气肿之咳嗽、哮喘、久咳不愈者。

【制用方法】水煎服，1 日 1 剂，1 日 3 次。

验方十

【药物组成】夜关门 60 克、沙参 30 克、百部 20 克、天冬 20 克、矮地茶 30 克、麻黄 9 克。

【适应证】慢性气管炎之咳嗽、哮喘等。

【制用方法】水煎服，1 日 1 剂，1 日 3 次。

肺痨（肺结核）

肺痨是一种由于正气虚弱，感染痨虫，侵蚀肺脏所致的，以咳嗽上气、喘息不便、咯血、潮热、盗汗及身体逐渐消瘦等为主要临床表现、具有传染性的慢性消耗性疾病。

肺痨相当于西医学中的肺结核。据 2018 年全国结核病流行病学抽样调查，本病患病率为 880/30 万，平均死亡率在 40/20 万。中医治疗肺痨着眼于从整体上辨证论治，针对患者不同体质和疾病的不同阶段，采取与之相适应的治疗方法，目前临床多结合抗结核西药治疗，可以收到标本兼顾、恢复健康的效果。

验方一

【药物组成】白及 500 克、天花粉 200 克、冬虫夏草 50 克、紫河车 300 克、桔梗 450 克、天冬 150 克、藕节 180 克、西瓜皮 600 克、川贝母 250 克、玄参 150 克、广三七 100 克、仙鹤草 265 克、百部 500 克、炙款冬花 250 克、卷柏 100 克、七叶一枝花 240 克、西洋参 100 克。

【适应证】肺痨。

【制用方法】共研细末，以芦苇笋 1 000 克煎浓汁，去渣，倒入药粉，加入少量蜂蜜，调煮成膏，含服，每日数次。

【禁忌】禁食大蒜、辣椒、大葱、肥肉、牛肉、酒、烟等。

验方二

【药物组成】金银花 60 克、败酱草 60 克、金荞麦 15 克、重楼 20 克、川贝母 15 克、百部 60 克、仙鹤草 120 克、白及 15 克、藕节炭 30 克、白茅根 30 克、桔梗 60 克、十大功劳 10 克、四大天王 20 克、芦根 120 克、生石膏（先煎）120 克。

【适应证】肺痨初起，咳吐血痰，发热不退。

【制用方法】水煎服，1 日 1 剂，1 日 3 次。

肺　痈

肺痈属内痈之一，是内科较为常见的疾病，是指由于热毒郁结于肺，以致肺叶生疮，肉败血腐，形成脓疡，以发热、咳嗽、胸痛、咯吐腥臭浊痰，甚则咯吐脓血痰为主要临床表现的一种病证。

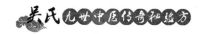

验方一

【药物组成】冬瓜子 12 克、羚羊角粉（冲服）15 克、土贝母 20 克、重楼 15 克、芦根 120 克、金银花 80 克、连翘 80 克、人参 10 克、赤芍 12 克、赤茯苓 12 克、桔梗 13 克、甘草 6 克、麦冬 10 克、槟榔 10 克。

【适应证】肺痈早期（不发热），症见咳嗽气急，胸中隐痛，吐脓痰者。

【制用方法】水煎服，1 日 1 剂，1 日 5 次。

验方二

【药物组成】玄参 15 克、桑白皮 9 克、银柴胡 9 克、土贝母 6 克、陈皮 6 克、桔梗 9 克、茯苓 9 克、地骨皮 9 克、麦冬 9 克、薏苡仁 30 克、人参 3 克、甘草 3 克、金荞麦 9 克、生槟榔 2 克。

【适应证】肺痈已成，症见咳嗽吐脓痰，痰中带血，胸膈胀满，喘气，发热，胸中隐痛，不能平卧。

【制用方法】水煎服，1 日 1 剂，1 日 5 次。

【加减变化】吐脓血，病情严重者，去人参，重用桔梗、薏苡仁、土贝母、桑白皮（各药剂量加倍），加西洋参 6 克、黄芪 9 克、白芷 6 克、五味子 6 克、葶苈子 9 克、瓜蒌仁 15 克、知母 9 克、杏仁 12 克、地骨皮 20 克。

验方三

【药物组成】金鲤鱼 200 克、川贝母 20 克、百合 20 克、白及 10 克。

【适应证】肺痈基本恢复，已不发热，不咳嗽或偶有咳嗽，无脓血痰者。

【制用方法】先将鲤鱼破肚去脏，勿见水，将川贝母、百合一起装入鲤鱼肚子里面，用 3 岁男孩小便 200 毫升浸泡 2 小时后捞出，用净水煮至鲤鱼眼睛突出体外，去鳞、骨（鱼刺），将鲤鱼肉浸童便内炖热，喝汤，1 日 3 次，童便与鱼肉同食之，3 次根治。

肺　炎

验方一

【药物组成】羚羊角粉（冲服）10 克、川贝母 20 克、重楼 15 克、芦根 120 克、金银花 80 克、连翘 80 克、蒲公英 30 克、紫花地丁 30 克、生石膏（先煎）60 克、桑白皮 12 克、蝉蜕 12 克、麻黄 3 克、杏仁 12 克、瓜蒌 20 克、黄芩 18 克、虎杖 30 克、败酱草 30 克、大青叶 30 克、鱼腥草 50 克。

【适应证】急性肺炎伴高热，咳吐黄白色痰。

【制用方法】水煎服，1 日 1 剂，1 日 5 次，或每隔 3 小时 1 次。

验方二

【药物组成】贝母 10 克、麦冬 30 克、玄参 15 克、金银花 30 克、板蓝根 20 克、桔梗 15 克、连翘 60 克、百部 25 克、芦根 60 克、薏苡仁 30 克、蒲公英 25 克、黄芩 9 克、重楼 15 克、莲子芯 1 个、沙参 15 克、前胡 15 克。

【适应证】迁延性肺炎伴咳嗽吐痰，时有低热。

【制用方法】水煎服，1 日 1 剂，1 日 3 次。

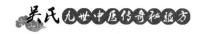

尘肺病

验方

【药物组成】野生灵芝60克、卷柏120克、黄芪60克、煅青礞石60克、煅海浮石60克、人参30克、炙枇杷花20克、百合30克、紫苏30克、陈皮18克、生姜30克、大枣6枚。

【适应证】尘肺病,症见咳嗽、气短、气喘、张口抬肩、胸闷气憋、消瘦等。

【制用方法】水煎服,1日1剂,1日3~6次。

肺痿(肺纤维化)

肺痿,是肺之大叶萎弱不张、化气布津功能失司、气阴虚亏以致肺伤的慢性衰弱疾患,主要表现为气短、咳嗽、咳吐浊涎沫、痰稠、胸闷、呼吸困难,甚者张口抬肩,患者还会出现寒热、体形消瘦、精神不振、咳吐白沫为主症的肺系疾病,相当于西医的尘肺病、肺纤维化等疾病。

验方一

【药物组成】生黄芪60克、卷柏30克、金银花100克、灵芝60克、当归30克、丹参60克、郁金20克、阿胶珠30克、仙灵脾30克、人参30克、百合15克、炙甘草60克、干姜30克、麦冬12克、生姜18克、大枣6枚。

【适应证】肺痿,症见干咳少痰或有少量白痰,呼吸困难,气不得吸，气短，动则加重、喘憋等。

【制用方法】水煎服，1日1剂，1日3～6次。

验方二

【方名】吴氏顺肺饮。

【药物组成】紫苏子20克、生黄芪60克、卷柏30克、灵芝60克、柿子60克、炙桑白皮60克、炙百合20克、阿胶珠30克、炙枇杷叶（布包）30克、人参30克、雪梨150克、冬虫夏草（研末冲服）6克、炙五味子60克、天冬30克、麦冬12克、杏仁18克、沙参30克、炙百部60克。

【适应证】肺痿，症见自汗，干咳少痰或有少量白痰、红线脓血，呼吸困难，气不得吸，气短气急，动则加重，喘憋，寒热往来，烦闷多唾，小便数或遗尿，舌淡苔白，脉数虚涩等。

【制用方法】水煎服，2日1剂，1日3～6次。

肺水肿

验方一

【药物组成】葶苈子25克、川贝母15克、桑白皮35克、白茅根35克、郁李仁15克、金银花30克、车前子（布包）25克、泽漆叶15克、枳实10克、生大黄（后下）10克、通草8克、丹参10克、大枣10枚、生姜10片。

【适应证】肺水肿伴咳嗽气急、呼吸困难、不能平卧、喉间痰鸣、烦躁不安等症。

【制用方法】水煎服，1日1剂，1日6～10次。诸症平复后

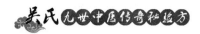

勿再服用。

验方二

【药物组成】浮萍 15 克、泽漆 15 克、茯苓 18 克、车前子（布包）20 克、陆英 30 克、藁本 15 克、杏仁 10 克、海浮石 30 克、黄芪 10 克、生姜 30 克。

【适应证】肺水肿，症见咳喘气急，痰多难咳出，不能平卧。

【制用方法】水煎服，1 日 1 剂，1 日 3 次。

肺气肿

验方一

【药物组成】紫菀 9 克、炙甘草 12 克、槟榔 30 克、云茯苓 12 克、葶苈子（炒）150 克、杏仁 6 克、百合 6 克、桔梗 6 克、射干 9 克。

【适应证】肺气肿之急性发作期。

【制用方法】水煎服，1 日 1 剂，1 日 3 次。

验方二

【药物组成】黄芩 9 克、化橘红 9 克、黄芪 60 克、羚羊角粉（冲服）6 克、西洋参 30 克、百合 18 克。

【适应证】肺气肿。

【制用方法】水煎服，1 日 1 剂，1 日 3 次。

肺大泡

验　方

【药物组成】鸭跖草 60 克、金银花 30 克、板蓝根 20 克、黄芩 15 克、芦根 60 克、蜈蚣 6 条、泽漆 30 克、卷柏 12 克、麦冬 20 克、天冬 20 克。

【适应证】肺大泡。

【制用方法】水煎服，1 日 1 剂，1 日 3 次。

大叶性肺炎、急性肺炎

验　方

【药物组成】鸭跖草 60 克、生石膏（先煎）200 克、金银花 30 克、大青叶 60 克、黄芩 15 克、芦根 100 克、葶苈子 30 克、麻黄（生）12 克、桔梗 20 克、杏仁 20 克、桑白皮 15 克、甘草 9 克、紫菀 15 克、川贝母 10 克、白芍 10 克、赤芍 10 克。

【适应证】急性大叶性肺炎、急性肺气肿之发烧、胸闷、咳嗽、咳吐黄痰。

【制用方法】水煎服，2 日 1 剂，1 日 3～5 次。

【加减变化】高烧不退，加羚羊角粉（冲服，每次 3 克）30 克；高烧不退，咳嗽不止，咳吐黄稠痰，加全瓜蒌 30 克、鱼腥草 60 克、薏苡仁 60 克；痰中带脓血，加冬瓜子 30 克、鱼腥草 90 克、瓜蒌仁 30 克、白及 30 克、藕节炭 30 克、薏苡仁 120 克。

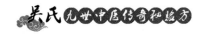

胸膜炎

验方

【药物组成】白芥子 25 克、浙贝母 25 克、白及 45 克、百部 45 克、甘遂 10 克、大戟 12 克、海藻 40 克、射干 20 克、金银花 60 克、一枝蒿 3 克。

【适应证】胸膜炎伴咳喘、胸水。

【制用方法】共研细末，早、中、晚各服 3 克。

乙型肝炎

验方一

【药物组成】清柴胡 18 克、龙胆草 9 克、栀子 6 克、大黄（后下）6 克、黄芩 9 克、茵陈 60 克、蒲公英 20 克、虎杖 18 克、贯众 18 克、焦三仙各 12 克、路边黄 15 克、当归 15 克、甘草 10 克、金果榄 10 克、郁金 12 克、金银花 30 克、板蓝根 50 克、茯苓 10 克、薏苡仁 10 克。

【适应证】急性乙肝大三阳伴黄疸。

【制用方法】水煎服，1 日 1 剂，1 日 3 ~ 5 次。

验方二

【药物组成】泥鳅 1 000 克、半枝莲 2 000 克、金果榄 300 克、鸡内金 100 克。

【适应证】主治急性、亚急性、迁延性肝炎及黄疸型传染性肝炎。

【制用方法】烘干研粉，每次服 15 克，每日 3 次，用茵陈 150 克煎汁送服。

验方三

【药物组成】醋柴胡 20 克、刺五加皮 16 克、冬虫夏草（研末冲服）3 克、黄芪 80 克、刘寄奴 30 克、女贞子 10 克、半枝莲 60 克、生鳖甲（先煎）10 克、当归 10 克、十大功劳根 30 克、大枣 10 枚。

【适应证】乙肝大三阳多年不愈，肝功能正常者。

【制用方法】水煎服，1 日 1 剂，1 日 3 次。

验方四

【药物组成】党参 30 克、黄芪 30 克、炒白术 15 克、淮山药 30 克、全当归 20 克、酒白芍 15 克、醋柴胡 12 克、郁金 18 克、焦三仙各 10 克、姜厚朴 8 克、砂仁（后下）9 克、鸡内金（研末冲服）12 克、五味子 12 克、平地木 30 克、八月札 10 克、云茯苓 12 克、佛手花 10 克、黄连 3 克、十大功劳根 30 克、元胡 12 克、金钱草 60 克、金果榄 10 克、大枣 5 枚、生姜 3 克。

【适应证】乙肝大三阳多年不愈，肝功能不正常，伴四肢乏力，饮食、睡眠、精神不佳，胁胀痛等。

【制用方法】水煎服，1 日 1 剂，1 日 3 次。

验方五

【药物组成】平地木 16 克、叶下珠 16 克、半枝莲 60 克、半边莲 16 克、白花蛇舌草 30 克、七叶一枝花 16 克、金银花 30 克、全当

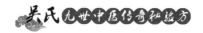

归30克、蒲公英10克、女贞子15克、十大功劳根30克、柴胡50克、板蓝根50克、山药100克、白术15克。

【适应证】乙肝小三阳，多年不愈，肝功能正常者。

【制用方法】水煎服，1日1剂，1日3次。

验方六

【药物组成】人参3克、茵陈18克、山茱萸15克、枸杞子9克、全当归18克、苦参6克、山药30克、焦三仙各20克、砂仁（后下）12克、郁金12克、柴胡9克、佛手18克、党参10克、十大功劳根30克、黄芪30克、红花3克、平地木60克、败酱草30克、金边土鳖虫6克、元胡15克、七叶一枝花10克、金果榄10克。

【适应证】乙肝小三阳长期不愈，肝功能不正常，伴饮食、精神、体质、睡眠不佳，四肢乏力，时有胸胁气胀疼痛等症，舌苔淡白，脉沉细无力。

【制用方法】水煎服，1日1剂，1日3次。

验方七

【药物组成】醋柴胡15克、青皮9克、炙山甲片9克（研末冲服）、炙鳖甲（研末冲服）60克、红花10克、半枝莲90克、五灵脂10克、生山楂20克、丹参15克、十大功劳根30克、醋制香附子40克、枸杞子60克、金果榄10克。

【适应证】乙肝大、小三阳伴肝脾肿大者。

【制用方法】水煎服，1日1剂，1日3次。

验方八

【药物组成】党参15克、白术12克、制鳖甲（先煎）45克、丹参 15 克、醋甘遂 6 克、茯苓 30 克、猪苓 9 克、泽泻 15 克、车前子（布包）25 克、炙山甲 9 克、制虻虫 9 克、桃仁 9 克、十大功劳根 30 克、陈葫芦巴 50 克、土鳖虫 6 克、腹水草 30 克、软肝草 30 克、芦笋 50 克、木香 6 克、砂仁（后下）10 克。

【适应证】乙肝大、小三阳伴肝硬化及腹水。

【制用方法】甘遂另研细末冲服，其余药物水煎服，1 日 1 剂，1 日 3 次。

验方九

【药物组成】茵陈 30 克、赶黄草 60 克、金银花 30 克、龙胆草 10 克、路边黄 20 克、生大黄（后下）9 克、叶下珠 15 克、柴胡 15 克、虎杖 30 克、砂仁（后下）10 克、焦三仙各 15 克、甘草 6 克、板蓝根 30 克、车前草 18 克、茯苓 15 克、十大功劳叶 10 克、丹参 9 克、当归 9 克、元胡 15 克。

【适应证】适用于一切类型急慢性黄疸型肝炎、乙型肝炎、胆囊炎、早期肝硬化等服用西药治疗久治不愈，反复发作，转氨酶指标高，病毒定量高者。症见左右两胁反复疼痛，或者隐隐约约疼痛不舒，食油腻食物易恶心反胃等。

【制用方法】水煎服，2 日 1 剂，1 日 3 次。

【禁忌】服药期间不喝酒，不抽烟，不能劳累，不宜吃辛辣刺激、生冷、油炸食物。

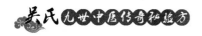

急性黄疸型肝炎

验方一

【药物组成】虎杖 30 克、金银花 60 克、甘草 10 克、山豆根 15 克、川芎 10 克、茵陈 60 克、紫珠根 30 克、板蓝根 80 克、败酱草 30 克、蒲公英 15 克、赶黄草 30 克。

【适应证】急性黄疸型肝炎（甲肝）。

【制用方法】水煎服，1 日 1 剂，1 日 5 次。特效。

验方二

【药物组成】赶黄草 60 克、刘寄奴 30 克、茵陈 60 克、板蓝根 60 克、两面针 60 克、柴胡 30 克、甘草 10 克、金银花 120 克、龙胆草 15 克、金果榄 15 克、鬼针草 60 克。

【适应证】急性黄疸型肝炎（甲肝）。

【制用方法】水煎服，1 日 1 剂，1 日 4~6 次。

黄　疸

验方

【药物组成】甜瓜蒂 39 克、茄子 30 克、车前草 30 克、秦艽 30 克、茵陈 150 克、水灯草 10 克、茯苓 10 克、黄芪叶 6 克、白菜根 30 克、新鲜茶叶 10 克、油菜根 30 克。

【适应证】各种类型黄疸病。症见全身皮肤泛黄，眼珠发黄。

【制用方法】水煎服，2 日 1 剂，1 日 4 次。

转氨酶异常

验方

【药物组成】女贞子30克、五味子30克、金银花100克、板蓝根30克、车前草（新鲜）50克、鸡骨草30克、茵陈150克、水灯草10克、田基黄6克、过路黄30克、胡黄连10克、羚羊角粉（冲服）30克、生鳖甲（先煎）30克、矮地茶60克、茯苓10克、黄疸草10克、砂仁（后下）15克、甘草6克。

【适应证】顽固性转氨酶不降（经过多种方法治疗无效），黄疸病，肝大、脾大，肝功能不正常，饮食反恶，纳差者。为特效验方！

【制用方法】水煎服，2日1剂，1日3次。

脂肪肝

验方一

【药物组成】泽泻30克、山楂25克、茯苓30克、白术15克、三棱15克、枳壳12克、鹿衔草20克、姜厚朴15克、苍术12克、法半夏12克、绿萼梅10克、炒莱菔子15克、海藻30克、生大黄5克。

【适应证】形体肥胖，胸胁闷胀，肝区胀闷不适，肢体沉重、乏力，腹胀，眩晕头重，食少口黏，恶心呕吐，舌苔滑腻，脉弦滑等症。

【制用方法】水煎服，1日1剂，1日3次。

【加减变化】口干便秘，腹满胀痛者，加生枳实15克、虎杖20克、槟榔10克；肌肉酸痛，下肢水肿者，加入防己15克、桂枝8克、木瓜6克。

验方二

【药物组成】青皮15克、丹参30克、当归尾12克、苍术15克、莪术12克、三棱10克、鳖甲30克（先煎）、枳壳10克、大黄10克、木香（后下）10克、红花30克、桃仁12克、威灵仙30克、山楂30克。

【适应证】胁肋疼痛或有包块，心胸刺痛，面色黑暗，皮下有瘀斑，舌下静脉曲张，舌边尖有瘀点，脉沉涩。

【制用方法】水煎服，1日1剂，1日3次。

【加减变化】肢体疲乏无力，舌苔腻者，去大黄，加泽泻15克、荷叶10克；便秘口干者，去当归尾，加入虎杖15克。

验方三

【药物组成】海藻30克、大黄12克、茵陈30克、柴胡15克、黄芩10克、白芍10克、法半夏10克、枳实15克、大枣3枚、生姜12克、香附子30克。

【适应证】胁下胀痛，胸闷不适，口干便秘，舌红苔腻，脉弦有力。

【制用方法】水煎服，1日1剂，1日3次。

【加减变化】口干便秘，烦躁不安，黄疸者，加虎杖25克、龙胆草10克；胸闷呕吐，舌淡胖苔滑者，去黄芩、大黄、海藻，加苍术15克、厚朴12克。

验方四

【药物组成】人参 15 克、云茯苓 25 克、泽泻 15 克、厚朴 12
克、炒川楝子 10 克、全蝎 6 克、元胡 15 克、熟黑附子（先煎 15 分
钟）30 克、石菖蒲 30 克、独活 12 克、黄芪 15 克、丁香 5 克、肉桂
（焗服）2 克。

【适应证】肥胖乏力，肝区满闷，腰腿酸软，阳痿阴寒，舌
淡苔白，脉沉细无力。

【制用方法】水煎服，1 日 1 剂，1 日 3 次。

【加减变化】便秘不通者，加枳实 15 克、制何首乌 20 克、
肉苁蓉 15 克、白术 30 克、干姜 6 克；肝肾阴阳两虚，去熟附子、
全蝎、丁香，加肉苁蓉 30 克、枸杞 10 克、何首乌 20 克、旱莲草
30 克。

验方五

【药物组成】泽泻 30 克、生山楂 30 克、丹参 30 克、黄芪 30
克、防己 15 克、仙灵脾 15 克、决明子 15 克、大黄 10 克、茵陈 15
克、威灵仙 30 克、绞股蓝 30 克、荷叶 30 克。

【适应证】无明显症状，饮食不减，精神尚可的肥胖症。

【制用方法】水煎服，1 日 1 剂，1 日 3 次。

验方六

【药物组成】生山楂 30 克、二丑 10 克、泽泻 30 克、茯苓 60 克。

【适应证】体质强壮，无其他明显疾病的肥胖症。

【制用方法】水煎服，1 日 1 剂，1 日 3 次。

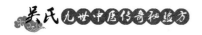

肝血管瘤

验方

【药物组成】柴胡18克、地龙（酒炒）15克、丹参30克、当归尾（酒炒）12克、生山楂30克、炮山甲（研末冲服）10克、牡丹皮30克、赤芍60克、土鳖虫30克、炙鳖甲（研末冲服）60克、水蛭（醋制，研末冲服）15克、炒王不留行12克、桃仁15克、红花12克、川芎10克、泽兰15克。

【适应证】体质强壮，无其他明显疾病的肝血管瘤。

【制用方法】水煎服，1日3次，2日1剂。

鼓胀（肝硬化、肝腹水、脾大）

验方一

【药物组成】柴胡10克、炒枳实10克、沉香3克、白芍10克、香附子10克、白术10克、云茯苓15克、陈皮（去白）10克、苍术（米泔水浸制）7克、姜厚朴10克、猪苓15克、泽泻15克、金果榄10克、桂枝10克、甘草5克、郁金6克、防己6克。

【适应证】因长期情志不和，肝气郁结而致腹大胀满，按之不坚硬，胁下胀闷不适伴疼痛，皮色苍黄，纳食少，食后腹胀，嗳气不爽，小便短少，大便不爽，舌苔白腻，脉弦细有力。

【制用方法】水煎服，1日1剂，1日3次。

【加减变化】精神困倦，大便溏薄，舌苔白腻，舌质淡，体胖，脉缓，属寒湿偏重者，加干姜 8 克、肉桂 6 克、制黑附子 6 克（先煎 15 分钟）；舌苔黄腻，口苦口干而不欲饮食，小便短少，脉弦滑而数，属湿阻化热者，加栀子 16 克、金钱草 30 克、茵陈 30 克；尿少者，加车前子（布包）30 克、通草 3 克；泛吐清水者，加姜半夏 15 克、干姜 9 克；腹胀甚者，加木香 6 克、槟榔 15 克、八月札 10 克；腹胀大，面色晦滞，尿黄而少者，加白茅根 60 克、车前子（布包）30 克；舌苔黄腻，口干苦，脉弦数者，加丹皮 12 克、栀子 10 克；胁下刺痛不移，面青舌紫，脉弦涩者，加元胡 15 克、莪术 10 克、丹参 18 克、红花 15 克。

验方二

【药物组成】炒山药 15 克、白术 15 克、熟附子（先煎 15 分钟）10 克、甘草 6 克、车前子（布包）25 克、炒薏苡仁 15 克、生姜 10 克、大枣 15 克、草果仁 8 克、木香 10 克、厚朴 12 克、云茯苓 15 克、大腹皮 18 克、木瓜 10 克、干姜 10 克、焦三仙各 20 克、砂仁（后下）15 克、肉桂 3 克。

【适应证】腹大胀满，按之如囊裹水，胸脘闷胀，得温稍舒，精神困倦，形寒肢冷，倦怠乏力，小便少，大便溏，下肢浮肿，甚则颜面微浮肿，食少，舌苔白腻或白滑，脉缓。

【制用方法】水煎服，1 日 1 剂，1 日 3 次。

【加减变化】水肿甚者，加桂枝 10 克、猪苓 15 克、泽泻 15 克；气虚息短，加黄芪 30 克、党参 15 克；胁腹胀痛者，加郁金 15 克、元胡 15 克、青皮 6 克、砂仁 8 克。

验方三

【药物组成】茵陈 30 克、栀子 12 克、厚朴 30 克、大黄（后下）

10克、牵牛子5克、甘草6克、白术10克、泽泻15克、猪苓15克、茯苓15克、陈皮10克、枳实10克、知母10克、黄连6克、黄芩10克。

【适应证】因外感湿热之邪或嗜酒过度，饮食不节而致腹胀大坚满，腹皮紧而拒按，外坚硬内痛，肌肤灼热，烦热口苦，口臭，大便干，小便黄而赤涩，面色黄晦，舌边尖红，舌苔黄腻或灰腻或兼灰黑，脉弦数。

【制用方法】水煎服，1日1剂，1日3次。

【加减变化】热毒炽盛，黄疸明显者，加龙胆草10克、半边莲15克、虎杖15克、金钱草30克；腹胀甚，大便秘结者，加商陆6克、芦荟5克；小便赤涩不利者，加陈葫芦30克、马鞭草15克；热迫血溢，吐血，便血者，去厚朴，加水牛角（先煎）30克、生地黄30克、丹皮10克、生地榆15克；烦躁失眠，狂叫不安，逐渐转入昏迷，为热入心包，可配服安宫牛黄丸；静卧嗜睡，语无伦次，转入昏迷者，可配服苏合香丸。

验方四

【药物组成】当归10克、莪术10克、元胡15克、大黄（后下）10克、赤芍10克、川芎10克、瞿麦10克、槟榔20克、大腹皮18克、肉桂6克、甘草6克、陈皮10克、茯苓12克。

【适应证】鼓胀日久，气机不行，气滞血阻，瘀血阻于肝脾脉络之中而致隧道不通，水气内聚而成的腹大坚满，按之不陷而硬，脉络怒张，胁腹攻痛，面色黯黑，颈胸有血痣、红点、赤缕，手掌赤痕，唇色紫褐，大便色黑，舌质青紫暗或瘀斑，脉细涩或芤。本方不可久用，以免伤正气。

【制用方法】水煎服，1日1剂，1日3次。

【加减变化】水胀满过甚，脉弦数有力，体质尚好者，可暂用舟车丸、十枣汤以攻逐水气；瘀结明显者，加炮山甲（研末冲服）10克、䗪虫10克、制水蛭（研末冲服）8克；有出血倾向者，破瘀之药要慎重用；胸胁痞胀，舌苔浊腻，痰瘀互结者，加郁金15克、白芥子10克、法半夏10克；肿块明显者，可加服鳖甲煎丸或大黄䗪虫丸。

验方五

【药物组成】 党参15克、白术10克、白芍15克、橘红12克、广木香9克、茯苓15克、附子（先煎30分钟，去沫）10克、薏苡仁30克、沉香3克、肉桂8克、车前子15克（布包）、腹水草15克、干姜6克。

【适应证】 因寒湿困脾而致腹大胀满，肠鸣便溏，按之不坚，入暮尤甚而不舒，面色萎黄晦滞，畏寒肢冷，神疲乏力，四肢无力，少气懒言，或伴下肢浮肿，尿少便溏，舌质淡胖有齿痕，舌苔白滑薄腻，脉沉细无力。

【制用方法】 水煎服，1日1剂，1日3次。

【加减变化】 脾虚夹滞，胸腹胀满，胁肋隐痛者，加肉豆蔻12克、砂仁10克、山楂10克、陈皮10克；偏于肾阳虚者，加山药15克、山茱萸15克、熟地黄10克，重用附子（30~60克）。

验方六

【药物组成】 生地黄12克、熟地黄12克、泽漆10克、牡丹皮12克、桃仁15克、枸杞12克、白芍12克、当归12克、赤芍15克、红花9克、元胡12克、香附子12克、枳壳10克、知母12克、莪术9克、泽兰24克。

【适应证】 腹部膨大坚满，甚则青筋暴露，形体消瘦，面色黧黑，唇紫，口燥，心烦，手足心热，齿鼻有时衄血，小便短赤少，大便干，舌绛少津，舌质红，无苔，脉弦细数。

【制用方法】水煎服，1 日 1 剂，1 日 3 次。

【加减变化】腹胀甚者，加炒莱菔子 10 克、大腹皮 15 克、草果仁 10 克；潮热烦躁，失眠盗汗者，加银柴胡 12 克、地骨皮 12 克、炒栀子 10 克、夜交藤 15 克；小便少者，加猪苓 15 克、通草 10 克、白茅根 30 克、车前子（布包）20 克；齿鼻衄血者，加仙鹤草 30 克、白茅根 15 克；阴亏阳亢，耳鸣，面赤颧红者，加龟甲（先煎）30 克、鳖甲（先煎）30 克、牡蛎（先煎）30 克；小便短赤涩少，湿热留恋不清者，加知母 12 克、黄柏 10 克、马鞭草 10 克、金钱草 35 克、茵陈 20 克。

验方七

【药物组成】黑蚂蚁 50 克、泽泻 30 克、土鳖虫 30 克、丹参 30 克、炮山甲 30 克、沙棘果 10 克、生大黄 18 克、王不留行 30 克、泽兰 35 克、佛手 25 克。

【适应证】慢性肝炎，早期肝硬化伴轻度腹水。

【制用方法】共研细末，温开水冲服，每次 5 克，1 日 3 次。

【加减变化】脾虚肝郁者，加白术 10 克、党参 15 克、郁金 12 克；腹水甚者，加玉米须 20 克、醋二丑 15 克、云茯苓 30 克。

验方八

【药物组成】陈葫芦巴 30 克、王不留行 12 克、丹参 12 克、生大黄 3 克、泽漆 9 克、芦苇笋 60 克、制水蛭（研末冲服）10 克、土鳖虫 10 克、薏苡仁 10 克、泽泻 10 克、云茯苓 20 克、炒扁豆 10 克、大腹皮 25 克。

【适应证】各型早中期肝硬化伴腹水。

【制用方法】水煎服，1日1剂，1日3次。

【加减变化】脾大者，加山楂12克、五灵脂12克、炮山甲（研末冲服）10克；脾胃虚中气不足者，加人参15克、山药10克；湿热内蕴者，加茵陈60克、山栀子9克、垂盆草18克、平地木18克；脾虚气滞者，加砂仁20克、陈皮9克、苏梗6克；肝气郁滞者，加柴胡12克、郁金10克、枳壳9克、青皮6克、木香3克；周身轻度浮肿者，加防己10克、冬瓜皮15克、玉米须15克、薏苡仁10克、泽泻8克、泽漆10克、猪苓15克。

验方九

【药物组成】甘遂18克、醋芫花25克、红芽大戟9克、商陆15克、沉香10克、琥珀10克、二丑10克、枳实6克、麝香1克、桂枝10克、白芍10克、泽漆20克、蝼蛄10克、王不留行21克、炮山甲（研末冲服）10克。

【适应证】体质强壮，正气未伤，精神很好的肝硬化腹水，症见腹胀如鼓，大便秘结，小便点滴不利，久治无效，舌苔白腻而润，脉沉弦有力者。不可久服，服1~3日务必进补剂3~5日。

【制用方法】共研细末，以生姜10片、大枣10枚煎汁，冲服药末，每次3克，1日2~3次。

验方十

【药物组成】麝香1克、独头蒜1个、大将军10克、蝼蛄10克、鲜田螺（去壳）10个、车前子10克。

【适应证】肝硬化。

【制用方法】上药共捣如泥，外贴肚脐，24小时更换1次。

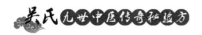

验方十一

【药物组成】生大黄 10 克、大将军 10 克、蝼蛄 10 克、黑白丑各 15 克、牵牛子 20 克、王不留行 30 克、车前子 30 克、甘遂 10 克、大戟 10 克、醋芫花 30 克、云茯苓 100 克。

【适应证】肝硬化。

【制用方法】上药加水煎开 3 分钟后放入鸡蛋数枚，再煮至鸡蛋熟，去药渣与药汁不用，吃蛋，每日 3～6 枚，再以药汁洗胁肋、腹部，每日数次。

验方十二

【药物组成】软肝草 30 克、腹水草 30 克、黄云莲 10 克、白芍 10 克、丹皮 9 克、元胡 15 克、半夏 15 克、香附子 15 克、醋柴胡 10 克、制没药 10 克、香薷 5 克、荷梗 1 尺、炒八月柞 9 克、半枝莲 60 克、蜈蚣 3 条。

【适应证】肝硬化、肝大、肝癌疼痛。

【制用方法】水煎服，1 日 1 剂，分 3 次服。

验方十三

【药物组成】炙鳖甲（研末冲服）180 克、茵陈 60 克、白芍 200 克、赤芍 10 克、沉香 20 克、丹参 30 克、柴胡 30 克、水红花子 30 克、砂仁（后下）20 克、焦三仙各 20 克、香附子 30 克、鸡内金（研末冲服）30 克。

【适应证】适用于肝大、脾大，腹胀，胁肋胀痛者。

【制用方法】水煎服，2 日 1 剂，1 日 3 次，饭后 40 分钟服用。

胆结石

验方一

【药物组成】柴胡 15 克、川芎 10 克、茵陈 30 克、郁金 30 克、元胡 30 克、木香 9 克、当归 12 克、金钱草 90 克、威灵仙 60 克、鸡内金（研末冲服）60 克、枳壳 20 克、红花 15 克、黑木耳 15 克、虎杖 15 克。

【适应证】胆结石伴胆囊炎，症见胁、腹、腰、背胀痛，口苦，饮食不佳等。

【制用方法】水煎服，1 日 1 剂，1 日 3 ~ 5 次。

验方二

【药物组成】炒黑桃仁 300 克、黑石耳 150 克、鸡内金 200 克、金钱草 300 克、郁金 100 克、元胡 150 克、生大黄 60 克、红花 100 克。

【适应证】胆结石、肝管结石、胆囊息肉、胆囊炎、肾结石、膀胱结石、尿结石，症见胁、腹、腰、背胀痛，口苦，饮食不佳等。特效。

【制用方法】共研细末，炼蜜为丸，每丸重 20 克，1 日 3 次，1 次 1 丸。

验方三

【药物组成】化石丹 30 克、卷柏 20 克、穿破石 20 克、何首乌 20 克、猫须草 100 克、冰糖（兑化）100 克、金钱草 150 克。

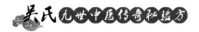

【适应证】胆结石、胆管结石、肝结石、肾结石、膀胱结石、尿结石。

【制用方法】水煎取汁，煎好后备用。另取黑木耳 100 克、鸡内金 100 克、胆矾 30 克、牛黄 3 克、琥珀 30 克，共研极细末（100 目以上）。每次用上述药汤冲服药末 10～15 克，每日 3 次。

胆囊炎

验方

【药物组成】枳壳 20 克、金钱草 160 克、赶黄草 90 克、龙胆草 30 克、刘寄奴 30 克、大黄（后下）9 克、柴胡 15 克、虎杖 30 克、元胡 30 克、甘草 6 克。

【适应证】所有类型急慢性胆囊炎，西医西药久治不愈，反复发作者。症见右胁反复疼痛，或隐隐约约疼痛不舒，食油腻食物易恶心反胃等。本方乃胆囊炎患者之福音。

【制用方法】水煎服，1 日 1 剂，1 日 3～5 次。

【禁忌】服药期间不得喝酒，不能劳累，不能吃辛辣刺激及生冷油腻食物。

胃病（慢性胃炎、萎缩性胃炎、胃溃疡、胃下垂、胃痛）

验方一

【药物组成】醋柴胡 9 克、乌药 8 克、炒川楝子（去皮核）8 克、醋元胡 15 克、砂仁（后下）9 克、青皮 5 克、吴茱萸 3 克、郁金 30 克、党参 60 克、黄芪 30 克、大枣 10 枚、黄连 6 克、沉香 3 克、太白米 1 克。

【适应证】胃脘痛连及两胁，矢气较舒，腹胀，纳食差。

【制用方法】水煎服，1 日 1 剂，1 日 3 次。

验方二

【药物组成】陈皮 10 克、法半夏 15 克、丁香 1 克、佛手 10 克、人参 18 克、海螵蛸 30 克、绿萼梅 6 克、土炒白术 25 克、大枣 15 枚、生姜 3 片、建曲 30 克。

【适应证】慢性胃炎、胃脘痛，时有腹胀、呕吐、嗳气、反酸。

【制用方法】水煎服，1 日 1 剂，1 日 3 次。

验方三

【药物组成】党参 30 克、黄芪 30 克、山药 30 克、当归 10 克、桂枝 5 克、大枣 5 枚、焦神曲 20 克、白及 3 克、元胡 10 克、砂仁（后下）10 克、炒白术 15 克、佩兰 5 克、炙甘草 15 克、桔梗 15 克、陈皮 8 克、丁香 1 克。

【适应证】慢性胃炎、胃溃疡、十二指肠溃疡、胃脘痛，饮食差。

【制用方法】水煎服，饭前 30 分钟服，1 日 1 剂，1 日 3 次。

验方四

【药物组成】人参 15 克、旋覆花（布包）15 克、代赭石 30 克、丁香 3 克、半夏 18 克、柿蒂 30 克、牛膝 30 克、肉桂 5 克、白术 30 克、焦三仙各 20 克、砂仁（后下）30 克、海螵蛸 30 克、玫瑰花 6 克。

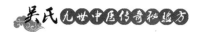

【适应证】慢性胃炎，呕吐清水或反酸，嗳气胀痛，气逆上冲，纳食少。

【制用方法】水煎服，1日1剂，1日3次。

验方五

【药物组成】升麻6克、黄芪30克、当归6克、炙甘草6克、党参20克、柴胡9克、白术20克、山药20克、陈皮6克、茯苓9克、白及6克、木香3克、佛手6克、砂仁（后下）6克、焦三仙各20克、生姜3片、大枣3枚。

【适应证】慢性胃炎、糜烂性胃炎、胃溃疡、胃下垂、萎缩性胃炎等，症见胃脘胀满不适，消化不良，大便溏泄，厌食纳差者。

【制用方法】水煎服，1日1剂，1日3次。

【加减变化】胃脘胀甚，加绿萼梅3克、甘松3克；胃胀肠鸣，消化不良者，加鸡内金（研末冲服）3克、鸡矢藤6克；胃脘疼痛加元胡9克；反酸、恶心、反胃、呃逆（打嗝），加法半夏15克、海螵蛸15克、旋覆花（布包）9克、柿蒂10克；胃脘灼热，烧心，加黄连15克、麦冬15克、知母6克；便秘，重用当归至30克，加麻子仁6克；大便溏泄，加黄连30克、马齿苋10克、地榆6克。

验方六

【药物组成】元胡30克、松香（分次兑服）20克、丹参60克、砂仁（后下）20克、香附子30克、百合50克、五灵脂（醋炒）20克、乌药30克。

【适应证】胃神经痛，症见胃胀、泛酸、呃逆等，不分阴证阳证、虚证实证，皆可使用。

【制用方法】水煎服，1日1剂，1日3~6次。

验方七

【药物组成】砂仁（后下）10克、茯苓10克、干姜10克、肉桂10克、白芷10克、白及10克、元胡18克、海螵蛸30克、委陵菜30克、姜黄连18克、红藤18克、白头翁20克、炙甘草10克、人参15克、升麻6克、柴胡6克、山药15克、土白术18克、姜厚朴10克、黄芪30克、木香9克、陈皮9克、法半夏30克、香附子15克、焦三仙各20克、生姜18克、白芍15克、大枣3枚、白豆蔻10克。

【适应证】胃溃疡、糜烂性胃炎、萎缩性胃炎、浅表性胃炎、普通胃炎、食道炎、十二指肠炎等，症见胃胀满、胃痛、不思饮食、食后胃胀不舒、反酸、烧心、大便溏泄、疲倦乏力，经治疗无效者。

【制用方法】水煎服，2日1剂，1日3次，饭后40分钟服用。

胃下垂

验方

【药物组成】野党参60克、白术（灶心土炒）15克、姜半夏10克、红人参15克、红豆蔻10克、肉豆蔻（面裹煨熟）10克、鸡内金（炒微焦，研末冲服）15克、薏苡仁（炒）60克、山药60克、焦三仙各30克、大枣3枚、炙甘草3克、白及（研末冲服）9克、马钱子（去皮，醋炮制，研末冲服）1克、升麻（酒炒）6克、柴胡（醋制）6克。

【适应证】胃下垂（重度），症见胃有下坠疼痛，腹胀，嗳气，饭后尤甚，食欲不振，消化不良，体形消瘦，乏力懒言等。

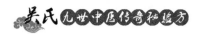

【制用方法】水煎服，1日1剂，1日3次。

【加减变化】胃脘反酸，加海螵蛸30克、瓦楞子（煅）30克；胃胀甚，加木香12克、厚朴（姜制）12克、绿萼梅6克；口臭，加桂花9克、白蔻10克、佩兰6克；烧心，加代赭石30克、竹茹18克。

慢性肠炎

验方一

【药物组成】党参30克、白术15克、姜黄连10克、红藤15克、醋地榆10克、白头翁30克、槟榔15克、秦皮10克、山药60克、焦神曲30克、大枣3枚、甘草3克。

【适应证】慢性肠炎、结肠炎，时有泻利，大便无规律，疼痛食减。

【制用方法】水煎服，1日1剂，1日3次。

验方二

【药物组成】盐秦皮15克、白头翁30克、翻白草30克、黄连10克、醋地榆10克、白术15克、白花蛇舌草30克、马齿苋30克、黄芪20克、升麻6克、柴胡6克、当归9克、炙甘草6克、党参20克、砂仁（后下）6克、元胡20克。

【适应证】慢性肠炎、结肠炎，大便次数多而不成形，疼痛。

【制用方法】水煎服，1日1剂，1日3次。

肠梗阻

验方

【药物组成】芦荟9克、生狼毒6克、牙皂6克、木香6克、红大戟（醋炒）6克、芫花（醋炒）6克、甘遂（面裹煨熟后研末分服）6克、牵牛子10克、朴硝（化服）60克、生姜15克、大枣25枚、大黄6克。

【适应证】肠梗阻急性发作期。

【制用方法】水煎服，1日1剂，1日6次。

肠痈、绞肠痧（急性阑尾炎）

验方一

【药物组成】黄连30克、金银花120克、当归60克、蒲公英60克、生地榆30克、玄参30克、川大黄8克、黄芩30克、麦冬5克、甘草9克、薏苡仁20克、桃仁9克、制乳香6克、制没药6克、朴硝（化服）60克。

【适应证】阑尾炎急性发作期。

【制用方法】水煎服，1日1剂，1日3次。

验方二

【药物组成】千里光18克、黄连15克、金银花90克、白花蛇舌草30克、鬼针草30克、败酱草30克、生地榆18克、元胡30克、

紫花地丁 30 克。

　　【适应证】 阑尾炎急性发作期伴化脓，右下腹痛。

　　【制用方法】 水煎服，1 日 1 剂，1 日 3 次。

　　验方三

　　【药物组成】 鲜紫花地丁、鲜蒲公英、鲜大黄、鲜黄蜀葵根各适量。

　　【适应证】 阑尾炎急性发作期伴化脓，右下腹痛。

　　【制用方法】 捣烂如泥，加冰片少许，外贴痛处，1 日 1 换。

　　验方四

　　【药物组成】 卷柏 50 克、生地榆 60 克、地榆炭 40 克、黄连 40 克、重楼 30 克、椿白皮 70 克。

　　【适应证】 各种类型的便血及肠痈病（急性阑尾炎化脓），症见肠风下血、脏毒下血。

　　【制用方法】 水煎服，1 日 1 剂，1 日 4 次。

　　验方五

　　【药物组成】 金银花 180 克、紫荆皮 60 克、全瓜蒌 30 克、蒲公英 100 克、独活 30 克、玄参 30 克、白芷 15 克、赤芍 60 克、石菖蒲 30 克、五灵脂（醋炒）60 克、元胡 30 克、甘草 20 克、天花粉 30 克、大蓟 30 克、红花 30 克、皂角刺 20 克、桃仁 20 克、大黄（后下）18 克、枳实 20 克。

　　【适应证】 急性阑尾炎发作期，症见小腹痛（阑尾部位及周边）、腹肿大、胀大、高烧、壮热憎寒、高热恶心、大便或秘或溏、右侧腹股沟压痛，阑尾部位隆起胀痛不可按。特效。本方配合验方六外用方 5 ~ 10 分钟后疼痛会减轻一半以上或疼痛消失，只需 3 剂即可根治。

【制用方法】水煎服，1 日 1 剂，1 日 4 ~ 6 次，饭前 40 分钟服用。

验方六

【药物组成】生乳香 50 克、生没药 50 克、香附子 50 克、元胡 60 克、蒲公英（鲜品最好）100 克、天花粉 100 克、金银花 60 克、大黄 100 克、桃仁 60 克、赤芍 100 克、红花 60 克、天仙子 30 克、生五灵脂 60 克、狼毒 60 克、曼陀罗 100 克、黄连 100 克、冰片 300 克。

【制用方法】上药共捣烂，加入少量醋调和如泥，外贴疼痛处。1 日 1 次，1 日 1 换。配合验方五使用疗效较好。

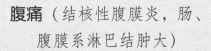

腹痛（结核性腹膜炎，肠、腹膜系淋巴结肿大）

验方

【药物组成】金银花 180 克、连翘 60 克、薏苡仁 200 克、生姜 10 克、白芍 70 克、甘草 15 克、百部 30 克、白屈菜 30 克、生鳖甲（先煎）160 克、元胡 30 克。

【适应证】结核性腹膜炎，肠、腹膜系淋巴结肿大，症见腹痛，腹肿大、胀大，发烧，咳嗽，胁痛，纳食差，大便无规律。

【制用方法】水煎服，2 日 1 剂，1 日 4 次，饭后 40 分钟服用。

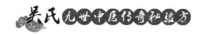

急慢性胰腺炎

验方一

【药物组成】柴胡 20 克、金银花 100 克、蒲公英 30 克、砂仁（后下）10 克、大黄（后下）9 克、黄芩 18 克、甘草 9 克、陈皮 10 克、栀子 6 克、白人参 15 克、法半夏 60 克、郁金 20 克、乌梅 15 克、生姜 10 克、大枣 3 枚、香附子 30 克、厚朴 12 克、焦三仙各 20 克、元胡 15 克。

【适应证】慢性胰腺炎，症见纳差，腹胀满，食油腻恶心，反胃呕吐，腹部隐隐作痛，口干，口苦，食欲减退，腹胁、腰腿痛，大便失调，小便时黄，舌淡，苔黄白相兼，脉弦细缓。

【制用方法】水煎服，2 日 1 剂，1 日 3 次。

验方二

【药物组成】黄连 60 克、干姜 10 克、柴胡 18 克、肉桂 6 克、麦冬 20 克、白芍 15 克、附子（先煎 30 分钟，去沫）10 克、川椒 10 克、玄参 20 克、丹参 15 克、香附子 10 克、肿节风 160 克，郁金 15 克、大黄（后下）12 克、黄芩 30 克、金银花 160 克、灯芯 3 克、甘草 6 克、砂仁（后下）9 克、草果仁 6 克、元胡 18 克、蒲黄 15 克、白花蛇舌草 60 克、白屈菜 15 克、厚朴 15 克、醋五灵脂 10 克、牛黄（兑服）1 克、麝香（兑服）1 克、熊胆粉（兑服）2 克。

【适应证】急性胰腺炎发作期，胰腺癌早期或已经有癌变形成，症见腹部剧烈疼痛，口干口苦，恶心呕吐，反胃呃逆，恶油腻，腹胀，不思食，舌苔黄白相间，脉浮数细等。

【制用方法】水煎服，3 日 1 剂，1 日 3 次。

疝 气

验方一

【药物组成】黑芝麻（炒熟）50 克、破故纸（青盐水炒）100 克、台乌 50 克、小茴香（3 岁以下男孩小便炒）30 克、炒槐花 50 克、炒川楝子 40 克。

【适应证】各种类型的疝气，不分成年、小儿。为家传特效验方！

【制用方法】上药共研细末，饭后 30 分钟温水送服，1 日 3 次，每次 10～20 克。

【加减变化】病在左侧加柴胡 30 克，病在右侧加独活 30 克。

验方二

【药物组成】花椒 5 克、青盐 10 克、樟脑 10 克、煅石决明 10 克、白矾 10 克、明雄黄 10 克、蓖麻子 15 克、山奈 10 克。

【适应证】各种类型的疝气。

【制用方法】上药共捣如泥，病在左侧，将药敷在右手掌心；病在右侧，将药敷在左手掌心，1 日 1 换，连用 7～15 日。

便 秘

便秘是指由于大肠传导功能失常导致的以大便排出困难，排便时间或排便间隔时间延长为临床特征的一种大肠病证。便秘既是一个独立的病证，也是一个在多种急慢性疾病过程中经常出现

的症状。中医药对本病证有着丰富的治疗经验和良好的疗效。

便秘的病因是多方面的，其中主要的有外感寒热之邪，内伤饮食、情志，病后体虚，阴阳气血不足等。本病病位在大肠，并与脾、胃、肺、肝、肾密切相关。脾虚传送无力，糟粕内停，致大肠传导功能失常而成便秘；胃与肠相连，胃热炽盛，下传大肠，燔灼津液，大肠热盛，燥屎内结可成便秘；肺与大肠相表里，肺之燥热下移大肠，则大肠传导功能失常而成便秘；肝主疏泄气机，若肝气郁滞，则气滞不行，腑气不能畅通导致便秘；肾主五液而司二便，肾阴不足则肠道失润，肾阳不足则大肠失于温煦而传送无力，均可导致便秘。

验方一

【药物组成】炙黄芪 30 克、肉苁蓉 15 克、熟地黄 12 克、当归身 15 克、炒黑芝麻 18 克、砂仁（后下）9 克、火麻仁 30 克、酒大黄 5 克、翻白草 15 克。

【适应证】大便秘结，饮食腹胀。

【制用方法】水煎服，1 日 1 剂，1 日 3 次。

验方二

【药物组成】当归 30 克，桃仁 10 克、杏仁 10 克、炙黄芪 60 克、肉苁蓉 30 克、火麻仁 30 克、熟地黄 30 克、白术 15 克、酒大黄 15 克、黑芝麻 30 克、红花 18 克、炒枳实 9 克、砂仁（后下）15 克。

【适应证】慢性习惯性大便秘结，饮食腹胀。

【制用方法】水煎服，1 日 1 剂，1 日 3 次。

验方三

【药物组成】当归 300 克、大黄 100 克、人参 50 克、肉苁蓉 200

克、黑芝麻油 1 000 克。

【适应证】一切便秘，尤其肠癌、肠结核之便秘治疗无效者。

【制用方法】将 4 味中药放入油内炸成黑色为宜，去药渣，用油拌菜吃，1 日 3 次。此外，每日晚上将油加温后服用 30～50 毫升，坚持使用 15～30 日。

验方四

【药物组成】益母草 200 克、酒大黄 18 克、土鳖虫 20 克、炒枳实 15 克、制附子（先煎 15 分钟）12 克、肉桂 12 克、沉香 12 克、土白术 30 克、熟地黄 120 克、山茱萸 120 克、山药 90 克、姜厚朴 20 克、法半夏 30 克、生姜 12 片、大枣 3 枚。

【适应证】顽固性便秘。大便秘结不通，大剂量服用泻下药才能通便，病程日久，久治不愈。

【制用方法】水煎服，2 日 1 剂，1 日 3 次，连服 7～15 剂。

痢 疾

痢疾是一种以腹痛、里急后重、下利赤白脓血为主症的一种发病急、病情重的常见病，多发生于夏秋季节。痢疾多由外受湿热、疫毒之气，或内伤饮食生冷，损及脾胃与肠而形成，病位主要在肠。7 日内的痢疾多为实证，久痢不愈，脾胃亏损，则成标实本虚之证。

验方一

【药物组成】二花 30 克、川黄连 9 克、黄芩 9 克、杭白芍 9 克、山楂肉 9 克、枳壳 7 克、防风 6 克、姜厚朴 7 克、槟榔 9 克、青皮 7 克、当归 5 克、甘草 5 克、地榆 9 克、红花 3 克、酒洗桃仁 3 克（去皮、尖）、木香3克。

【适应证】3日以内痢疾。

【制用方法】共研细末冲服，1日3次。

【加减变化】痢下色白者，去地榆、桃仁，加橘红3克、木香3克；痢下涩滞甚者，加酒大黄10克。

验方二

【药物组成】川黄连9克、黄芩7克、桃仁粉7克、白芍5克、山楂9克、姜厚朴5克、青皮5克、槟榔6克、橘红6克、甘草5克、炙甘草5克、当归7克、地榆7克、红花5克、木香5克、盐知母5克、盐秦皮9克。

【适应证】3～7日内痢疾。

【制用方法】水煎服，1日1剂，1日3次。

验方三

【药物组成】酒黄芩6克、酒白芍6克、橘红4克、姜厚朴4克、木香4克、醋地榆5克、红花3克、人参9克、土炒白术15克、当归5克、炙甘草6克、禹余粮6克、盐秦皮12克、柴胡3克、升麻3克、炙罂粟5克。

【适应证】下痢不止，或经常反复发作，身体虚弱，久治不愈。

【制用方法】水煎服，1日1剂，1日3次。

【加减变化】小儿剂量减少，孕妇去桃仁、红花、槟榔。

呕吐

验方

【药物组成】黄连 18 克、紫苏叶 10 克、伏龙肝 200 克、生姜 10 克、法半夏 40 克、白豆蔻 10 克。

【适应证】一切呕吐（包括妊娠恶阻、小儿感冒呕吐不止，腹泻），不思饮食，食后胃胀不舒，反酸，大便溏泻，经治疗无效者。

【制用方法】水煎服，2 日 1 剂，1 日 3 次，饭后 40 分钟服用。

口 臭

验方

【药物组成】藿香 10 克、香附子（蜜炙）30 克、丁香 6 克、甘草 6 克、新会皮 10 克、香薷 10 克、厚朴 10 克、广木香 10 克、砂仁（后下）15 克、白蔻 20 克、生姜 15 克、大枣 9 枚、佩兰 20 克、鸡矢藤 10 克、桂花 20 克、鸡内金（炒焦，研末冲服）20 克、麦冬 15 克。

【适应证】噎膈（食道癌）、反胃（胃癌）之口臭，伴有呕吐、呃逆，或食之不下，食入即吐者。特效方。

【制用方法】水煎服，1 日 1 剂，1 日 3~6 次。

【加减变化】疼痛者，加元胡 30 克；大便干燥，便秘难解者，加槟榔 12 克、胡麻仁 15 克、大黄（后下）10 克。

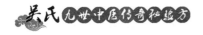

消渴（糖尿病）

消渴病是西医的糖尿病范畴。本病的发病率逐年上升，已经成为临床常见病之一，西医无法治愈！中医治疗比较棘手，需要坚持治疗 6 个月以上才能根治，多数患者有多饮、多食、多尿、身体消瘦，以及尿有甜味、尿有泡沫、乏力困倦等特征，严重的可伴发多种并发症，严重危害患者健康。消渴病的病位主要在肺、胃、心、肝、肾。

验方一

【方名】吴氏祖传消渴饮。

【药物组成】夏天白 50 克、神仙草 50 克、菩提树 50 克、翻肚白 120 克、雪山印 80 克、冬儿草 60 克。

【适应证】一切消渴证（糖尿病）。此验方天下无双。

【制用方法】水煎服，1 日 3～6 次或当茶水饮。

【加减变化】气虚者，加黄芪 30 克、西洋参 30 克；口渴，加天花粉 30 克、僵蚕 30 克、葛根 15 克；阴虚火旺，加生地黄 30 克、玄参 30 克、麦冬 30 克；小便多，肾阴虚，加覆盆子 30 克、枸杞子 15 克、山茱萸 25 克；肾阳虚，四肢冷，加肉桂 6 克、制附子（先煎 15 分钟）8 克、海马（研末冲服）10 克；全身生疮、发痒，加草河车 20 克、重楼 30 克、金银花 60 克；视力下降，加谷精草 60 克、决明子 15 克；四肢麻木，加制川乌 15 克、制草乌 15 克、桑枝 30 克、牛膝 30 克。

【疗效】本方治疗消渴病有效率达 100%，治愈率高达 87.5%，为当今医坛治疗糖尿病的最佳秘方，至今已传 7 代，临床应用已有 200 余年。

验方二

【方名】吴氏消渴丸。

【药物组成】苦瓜花 100 克、苦荞麦花 150 克、南瓜花 100 克、枸杞 160 克、山茱萸 160 克、大生地 180 克、大玄参 180 克、西洋参 220 克、薏仁花 160 克、卷柏 120 克、金钗 100 克、葛根花 100 克、天花粉 100 克、黄精 250 克、冬虫夏草 100 克。

【适应证】一切消渴病（糖尿病）。

【制用方法】上药共研细末，以蜂蜜调匀成膏或制作成丸，每日 3 次，不限量。

验方三

【方名】吴氏消渴汤。

【药物组成】西洋参 10 克、黄连 30 克、白术 10 克、云茯苓 10 克、当归 10 克、生地黄 10 克、酒炒黄柏 8 克、知母 10 克、麦冬 15 克、蛇六谷 10 克、天花粉 15 克、黄芪 18 克、桔梗 15 克、甘草 2 克、葛根 8 克、五味子 8 克、女贞子 10 克、薏苡仁 150 克、乌梅肉 10 克、石莲肉 5 克。

【适应证】三消初期，脉实数，舌红苔黄者。

【制用方法】水煎服，1 日 1 剂，1 日 6 ~ 10 次。

验方四

【药物组成】干苦瓜、干南瓜、薏苡仁各 500 克，黄牛脚壳、西洋参、麦饭石、枸杞、玄参、玉竹、麦冬、生地黄、天花粉各 800 克，石膏 380 克，田螺 6 000 克，蚕茧丝 1 500 克。

【适应证】偶有口干，小便多，饮食强，血糖时高时低者。

【制用方法】先用水 5 000 克煎蚕茧丝和黄牛脚壳，去丝、壳，取汁，再将田螺倒入汁中，浸泡 12 小时，去田螺取汁备用。把余药共研细末，倒入药汁中，小火煎成膏，勿大火煎煳，把膏装入瓷瓶内，每日数次，量不限。

验方五

【药物组成】人参 10 克、知母 60 克、黄连 60 克、麦冬 30 克、鬼箭羽 30 克、黄芩 15 克、桔梗 20 克、生地黄 30 克、石莲子 15 克、乌梅 5 克、五味子 30 克、天花粉 60 克、蚕丝 10 克。

【适应证】上、中、下三消。

【制用方法】水煎服，1 日 1 剂，1 日 3 次。

验方六

【药物组成】薏苡仁 30 克、绿豆 60 克、天花粉 30 克、白人参 10 克、黄芪 20 克、生石膏（先煎）15 克、麦冬 60 克、生地黄 60 克、滑石（布包）30 克、黄芩 15 克、淡竹叶 15 克、栀子 15 克、甘草 15 克、新鲜老茶叶 15 克、犀角（研末冲服，可用羚羊角代替，剂量加大 1 倍）10 克。

【适应证】一切类型糖尿病，症见口干口苦、舌燥、口渴、思饮、大便干燥、小便多、易饥饿等。

【制用方法】水煎服，2 日 1 剂，1 日 3 次。

【禁忌】服药期间不能吃面食（小麦、大麦、荞麦），不喝酒，不抽烟，不能劳累，不能吃辛辣刺激、生冷油腻食物。

验方七

【药物组成】寒水石 100 克、绿豆衣 60 克、天花粉 60 克、生石膏（先煎）150克、麦冬60克、生地黄60克、滑石（布包）60克、淡竹叶30克、栀子15克、甘草15克、新鲜老茶叶15克、蚕丝10克、葛根30克。

【适应证】早期糖尿病，症见口干口苦，烦渴，舌燥，烧心，口渴思饮，饮水不能解渴，大便干燥，小便多色黄，易饥饿，舌苔黄腻、质厚等。

【制用方法】水煎服，2日1剂，1日3~6次。

【禁忌】服药期间不能吃面食（小麦、大麦、荞麦），不喝酒，不抽烟，不能劳累，不能吃辛辣、生冷、油炸、油腻食物，禁止性生活。

水 肿

水肿是指体内水液潴留，泛溢肌腠，引起肢体浮肿的疾病。多见于颜面、四肢，严重者可导致全身水肿和胸水、腹水。发病原因复杂，与肺、脾、肾、肝、心、三焦、膀胱、命门有密切关系，是脏腑功能失调导致的水液代谢功能下降，临床上统分为阳水和阴水。

验方一

【方名】吴氏消水丸。

【药物组成】水浮萍、汉防己、旱浮萍各180克，泽漆叶150克，石韦（去毛）150克，桑白皮150克，泽泻150克，丹参150克，云茯苓165克，橘皮150克，白术150克，生姜500克，郁李仁250克，通草55克，车前子185克，半边莲250克，陆英350克，玉米须300克，黄芪180克。

【适应证】一切水肿。

【制用方法】上药共研细末，生姜取汁备用，以水和药末成丸，每丸重3~6克，以水灯草煎水冲服，每次服1~5丸。注：如果水煎服，只需将所有药的剂量减少90%即可，加减不变。

水肿五不治秘法：唇黑伤肝，面肿唇黑者是肝败不治；缺盆平伤心，掌肿无纹理者是心败不治；背平伤肺，腹肿无纹理者是肺败不治；足下平满伤肾，阴肿不起者是肾败不治；脐出伤脾，脐满肿出者是脾败不治。

【加减变化】先从脸部、眼睛肿起，后蔓延全身者，名叫青水，病根在肝，大黄主之；先从心窝肿起者，名叫赤水，病根在心，葶苈子主之；先从肚腹肿起者，名叫黄水，病根在脾，甘遂主之；先从脚肿起者，上气而咳，名叫白水，病根在肺，藁本主之；先从足肿起者，名叫黑水，病根在肾，连翘主之；先从头面和足肿起者，名叫玄水，病根在胆，芫花主之；先从四肢肿起，腹满胀大，全身肿胀者，名叫风水，病根在胃，泽漆主之；先从小腹肿起，而后腹肿胀大，名叫石水，病根在膀胱，桑白皮主之；先从小肠满胀肿起者，名叫果水，病根在小肠，巴豆主之；乍盛乍虚，时肿时消者，名叫气水，病根在大肠，赤小豆主之；先从腰肿起，后蔓延至腿足，名叫阳水，病根在命门，附子主之；先从胸背肿起者，名叫酸水，病根在三焦，栀子主之。

验方二

【药物组成】蜈蚣草60克、醋炒三棱27克、醋炒莪术27克、去白陈皮27克、青皮27克、砂仁27克、羌活27克、防己27克、竹草叶芯27克、泽泻27克、连翘27克、槟榔27克、椒目9克、甘遂（面煨）20克、木香9克、白木香30克、干漆（炒烟尽）9克、猪苓

60 克、醋炒白丑 180 克、醋炒黑丑 180 克、大黄 72 克、千年沉香 27 克。

【适应证】全身水肿、腹大坚满，肿胀不消，饮食不佳。

【制用方法】共研细末，以水为丸，每丸重 9 克，每日服 3 次，每次 1 丸。

【禁忌】禁食菘菜、盐、酱、甘草及肥肉。

验方三

【药物组成】甘遂 75 克、葶苈子（炒黑）75 克、吴茱萸 225 克、醋芫花 50 克、附子 15 克、商陆 250 克。

【适应证】水肿初起，体实不虚。

【制用方法】共研细末，和蜜为丸，每丸重 6 克，每服 1 丸，1 日 2 次，肿消停服。以补气为辅助，不可久服。以竹节草、水灯草煎水送服。

验方四

【药物组成】野山参 15 克、白术 55 克、薏苡仁 55 克、茯苓 55 克、山药 10 克、车前子（布包）10 克、神曲 10 克、炒莱菔子 10 克、枳壳 5 克、肉桂 2 克、汉防己 15 克、木瓜 6 克、黄芪 60 克、大枣（去核）20 枚。

【适应证】水肿久治不愈，或反复发作，体虚者。

【制用方法】水煎服，1 日 1 剂，1 日 3 次，连服 20～40 剂。

【禁忌】禁忌食盐。

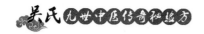

淋 证

淋证是以小便淋沥不畅，并伴有尿路或腰腹不适为主要症状的疾病。病根在下焦，与肝、肾、膀胱有密切关系。临床上分为气淋、血淋、石淋、膏淋、劳淋，故称为五淋。

验方一

【药物组成】 虻虫 50 克、去足斑蝥（制）20 克、地龙 20 克、威灵仙 120 克、金钱草 250 克、琥珀 50 克。

【适应证】 主治一切淋证。

【制用方法】 共研细末，水竹叶、水灯草各 50 克，煎汁冲服，每次 5～10 克，每日 3～5 次。

【加减变化】 石淋者，以石韦（去毛）、金钱草、柏子仁、白芥子、滑石（布包）各 30 克，煎水冲服；热淋者，以滑石（布包）100 克、瓜蒌仁 150 克、石韦（去毛）20 克，煎水冲服；血淋者，以白茅根 150 克、白芍 135 克、木通 10 克、车前子（布包）100 克、滑石（布包）75 克、黄芩 75 克，煎水冲服；劳淋者，以滑石（布包）30 克、王不留行 20 克、冬葵子（制）20 克、车前子（布包）20 克、桂心 20 克、甘遂 5 克、通草 10 克、石韦（去毛）15 克、麻子仁 10 克，煎水冲服；气淋者，以沉香 6 克、石韦（去毛）10 克、滑石（布包）10 克、王不留行 10 克、当归 25 克、冬葵子 10 克、白芍 10 克、橘皮 12 克，煎水冲服；膏淋者，以煅磁石（另包冲服）10 克、肉苁蓉（酒浸 24 小时切焙干）10 克、泽泻 10 克、滑石（布包）10 克，煎水冲服。以上均以通为度，不可久服。

验方二

【药物组成】 鲜荠荠菜 150 克、旱莲草 50 克、金钱草 150 克、
车前草 50 克、凤尾草 50 克、草河车 50 克、金银花 60 克、连翘
60 克。

【适应证】 乳糜尿伴肾炎、水肿，尿蛋白阳性（有＋号）。

【制用方法】 水煎服，1 日 1 剂，1 日 3 次。

【禁忌】 禁食大蒜、生姜、辣椒。

验方三

【药物组成】 制山甲片（研末冲服）9 克、马鞭草 35 克、蒲公
英 30 克、金银花 25 克、车前子（布包）30 克、连翘 18 克、云茯苓
15 克、败酱草 20 克、败毒散 15 克、当归尾 12 克、赤芍 12 克、丹参
20 克、王不留行 15 克、滑石（布包）30 克、甘草 6 克、板蓝根 30
克、鸡血藤 10 克、泽泻 10 克。

【适应证】 乳糜尿伴急性前列腺炎，小便不利，小腹胀满，
尿蛋白增高。

【制用方法】 水煎服，1 日 1 剂，1 日 3 次。

验方四

【药物组成】 酒炒黄柏 10 克、酒炒知母 10 克、酒炒黄芩 10 克、
赤芍 16 克、车前子（布包）20 克、怀牛膝 10 克、冬葵子 20 克、通草
5 克、麦冬 15 克、太子参 30 克、大黄 6 克、官桂 3 克、石韦（去毛）
10 克、灯芯 30 克、当归 36 克、玄参 9 克、玉竹 9 克、苦杏仁（去皮留
尖）3 克。

【适应证】 慢性前列腺炎伴增生、肥大，尿闭胀痛，小腹胀

满，口苦微干燥，大便秘结。

【制用方法】水煎服，1日1剂，1日3~5次。

验方五

【药物组成】炙黄芪30克、生黄芪100克、陈皮（去白皮）6克、甘草8克、王不留行10克、车前草10克。

【适应证】小便不通，胀痛，体质虚弱，久治不愈。

【制用方法】水煎服，1日1剂，1日3次。

验方六

【药物组成】人参15克、莲子芯15克、茯苓15克、车前子（布包）15克、甘草5克、王不留行15克、肉桂3克、白果仁10克、生黄芪30克、怀牛膝15克。

【适应证】小便不通，肾气虚弱，久治不愈。

【制用方法】水煎服，1日1剂，1日3次。

验方七

【药物组成】人参30克、王不留行100克、穿山甲10克、三白草60克、皂角刺30克。

【适应证】小便不通，肾气虚弱，久治不愈的前列腺增生。

【制用方法】共研细末，取新鲜动物膀胱（俗名尿泡）5具，将尿液放掉，清洗后从中剖开1条小口，将药粉装入膀胱内，用线封好，放入锅内用火蒸至熟透，取出药粉渣，吃膀胱，每日1~2具，连吃1~3个月。注：本方用于治疗前列腺增生所致的小便不通、胀痛等有特效。

验方八

【药物组成】肉桂、附子各5克、麝香0.5克、王不留行30克、白丑15克、黑丑15克、大茴香3克、艾叶12克、土牛膝35克。

【适应证】小便不通，便出胀痛，淋沥不尽，时有时无，证属体虚者。

【制用方法】共研细末，用猪胆汁调和如膏状，外贴肚脐上，每日更换1次，连贴10~30日。

肾病综合征、尿毒症

验方一

【药物组成】紫草30克、紫金藤15克、鲜牡丹皮15克、连翘30克、桑白皮18克、白花蛇舌草60克、猪苓15克、鲜车前草120克、鲜马鞭草120克、荠荠菜60克、白茅根60克、麻黄3克。

【适应证】急性肾炎伴轻度水肿、血尿，小便短赤量少，尿蛋白高，发热。

【制用方法】水煎服，1日1剂，1日5次，连服7~10日。

验方二

【药物组成】生地黄25克、炙黄芪18克、熟地黄15克、紫金藤15克、茯苓10克、山药10克、山茱萸10克、丹皮7克、黑附片（先煎）6克、车前子（布包）21克、泽泻6克。

【适应证】急性肾炎诸症减轻，水肿消退，尿蛋白仍存在并有少量红、白细胞及管型，血中非蛋白氮升高。

【制用方法】水煎服，1日1剂，1日3次。

【禁忌】禁食一切肥肉、香菜、虾及辛燥食物。

验方三

【药物组成】制黑附子（先煎15分钟）15克、炒巴戟天肉15克、土炒白术15克、熟地黄30克、山茱萸60克、炒山药30克、车前子（布包）60克、金樱子（去皮）18克、白茯苓35克、黄芪45克、盐泽泻18克、土茯苓60克、小枝桂枝10克、五加皮30克、玉米须35克、草黄连12克、紫金藤10克、汉防己12克。

【适应证】慢性肾炎，时轻时重，水肿，面白，肢冷，四肢乏力，食少乏味，腹胀便溏。

【制用方法】水煎服，1日1剂，1日3次。

验方四

【药物组成】刘寄奴100克、玉米须100克、金刚叶60克、枸杞60克、白茅根60克。

【适应证】慢性肾炎，经久不愈，反复发作者。

【制用方法】上药用沸水冲泡后当茶饮，日量不限，特效。

验方五

【药物组成】制附子（先煎15分钟）12克、上等红参（另煎，兑服）60克、紫金藤10克、刘寄奴60克、半边莲（鲜品佳）60克、泽兰叶30克、山茱萸15克、无花果60克、芦荟12克、麦冬（去心）15克、五加皮15克、五味子9克、熟地黄15克、羚羊角粉（冲服）9克、丹皮9克、鹿茸6克、茯苓15克、杜仲叶10克、枸杞15克、金银花30克。

【适应证】急慢性肾炎而致的尿毒症、肾病综合征。

【制用方法】水煎服，1 日 1 剂，每三四小时服 1 次。

验方六

【药物组成】正宗长白山野生人参 60 克、枸杞 30 克、紫金藤 10 克、山茱萸 30 克、楮实子 30 克、龙眼肉 30 克、鹿茸粉（另包，冲服）9 克、太子参 60 克、冰糖 150 克。

【适应证】急慢性肾炎而致的尿毒症、肾病综合征。

【制用方法】将上药（冰糖、鹿茸粉除外）装在土质器具内，倒入冷水，将药浸泡 30 分钟，置于锅内蒸 30 ~ 50 分钟，取出后倒出药汁。药渣加入冰糖，倒入开水，置于锅内再蒸 50 ~ 60 分钟，取出后连药渣一起倒入第一次所蒸的药汁内，分 3 次服用，冲服鹿茸粉，连同药渣一同食用。连用 10 ~ 20 日。

验方七

【方名】吴氏保肾汤。

【药物组成】生地黄 10 克、熟地黄 10 克、紫金藤 10 克、当归 10 克、甘草 6 克、三七（研末冲服）9 克、琥珀（研末冲服）9 克、紫河车（研末冲服）6 克、冬虫夏草（研末冲服）6 克、天冬 10 克、麦冬 10 克、百合 10 克、白芍 10 克、陈皮 6 克、连翘 30 克、金银花 30 克、半边莲 30 克、红人参 6 克、鹿茸 6 克、姜黄连 6 克、姜黄柏 6 克、肾炎草 15 克、玉米须 30 克、白茅根 90 克、丹皮 9 克、山药 10 克、山茱萸 30 克、小蓟 30 克。

【适应证】急慢性肾炎而致的尿毒症、肾病综合征，肾功能不正常，尿检不正常，久治不愈者。

【制用方法】水煎服，1 日 1 剂，1 日 3 ~ 6 次。

【加减变化】尿少或尿不通，加车前草 30 克、通草 3 克；尿蛋白高，加泽泻 30 克、黄芪 60 克、猪苓 15 克；水肿，加茯苓 10 克、冬瓜皮 30 克、汉防己 6 克、醋炒黑丑 6 克、车前子 15 克（布包）；肾阳虚，手脚冰冷，加肉桂 6 克、干姜 6 克、制黑附子（先煎 15 分钟）10 克；尿血或者潜血者，加苎麻根 10 克、栀子炭 10 克、大蓟 10 克。

验方八

【方名】吴氏救肾汤。

【药物组成】茯苓 6 克、黑枸杞 9 克、益母草 190 克、仙灵脾 6 克、山茱萸 60 克、山药 9 克、熟地黄 60 克、肾茶 30 克、玉米须 25 克、砂仁（后下）3 克、沙苑子 6 克、黄连 3 克、楮实子 6 克、新鲜车前草 25 克、鹿角片 8 克、黄柏 3 克、赤苍藤 30 克、人参 5 克、连翘 15 克、金蝉花 12 克、白茅根 60 克、菟丝子（酒炒）12 克。

【适应证】适用于肾阴阳两虚、气血不足，症见腰腿酸软、乏力疲倦、气短懒言、精神疲惫、尿短少、下肢水肿，甚者全身浮肿等，西医诊断为慢性肾衰竭者。

【制用方法】水煎服，2 日 1 剂，1 日 3 次，饭后 30 分钟温服。

【建议】肾衰竭是一种慢性功能下降性疾病，治疗不可心急求快，需要慢工求之，服足疗程，必有其效。

【禁忌】服药期间不喝酒，不能劳累，不能熬夜，不能吃辛辣刺激性食物，不吃生冷及油炸、油腻食物，禁止过性生活。

急性肾炎

验方

【药物组成】 海金沙草 60 克、益母草（新鲜品）200 克、车前草 60 克、荠荠菜 100 克、肾茶 100 克、白茅根 100 克、肾炎草 10 克、旱莲草（新鲜）30 克、生地黄（用新鲜茎叶）50 克。

【适应证】 急性肾炎，尿蛋白不正常，尿常规异常者。特效。

【制用方法】 水煎服，1 日 1 剂，1 日 3 ~ 5 次。

前列腺炎、前列腺增生

验方一

【药物组成】 芡实 60 克、山药 30 克、益智仁 30 克、草薢 30 克、泽泻 60 克、半边莲 60 克、王不留行 15 克、车前子（布包）18 克、菟丝子 45 克、云茯苓 30 克、怀牛膝 18 克、台片（即天台乌药）12 克、石菖蒲 10 克、沙苑子 20 克、甘草 4 克、水灯草 35 克。

【适应证】 前列腺炎、前列腺增生。

【制用方法】 水煎服，1 日 1 剂，1 日 3 次。

【加减变化】 尿黄、尿道灼热疼痛者，加木通 9 克、黄芩 18 克、竹叶 10 克、滑石（布包）60 克；小腹、会阴、睾丸、精索胀痛明显者，加川楝子 18 克、元胡 18 克、荔枝核 60 克、桔梗 15 克；腰骶酸痛者，加杜仲 18 克、川续断 18 克、木瓜 9 克；遗精不止者，加煅龙骨（先煎）30 克、煅牡蛎（先煎）30 克、锁阳 12 克；性功能减退者，加五味子 10 克、肉苁蓉 30 克、仙灵脾 20 克、黄精 20 克；口渴便秘者，加栀子 15 克、天花粉 30 克；前列腺液中脓细胞多者，加马鞭草 150 克、蒲公英 30 克、草河车 30 克；前列腺液或精液中有红细胞者，加女贞子 20 克、旱莲草 30 克、熟大黄 6 克；前列腺增生甚者，加三棱 15 克、莪术 15 克、鳖甲（先煎）21 克、炮山甲（研末冲服）10 克。

验方二

【药物组成】 莪术 18 克、乌药 60 克、益智仁 45 克、泽兰 18 克、肉桂 6 克、泽泻 30 克、山茱萸 30 克、五味子 18 克、刘寄奴 30 克、覆盆子 45 克、炮山甲（研末，分 3 次冲服）15 克、海藻 45 克、浙贝母 45 克、真沉香（研末，分 3 次冲服）9 克、盐炒车前子 15 克、云茯苓 120 克。

【适应证】 适用于前列腺增生，症见尿频难出，点滴不畅，排尿无力，夜尿多，腰酸膝软，气短乏力，头晕耳鸣等。

【制用方法】 水煎服，1 日 1 剂，1 日 3 次。

【加减变化】 中气不足，体倦乏力，头晕气短者，加党参 30 克、黄芪 60 克；湿热壅积而会阴下坠，尿热赤黄者，加萆薢 30 克、川楝子 15 克、白花蛇舌草 45 克、败酱草 45 克；肾阳虚，四肢不温者，加人参 15 克、制附子（先煎 15 分钟）30 克、鹿角霜 21 克。

肾结石、尿结石

验方一

【药物组成】金沙草60克、金钱草60克、车前草60克、威灵仙30克、川牛膝30克、鸡内金（研末冲服）15克、炮山甲（研末冲服）30克、泽泻30克、红花30克、琥珀（研末冲服）30克、沉香9克、肾茶100克、滑石（布包）30克、甘草9克。

【适应证】尿路结石，适用于尿中挟石，小便艰涩，排尿时有中断、疼痛等。

【制用方法】上药煎汁当茶喝，并加强体育运动。

验方二

【药物组成】川牛膝30克、车前子（布包）30克、栀子仁6克、石韦（去毛）30克、山药20克、黄芪9克、茯苓60克、鸡内金（研末冲服）30克、海金沙30克、人参6克、通草6克、肾茶60克、琥珀（研末冲服）20克、金钱草90克、木香15克、黄芪10克、王不留行15克、山茱萸30克。

【适应证】适用于体质虚弱，小便无力之肾结石、尿结石等。

【制用方法】水煎服，1日1剂，频服。

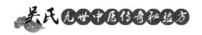

乳糜尿

验方

【药物组成】荠荠菜（新鲜）100克、车前草（新鲜）60克、玉米须60克、白茅根130克、肾茶100克、滑石（布包）30克、甘草9克、小蓟（新鲜）60克。

【适应证】急性乳糜尿发作期。

【制用方法】水煎服，1日1剂，1日3~4次。

虚劳（五劳七伤）

虚劳是一种以脏腑虚损、形体衰弱、气短乏力、容易疲劳、失眠健忘等为特征的常见病。因先天不足、后天失调、病久失养、积劳内伤、久虚不复导致的各种亏损证候，都属于本病的范畴。病根在五脏，分为气虚、血虚、阴虚、阳虚等。久虚严重影响健康，而且一切大病都是因为虚弱而致。

验方一

【方名】吴氏三元保命丹。

【药物组成】豨莶草（农历五月五日、六月六日、七月七日在夜晚各采500克，用嫩尖叶，阴干，用陈年老酒、白蜜拌匀，九蒸九阴干，共取净末500克，备用）1 500克、白蒺藜〔去刺，用1岁小孩小便（男女各半）浸泡3日，清水淘净，阴干再浸，如此反复3次，阴干取净1 000克，备用〕2 500克、香附子（用1岁孩童小便，男女各半，浸泡3日，不用水清洗，直接阴干；再倒入陈年白酒内浸泡 3 日，不清洗，直接阴干；再倒入陈年米醋内浸泡 3 日，不清洗，阴干，取净末 500 克，备用）1 000 克、杜仲（盐水浸泡 3 日，去皮取心，阴干，取净末 500 克，备用）1 000 克、麦冬（去心）250 克、天冬（去皮筋）450 克、熟地黄 450 克、人参 450 克、黄芪 250 克、茯神 250 克、炒酸枣仁 250 克、枸杞 250 克、怀牛膝 250 克、续断 250 克、五加皮 250 克、淮山药 250 克、山茱萸 250 克、炒白术 250 克、酒蒸菟丝子 250 克、千年沉香 250 克、朱砂 200 克、制南星 250 克、沙苑子 250 克、姜制旱半夏 250 克、鹿茸 250 克、虎胫骨 250 克、酒蒸金毛狗脊 250 克、酒蒸千年健 250 克、制乳香 150 克、制没药 150 克、酒炒黄芩 150 克、炒山楂 150 克、煅龙骨 150 克、地龙 150 克、土鳖虫 150 克、肉桂 150 克、炒甜瓜子 150 克、制白附子 50 克、制黑附子 100 克、骨碎补 150 克、透骨草 150 克、伸筋草 150 克、酒洗全当归 300 克、炙甘草 150 克。

【适应证】主治五劳七伤、左瘫右痪，腰背酸痛、类风湿、骨质增生等诸虚诸痛之症，大有神效。

【制用方法】晒干，共研细末，炼蜜为丸，每丸重 15 克，每日服 3 次，每次 1～2 丸，用老酒或盐汤送服。

【特注】本方疗效独特，制法务必遵古，否则无效或效不佳。

验方二

【方名】吴氏保元丹。

【药物组成】何首乌（越大越好，米泔水浸泡 1 夜，去皮，以竹刀切碎，用怀牛膝 500 克、黑豆 5 000 克同蒸，九蒸九晒，换黑豆 9 次，黑豆不用，首乌、牛膝阴干备用）2 500 克、熟地黄（酒洗，拌砂仁、云茯苓末各 30 克、蒸至熟透为度）350 克、终南山野生人参（去芦）200 克、山药（去皮）250 克、菟丝子（淘净，酒浸，蒸 1 炷香）450 克、天冬

（去皮心）350 克、麦冬（去心）350 克、生地黄（酒洗）350 克、当归身（酒洗）350 克、枸杞 350 克、柏子仁（汤泡 7 次，去油至净）450 克、茯苓（牛乳拌蒸）350 克、茯神 350 克、补骨脂（核桃肉研碎拌炒后蒸熟）450 克、杜仲（盐水炒）、山茱萸 450 克、锁阳（酒蒸）450 克、肉苁蓉（酒蒸）450 克、九节菖蒲 350 克、远志肉 350 克。

【适应证】一切虚损劳伤，五心烦热，失眠多梦，健忘梦遗，服之神效。

【制用方法】共研细末，炼蜜为丸，每丸重 20 克，每日 3 次，每次 1 丸。服药期间禁性生活，避免重体力劳动。

验方三

【方名】吴氏神应丸。

【药物组成】棉花籽（青盐水、纯白酒浸泡 1 夜，去壳，炒黄色）1 000 克，牛膝（酒浸泡 48 小时，阴干；再用 1~3 岁男孩童便浸泡 12 小时，晒干）1 000 克，车前子 150 克，槟榔、火麻子仁（微炒赤色，退壳，另研入药）、郁李仁（甘草 50 克，煎水浸泡 24 小时，去皮另研细末）、菟丝子（酒浸 24 小时焙干，研细末）、山药（去皮）各 200 克，枳壳（去穰，麦麸炒黄）、防风、独活各 100 克，砂仁 60 克，锦纹大黄（半生半熟）45 克，白人参 250 克。

【适应证】36 种风、72 种气，上热下冷，全身关节疼痛、无力，疲倦，多睡噩梦，瘦弱少食，面色黄赤，恶疮下痊，口苦无味，恶寒毛耸，积年痞块，男子阳痿早泄，女子绝经不育，呕吐泻痢，不论老少皆可服用。补虚驻颜，疏风顺气，真乃神方也。

【制用方法】共研细末，炼蜜为丸，每丸重 15 克，每日服 3 次，每次 1 丸。慢性病者坚持服用 6 个月~1 年，特效，妙不可言。

验方四

【方名】八卦安神延寿丹。

【药物组成】天冬（抽心去皮，长流水洗净晒干，择明净者用之）1 500 克、熟地黄（去皮，黑米酒蒸 9 次，晒干）500 克、西红花 100 克、冬虫夏草 100 克、僵蚕 100 克、当归 100 克（酒浸泡 1 夜，晒干）、真川椒（闭目者不用）100 克、石燕 2 对、大海马（注意公母各 5 个，用酥油泡透，再小火焙干）5 对、鹿鞭 1 具（正品，雄黄色）。

【适应证】大补气血、祛风宽脾、助阳填髓、生津养颜、返老还童、长生不病。大验，特效。

【制用方法】共研细末，炼蜜为丸，每丸重 10 克，每日两三次，每次服 1 丸，空心，黄酒或淡盐汤送服。

【禁忌】服药 21 日内禁止性生活。忌大怒大醉。

验方五

【药物组成】白术 9 克、茯苓 9 克、黑枸杞 15 克、仙灵脾 60 克、山茱萸 60 克、山药 30 克、熟地黄 20 克、九香虫（研末冲服）9 克、葫芦巴 15 克、砂仁（后下）9 克、沙苑子 15 克、楮实子 30 克、覆盆子 15 克、鹿角片 30 克、人参 15 克、蛹虫草 15 克、菟丝子（酒炒）30 克。

【适应证】适用于肾阴阳两虚，气血不足，精关不固，症见阴囊潮湿、男女不孕不育、性冷淡、性功能下降、阳痿早泄、滑精遗精、腰腿酸软、乏力疲倦、气短懒言、精神疲惫等。此乃阴阳两虚患者之福音、男女通用之良方。

【制用方法】水煎服，1 日 3 次，饭后 30 分钟温服，2 日 1 剂。

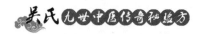

【建议】坚持服用 30 日以上，必有妙效。

【禁忌】服药期间不喝酒，不能劳累，不能熬夜，不能吃辛辣刺激性食物，不吃生冷、油炸、油腻食物，少过性生活。

阳痿、早泄

阳痿、早泄是男性的常见病，是指阴茎不举或不坚硬，或者举而不久，在很短的时间内就射精，甚者身体接触即射精的一种疾病，又称阴痿。前阴为宗筋所会，又为胃所主，阴茎位于前阴，宗筋松懈则阴茎不举，故本病与肝、肾、脾、胃四经有密切关系。

验方一

【方名】吴氏起痿丹。

【药物组成】酒洗全当归 12 克、九香虫（研末冲服）15 克、酒炒白芍 6 克、生地黄 8 克、熟地黄 12 克、枸杞 8 克、淮山药 8 克、泽泻 8 克、丹皮 8 克、姜汁炒杜仲 10 克、酒蒸菟丝子 10 克、炙甘草 3 克、山茱萸 30 克、五味子 6 克、人参 6 克、茯苓 7 克、桂心 6 克、远志肉（甘草水煮晒干）8 克。

【适应证】肾虚阳痿、早泄，头晕，腰腿酸软，全身乏力。

【制用方法】水煎服，连服 10～30 日，每日 3 次，服药期间禁止性生活。

验方二

【方名】河车大力丸。

【药物组成】紫河车（酒洗净，焙干）2 具、鹿茸（酥炙）250

克、黑驴肾（连肾切片，酥炙）4 具、黄狗肾（连肾酒煮，焙干）10 具、熟地黄（9 次蒸晒）450 克、枸杞（酒蒸）450 克、生何首乌 450 克、山茱萸 450 克、巴戟肉（酒蒸）450 克、破故纸（酒盐各半炒）450 克、山药（盐水炒）450 克、骨碎补（酒炒）450 克、鱼鳔（蛤粉炒）450 克、五味子 450 克、菟丝子（酒煮）450 克、仙茅（米泔水浸 3 次，去皮）450 克、肉苁蓉（去皮）450 克、锁阳 450 克、大茯苓 450 克、人参 150 克、楮实子 450 克、芡实 450 克、韭子 450 克、附子（制）450 克。

【适应证】主治阳痿不举，举而不坚，性功能下降，遗精早泄，头晕耳鸣，全身乏力，睡眠不佳等。

【制用方法】共研细末。另取鲜桑葚 2 500 克，煎熬加蜜，再入药粉熬成膏制成干泥，做成丸，每丸重 20 克，每日空腹服 3 次，每次 1 丸，淡盐汤送服。大效！

验方三

【方名】吴氏阴阳丸。

【药物组成】梅花鹿茸 369 克、九香虫 190 克、海狗肾 10 具、文蛤（小米饭上蒸，阴干）485 克、熟地黄（9 次蒸晒）350 克、五味子（甘草煮）350 克、远志肉（甘草煮）350 克、牛膝（酒洗，去头尾）500 克、茯神 350 克、蛇床子（去土，酒浸炒）350 克、柏子仁（炒去油）350 克、菟丝子（酒煮）350 克、肉苁蓉（酒洗，去皮）400 克、青盐 250 克、黑雄狗脑骨（煅存性）1 个、大海马（去内渣）30 条。

【适应证】五脏真气不足，下元冷惫，二气不调，荣卫不和，男子绝阳无子，女人绝经不育，面黑神昏，恍惚健忘，失眠多梦，自汗盗汗，烦劳多倦，遗精梦泄，淋浊如膏，大便滑泄，膀胱邪热，下寒上热，保神守中，降心火，益肝肾，阳痿不举，挺

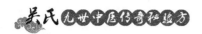

而不坚等。功效甚捷。

【制用方法】共研细末，以黄酒做成丸。朱砂为衣，每丸重6~9克，每次服1丸，1日3次。

验方四

【方名】男子太极丸。

【药物组成】茯苓（牛乳汁浸泡，日晒夜露）1 000克、赤石脂（与川椒末200克同炒，去椒末）150克、胎发（先将发溶化，入血竭15克搅匀）50克、朱砂（用黑牛胆汁煮，焙干）15克、肉苁蓉（酒浸）、破故纸（青盐水炒）、巴戟肉（酒炒）、煅龙骨（水飞）各25克、鹿角霜250克、九香虫（黄酒洗净，焙干）50对。

【适应证】体虚，精冷少，发白，眼花，房事不尽人意。久服美颜黑须，延年益寿。

【制用方法】共研细末，鹿角胶250克与蜜和捣为丸，每丸重10克，1日服3次，每次1丸，1个月后渐加至每次2丸。服药期间禁房事。服药1个月后欲得子者，用车前子（布包）65克，煎汤饮服。

验方五

【方名】周天还真膏。

【药物组成】蛇床子、肉苁蓉、枸杞、地骨皮、麦冬、广木香、制黑大附子、生地、木鳖子（去壳）、锁阳、巴戟肉、防风、人参、生川乌、辽细辛、生草乌、茯苓、公丁香、母丁香、桂皮、桂心、阴阳二起石、生没药、肉豆蔻各50克，天冬、苍术、酒炒全当归各200克。

【适应证】具有固精锁关、兴阳助气、通血脉之功，对下元虚冷、五劳七伤、小肠疝气、风湿痛痒、两腿酸麻，以及男子阳痿早泄，举而不坚，妇人赤白带下、崩漏有特效。尚可使人美颜黑发，行走轻松刚健。

【制用方法】用上等麻油1 500克，将上药放入油内煎，直至药枯，滴油入冷水中成珠不散，去渣，再加入后下药末。

后下药末方：麝香、雄黄、硫黄各15克，鸦毛粉125克，虎骨、海马（用酥油煮透，慢火炙干）各120克，蟾酥、紫梢花、龙骨各75克，石燕、云母各35克。

加入后下药末后，搅匀，装入瓷罐内，冷水浸罐半腰，3日3夜后退火毒，密封。

用法：选用红、黄色棉绢布或棉皮纸，摊其药膏一层，封脐，每6日1换（夏天1～3日1换）。

【附录】每月行火用功日期（均为农历日期）：

八日上弦补气8口（应八卦之数）；

九日补气9口（谓之开通九窍）；

十日补气12口（谓之纯纪1年之数）；

十一日补气16口［以全中元1斤（500克）之备］；

十二日补气24口（以宣二十四节气）；

十三日补气36口（谓之疏通36骨节之脉）；

十四日补气64口（谓之演六十四卦之周）；

十五日补气72口（以炼72候之经）；

十六日补气81口（记之九转还丹之微也）。

验方六

【方名】金枪不倒膏。

【药物组成】阳起石（煅过）、蛇床子、大枫子（去壳）各50

克，香附子、韭子各100克，土狗（去壳）9个，麝香5克，硫黄5克。

【适应证】兴阳助威，百战不泄。

【制用方法】共研细末，炼蜜为丸，如莲子大，用油纸盖封肚脐上，再以布带子缚紧，阳物自坚硬持久。欲解，饮冷水即可。

验方七

【药物组成】熟地黄60克、陈皮15克、山茱萸120克、鹿茸10克、酒炒当归头10克、红人参15克、山药15克、砂仁（后下）10克、海马（研末冲服）15克、仙茅30克、酒炒巴戟天15克、盐淫羊藿30克、肉苁蓉15克、远志肉10克。

【适应证】阳痿、早泄，举而不坚，坚而不久，性冷淡。

【制用方法】水煎服，1日1剂，1日3次。

验方八

【药物组成】肉苁蓉30克、五味子30克、仙灵脾60克、酒炒菟丝子30克、蛇床子40克、鹿角片45克、炒柏子仁40克、炙车前子30克、九香虫30克、葫芦巴20克、莲子芯30克、海马30克、丁香30克、南木香30克、石燕（成型者佳，煅6次）30克。

【适应证】男性性功能减退，性冷淡，阳痿早泄，举而不坚，坚而不久，阴囊潮湿，腰腿软弱无力，五劳七伤等。

【制用方法】共研细末，1日服3次，每次5～10克，温水送服，饭后30分钟服用。

验方九

【药物组成】菟丝子（酒炒）60克、车前子（青盐水炒）15克、煅龙骨（先煎）60克、煅牡蛎（先煎）10克、覆盆子15克、炙五味子15克、山药15克、葫芦巴（炙）18克、枸杞15克、仙茅30克、炒沙苑子18克、盐淫羊藿30克、芡实（黄酒蒸熟）15克、莲子须10克、莲子10克、石莲子10克。

【适应证】阳痿、早泄，举而不坚，坚而不久，性冷淡，无晨勃，阴囊潮湿，腰腿软弱无力。

【制用方法】水煎服，2日1剂，1日3次。连服10～20剂，必有佳音。

遗精

遗精有生理（正常）、病理（不正常）之分。成年男子偶有遗精，是正常生理现象，只有次数频繁，伴有精神萎靡、腰酸腿软、性功能下降等症状时方为病态。遗精分为梦遗、滑精，梦中遗精为梦遗，无梦而精自出者为滑精，其病因病机不同。

验方一

【方名】龟鹿二仙膏。

【药物组成】鹿角胶500克、龟板胶500克、枸杞500克、茯神（朱砂拌蒸）500克、楮实子150克、人参100克、夜交藤500克、龙眼肉300克。

【适应证】虚损遗泄，瘦弱少气、目视不清、失眠多梦。本膏大补精髓、益气血、安神志。

【制用方法】先将龙眼肉煎浓汁，用药汁将鹿角胶、龟板胶化开，再加入其他药末，搅匀，冷定切成小块，初服8克，渐加至10～20克，空腹老白酒送服。

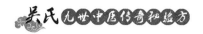

验方二

【方名】太乙金锁丸。

【药物组成】人参、五色龙骨、覆盆子、茯神各350克，桂心120克，莲芯（未开者阴干）250克，芡实50克，鼓子花（即单叶缠枝牡丹）200克，金樱子（去皮、芯）500克，车前子500克。

【适应证】男子专用，固精补肾，安神定志。大验。

【制用方法】先把金樱子、车前子合煎成药汁，余药共研细末，将药末倒入药汁中，捣千余次，为丸，每丸重9克，每次服1丸，早晨、晚上用盐酒水送服。

【特注】百日禁性生活，忌葵菜，受孕必成男。

验方三

【方名】男子种子丹。

【药物组成】人参（酒浸透，阴干）150克、古墨（时间越久越好）100克、破故纸（盐水泡，炒香）175克、肉苁蓉（酒浸1夜，去皮，蒸熟阴干）218克、锁阳100克、山药（盐水拌炒黄）185克、薏苡仁（炒黄）150克、当归身（酒浸洗，阴干）180克、茯苓（牛乳汁拌蒸，晒干）175克、远志肉（甘草50克煎水浸泡1夜，晒干）150克、海马150克、千年沉香25克、荜澄茄（勿误用山胡椒）15克、何首乌（黑豆粉拌，蒸9次，去豆粉，阴干）100克、巴戟天（酒浸泡24小时，晒干）500克、北细辛（洗去土）35克、海狗肾5具、淫羊藿（香油少许拌炒）60克、土木鳖（忌油）5个。

【适应证】体虚滑精，梦交遗精，精冷精少，下元虚冷，阳痿早泄，举而不坚，腰腿酸软，性事冷淡等。大验。

【制用方法】上药须选上品，共研极细末，炼蜜为丸，每丸重 10 克，空腹服，1 日 3 次，每次 1 ~ 2 丸，酒或淡盐汤送服。

【禁忌】忌房事 1 ~ 2 个月，服药期间禁食一切肉类。

验方四

【药物组成】生地黄 15 克、全当归 10 克、太子参 10 克、茯神 15 克、夜交藤 15 克、炒酸枣仁 10 克、远志肉 9 克、莲须 9 克、盐黄柏 9 克、姜黄连 5 克、砂仁（后下）6 克、麦冬（去心）10 克。

【适应证】梦多遗精，失眠健忘，心悸怔忡，头晕耳鸣，精神不振，小便黄赤，舌红，苔薄黄，脉细数。

【制用方法】水煎服，1 日 1 剂，1 日 3 次。

验方五

【药物组成】盐知母、盐黄柏、丹皮各 9 克，山茱萸 10 克，熟地黄 20 克，金樱子 15 克，茯苓 10 克，泽泻 12 克，山药 25 克，芡实 30 克，陈皮 6 克，砂仁（后下）6 克，龟板（先煎）60 克。

【适应证】性欲亢进，遗精频繁并伴早泄，头晕耳鸣，腰膝酸软，精神萎靡，形体消瘦，颧红，咽干口燥，舌红少苔，脉细数。

【制用方法】水煎服，1 日 1 剂，1 日 3 次。

验方六

【药物组成】萆薢 10 克、茯苓 10 克、黄柏 10 克、车前子（布包）10 克、莲子心 5 克、丹参 20 克、菖蒲 6 克、白术 10 克、苦参 3 克、龙胆草 6 克。

【适应证】遗精频作，小便赤涩不畅或伴混浊，并有小便挟精现象，脘腹痞闷，口苦或渴，舌红苔黄腻，脉濡数或滑数。

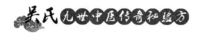

【制用方法】水煎服，1日1剂，1日3次。

验方七

【药物组成】人参、白术、炒酸枣仁、山药、当归、茯苓、芡实、远志肉、莲肉各10克，升麻6克，柴胡3克，黄芪30克，煅龙骨（先煎）、煅牡蛎（先煎）各30克，元肉30克。

【适应证】遗精、滑精，因劳累加重，心悸失眠，四肢困倦，神疲气短，面色萎黄，食少便溏，舌淡，脉细弱。

【制用方法】水煎服，1日1剂，1日3次。

验方八

【药物组成】柴胡、当归、白芍、白术、丹皮各10克，茯苓15克，栀子5克，黄连15克，郁金10克，甘草3克，薄荷（后下）6克，生姜3克。

【适应证】梦遗频作，阴茎易于勃起，烦躁易怒，胸胁不舒，精神抑郁，头晕目眩，口苦咽干，不思饮食，舌红苔黄，脉弦数。

【制用方法】水煎服，1日1剂，1日3次。

验方九

【药物组成】熟地黄15克，山药20克，山茱萸30克，枸杞、当归、酒炒菟丝子、炒杜仲、鹿角胶（兑服）、肉桂、附子（先煎30分钟，去沫）、芡实、金樱子、锁阳各10克，益智仁60克，覆盆子60克，莲子35克。

【适应证】遗精频作，甚而无梦滑精，伴阳痿、早泄，龟头发冷，形寒肢冷，神疲乏力，腰膝酸软，面色㿠白，夜尿频多，舌淡苔白，脉沉细。

【制用方法】水煎服，1日1剂，1日3次。

验方十

【药物组成】黄柏150克，熟地黄、麦冬、枸杞、山茱萸、天冬各75克，鱼鳔150克（炒），锁阳、莲须、五味子各45克，车前子30克。

【适应证】梦遗久不愈，精关不固。

【制用方法】共研细末，炼蜜为丸，每丸重9克，每日服3次，每次1丸，以金樱子30克、灯芯3克，煎水送服。大验。

验方十一

【药物组成】川芎、当归身（酒洗）、白茯苓、白芍、甘草、熟地黄、杜仲、金樱子、锁阳、淫羊藿（去边，炙酥）、金钗石斛、茯神（去木）各15克。

【适应证】梦遗、滑精，腰腿酸软，精疲乏力，久医不愈。

【制用方法】上药水浸6小时，临卧前煎服，连服7～21日。

验方十二

【药物组成】黄芪120克，山药120克，远志（去心）50克，茯苓、朱茯神各50克，桔梗、炙甘草各15克，人参85克，麝香2克，木香6克，砂仁12克，醋柴胡6克。

【适应证】梦遗失精，惊悸郁结，头晕眼花，疲倦无力。

【制用方法】共研细末，黄酒送服，每次10克，每日3次。

验方十三

【药物组成】熟地黄、麦冬各50克，山药、芡实各25克，川黄连 5 克，肉桂 3 克，白茯苓 35 克，人参 9 克，白术、菟丝子、莲子心、枣仁、沙参、当归身各 10 克，玄参 30 克，五味子 15 克，丹参 9 克，陈皮 3 克。

【适应证】忧思过度，劳倦伤神，遗精无常，久治不愈

【制用方法】水煎服，1 日 1 剂，1 日 3 次。

> # 心悸、怔忡、胸痹、真心痛（冠心病、早搏、心肌梗死、心绞痛、心律不齐、二尖瓣关闭不全）

验方一

【药物组成】人参 50 克、制黑附子（先煎 15 分钟）60 克、干姜 25 克、巴豆霜 15 克、吴茱萸 15 克、元胡 30 克、麝香（兑服）1 克、生狼毒 10 克、桂心 65 克、丹参 36 克。

【适应证】真心痛（心脏病）急性发作，气逆憋闷，手足色青，舌青紫黑，不可忍者。急用方。

【制用方法】水煎频服。

验方二

【药物组成】高良姜 25 克，厚朴 10 克，生狼毒 3 克，当归、桂心各 15 克，苦参 15 克，椒目 10 克。

【适应证】心腹满闷，烦躁不安，四肢冷，出汗，食少，时伴疼痛，大便秘结。

【制用方法】水煎服，1 日 1 剂，1 日 3 次。

验方三

【药物组成】 人参30克、制狼毒25克、茯神20克、远志肉（甘草水浸1宿）15克、九节菖蒲（米泔水浸炒）60克、苦参12克、丹参（黄酒浸炒）30克、香附子（3岁童便浸炒）60克、制没药（研末冲服）15克、琥珀（研末冲服）15克、血竭（研末冲服）15克、纯三七粉（研末冲服）15克、藏红花10克、郁金60克、麦冬（去心）12克、桂心8克、五味子8克、川芎15克、赤芍15克。

【适应证】 冠心病、心绞痛。

【制用方法】 水煎服，1日1剂，1日3~5次；或共研细末，每次服5~10克，空腹温汤下，1日3次。

验方四

【方名】 吴氏救心丹。

【药物组成】 真椒10克、大戟狼毒30克、冰片15克、麝香3克、人参150克、干姜50克、制黑附片80克、制白附子80克、真沉香30克、檀香30克、细辛18克、降真香30克、藏红花50克、芭蕉树芯1个、制乳香20克、麦冬60克、丹参60克、青木香30克。

【适应证】 急慢性心绞痛，症见胸闷气短，呼吸困难，嘴唇青紫。

【制用方法】 共研细末，密封备用。每服2~5克，1日3~5次。

验方五

【药物组成】 藏红花10克、黄芪30克、人参30克、全当归60克、枸杞60克、山萸肉60克、龙眼肉60克、熟地黄60克。

【适应证】 心肌缺血、早搏、二尖瓣关闭不全、心慌气短。

【制用方法】水煎服，1日1剂，1日3次。

验方六

【药物组成】瓜蒌仁、生龙骨（先煎）、生牡蛎（先煎）、党参各30克，薤白、当归、川芎、陈皮、丹参、半夏、远志肉各10克，黄芪、太子参、龙眼肉各20克，炒酸枣仁25克。

【适应证】心律不齐，时伴气短、胸闷不适。

【制用方法】水煎服，1日1剂，1日3次。

验方七

【药物组成】红人参60克，炮黑附片30克，枳实、桂枝、炙甘草、柏子仁（炒去油）、枣仁（炒）、白边万年青（去皮刺）、生狼毒、泽泻各9克，淮小麦、珍珠母（研末冲服）、丹参各30克，龙齿25克。

【适应证】心悸怔忡、心房纤维性颤动。

【制用方法】水煎服，1日1剂，1日3次。

验方八

【药物组成】莲子芯60克，太子参、龙眼肉各30克，麦冬（去心）、丹参、百合各15克，五味子、甘草、远志肉、人参、茯神各9克，淮小麦、生龙骨（先煎）、生牡蛎（先煎）各30克，磁石（先煎）25克，郁金120克。

【适应证】精神、情绪受刺激引起的心律失常。

【制用方法】水煎服，1日1剂，1日3次。

验方九

【药物组成】党参、麦冬、五味子、丹参、川芎、元胡、红花、五灵脂各 15 克，檀香、肉桂、公丁香、芸香各 5 克，冰片 3 克，荜拨 10 克，砂仁 8 克，鸡血藤、百合各 20 克，制没药 6 克，石菖蒲 18 克。

【适应证】早搏。

【制用方法】共研细末，炼蜜为丸，每丸重 9 克，每次 1 丸，1 日 3 次。

验方十

【方名】吴氏救心丸。

【药物组成】朱砂 25 克、真琥珀 35 克、冰片 20 克、木香 50 克、麝香 5 克、制没药 25 克、降香 25 克、当归 50 克、香附子 50 克、安息香 50 克、荜拨（炒）15 克、制乳香 15 克、五灵脂（醋炒）15 克、元胡 25 克、真沉香 15 克、白芸香 15 克、海藻（焙干）25 克、玄参 25 克、茯神 35 克、生地黄 100 克、麦冬 50 克、丹参 35 克、炒柏子仁 50 克、酸枣仁（炒）50 克、天冬 50 克、远志肉 25 克、炒吴茱萸 25 克、五味子 25 克、人参 40 克、生狼毒 10 克、三七 60 克。

【适应证】冠心病、心绞痛等心脏疾患。

【制用方法】共研细末，炼蜜为丸，如绿豆大。以吴茱萸（盐水浸泡，炒去油）10 克，煎水送服，每次 20～60 丸，1 日 3 次。

【特注】本方为家传秘方，已应用 170 余年，效果神奇。

验方十一

【方名】吴氏救心汤 1 号方。

【药物组成】麝香（兑服）1 克、冰片（兑服）3 克、三七粉（兑服）12 克、灯芯 3 克、丹参 60 克、生狼毒 6 克、红人参 60 克、黄芪 60 克、制黑附子（先煎 15 分钟）60 克、甘草 10 克、熟地黄 30

克、山茱萸 60 克、麦冬 20 克、元胡 30 克、远志肉 15 克、当归 15 克、砂仁（后下）15 克、炒吴茱萸 10 克、真沉香 6 克。

【适应证】冠心病、心绞痛、心肌梗死等心脏疾患。

【制用方法】水煎服，1 日 1 剂，1 日 3～6 次，每次 50～100 毫升。

验方十二

【方名】吴氏救心汤 2 号方。

【药物组成】仙鹤草 200 克、炒酸枣仁 40 克、炒柏子仁 20 克、川芎 20 克、朱茯神 30 克、当归身 30 克、生牡蛎（先煎）20 克、龙骨（先煎）30 克、大枣 2 枚、炙甘草 10 克、沙参 30 克、百合 40 克、益智仁 30 克、白芍 30 克、人参 18 克、制附子（先煎 15 分钟）30 克、薏苡仁 200 克、生姜 30 克。

【适应证】适用于心脾两虚、肾气不足、心脏衰弱（心脏二尖瓣、三尖瓣关闭不全）所致的心悸怔忡、胸闷气短、左心区疼痛不舒、失眠。心源性气管喘息、期外收缩音等疾病也可使用。

【制用方法】水煎服，2 日 1 剂，1 日 3 次。

验方十三

【方名】吴氏救心汤 3 号方。

【药物组成】红人参（另煎，兑服）60 克、全瓜蒌 12 克、薤白 9 克、丹参 100 克、藏红花 20 克、香附子 30 克、鸡血藤 30 克、桂枝 30 克、炙甘草 60 克、焦三仙各 20 克、制附子（先煎 15 分钟）60 克、琥珀（研末兑服）30 克、麝香（兑服）1 克、炒酸枣仁 120 克、石菖蒲 30 克、制没药 15 克、炙远志肉 18 克、三七粉（兑服）30 克、狼毒 9 克。

【适应证】适用于冠心病、心肌梗死、心绞痛，症见气短、心悸、胸闷、左胸胀痛、心电图不正常者。

【制用方法】水煎服，3 日 1 剂，1 日 3 ~ 4 次，饭后 40 分钟服用。

风湿性心脏病

验方一

【药物组成】石菖蒲 30 克、八角芯 1 个、炙甘草 15 克、麦冬 15 克、熟地黄 10 克、炒酸枣仁 20 克、党参 10 克、红人参 10 克、阿胶（烊化）25 克、生姜（去皮）6 克、肉桂 3 克、红枣 5 枚、细辛 6 克、桂枝 6 克、龙眼肉 12 克、茯苓 12 克、浮小麦 30 克、制黑附子（先煎 15 分钟）30 克。

【适应证】慢性风湿性心脏病、二尖瓣狭窄，症见心慌、惊悸、胸背痛、气短、肢倦、舌淡无苔、胸闷不舒者。

【制用方法】水煎服，1 日 1 剂，1 日 3 次。

验方二

【药物组成】桂枝 9 克、太子参 12 克、赤芍 12 克、桃仁 12 克、川芎 6 克、细辛 6 克、西红花 6 克、附子（先煎 30 分钟，去沫）16 克、人参 10 克、丹参 15 克、黄芪 15 克、益母草 35 克。

【适应证】风湿性心脏病合并心律失常。

【制用方法】水煎服，1 日 1 剂，1 日 3 次。

验方三

【药物组成】毛冬青 30 克、鱼腥草 30 克、制黑附片 15 克、万

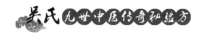

年青根（去皮，凡心率在每分钟 60 次以下者禁用）10 克、煅海浮石 30 克、汉防己 10 克、桂枝 10 克、炒莱菔子 10 克、半夏 10 克、枳壳 10 克、党参 10 克、石膏（先煎）30 克、全瓜蒌 30 克、葶苈子 15 克、麻黄 3 克、杏仁 6 克。

【适应证】风心病兼痰饮，咳嗽气喘，心下痞坚，胸胀满闷，全身浮肿，面色黧黑，喘息不得卧，咯痰黏稠，口渴不欲饮，小便短赤，大便秘结，舌质淡红，边有齿痕，苔白而厚，脉浮弦而数。

【制用方法】水煎服，1 日 1 剂，1 日 3 次。

【加减变化】舌苔白，虚寒者，去鱼腥草、石膏，重用麻黄、杏仁；舌苔黄，症见热者，加板蓝根、连翘；咳甚者，加炙百部、炙冬花；虚甚者，加太子参。

验方四

【药物组成】当归、龙眼肉、枸杞各 60 克、丹参 30 克、千年沉香 3 克。

【适应证】虚损型心脏病。

【制用方法】水煎服，1 日 1 剂，1 日 3 次。

肺心病

肺心病是一种由肺功能低下（长期肺脏疾病）而导致心功能不正常的一种疾病，称为肺心病，是临床常见的疾病，属于中医的咳嗽、哮喘、胸痹、肺痿等病的范畴。

验方一

【药物组成】棉花根 30 克、党参 60 克、麦冬 15 克、北沙参 15

克、葶苈子 15 克、苦杏仁 15 克、五味子 30 克、三七粉（兑服）6
克、炙百合 30 克、川贝母 8 克、远志肉 9 克、胆南星 9 克、银杏仁
6 克。

【适应证】慢性肺源性心脏病，症见咳嗽气喘，胸闷气短，
呼吸抬肩，行动加重。

【制用方法】水煎服，1 日 1 剂，1 日 3 次。

验方二

【药物组成】百合 30 克、熟地黄 30 克、陈皮 10 克、苏子 10
克、蛤蚧（研末冲服）1 对、炒女贞子 12 克、棉花根 30 克、枸杞 12
克、酒炒菟丝子 12 克、沙苑子 12 克、杏仁 12 克、前胡 9 克、炙紫
菀 9 克、百部 9 克、沉香末 3 克、人参 10 克、北黄芪 15 克、云茯苓
18 克。

【适应证】肺心病，咳喘日久，时轻时重，呼吸短促难续，
动则喘甚，腰酸耳鸣，咳吐白痰，黏稠，舌质淡，脉沉细。

【制用方法】水煎服，1 日 1 剂，1 日 3 次。

心肌炎

心肌炎属于中医发热病的范畴。心肌炎的病因病机主要是高
热后治疗不及时，热入心包导致的一种疾病。多发生在小儿，是
小儿常见病。

验方一

【药物组成】羚羊角粉 9 克（冲服）、黄连 15 克、石膏（先煎）
120 克、知母 25 克、淡竹叶 60 克、青蒿 15 克、白薇 10 克、金银花

50 克、连翘芯 60 克、滑石（布包）30 克、豆卷 15 克、桂枝 6 克、僵蚕 30 克。

【适应证】急性心肌炎，高热、神昏谵语。

【制用方法】水煎服，1 日 1 剂，1 日 3 次。

【加减变化】热退后，加党参 15 克、黄芪 15 克、麦冬 15 克；湿困而胸闷者，加苏梗 10 克、藿香梗 10 克、郁金 10 克、旋覆花（布包）10 克；热甚，加黄芩 20 克、芦根 120 克、天花粉 18 克。

验方二

【药物组成】金银花 60 克、生地黄 30 克、麦冬 30 克、玄参 30 克、玉竹 30 克、炙狼毒 18 克、连翘芯 20 克、甘草 15 克、丹参 15 克、黄芪 15 克、苦参 15 克、大青叶 20 克、茶树根 20 克。

【适应证】病毒性、慢性心肌炎，伴心肌损伤、心律失常，时感气短乏力，胸闷不适。

【制用方法】水煎服，1 日 1 剂，1 日 3 次。

脑栓塞

脑栓塞属于中医内伤头痛、眩晕病的范畴。中医辨证为痰浊上泛、瘀血阻络、痰湿中阻、气血两虚等证，是临床常见病之一。

验方一

【药物组成】川芎（酒炒）60 克、葛根 30 克、全当归 60 克、丹参 30 克、地龙 15 克、蜈蚣 3 条、杭白菊 21 克、熟地黄 20 克、蔓荆子15克、天麻15克、羌活12克、红花60克、桃仁18克、独活12克、竹茹12克、陈皮8克。

【适应证】脑血管硬化、阻塞，脑血栓形成，症见头疼、头晕，舌苔淡质紫，脉弦细涩。

【制用方法】水煎服，1日1剂，1日3次。

验方二

【药物组成】炒杜仲30克、红花30克、炒川芎30克、杭白菊15克、杭白芍15克、怀牛膝60克、熟地黄25克、酒炒地龙15克、全当归21克、枸杞21克、山萸肉21克、丹参30克、天麻18克、黄精24克、黄芪120克、益母草26克、毛冬青20克、豨莶草16克。

【适应证】脑血管硬化、阻塞，脑血栓形成伴高血压、心脑病，症见头疼、头晕等。

【制用方法】水煎服，1日1剂，1日3次。

验方三

【药物组成】炒杜仲30克、怀牛膝30克、明天麻21克、熟地黄21克、枸杞15克、山萸肉15克、丹参21克、桑寄生18克、续断18克、葛根18克、千年健21克、羌活12克、杭白菊10克、杭白芍15克、透骨草15克、鸡血藤18克、红花15克、一枝蒿1克、姜黄15克、川芎25克、酒炒地龙30克、石仙桃15克。

【适应证】脑血管硬化、阻塞，脑血栓形成，高血压，心脑病等伴颈椎病，症见头疼、头晕、双手麻木不仁等。

【制用方法】水煎服，1日1剂，1日3次。

验方四

【方名】吴氏清脑汤。

【药物组成】益母草300克、土鳖虫60克、酒炒地龙30克、制水蛭（研末冲服）15克、桃仁10克、藏红花12克、麝香（兑服）1克、牛黄（兑服）2克、赤芍30克、人参18克、僵蚕30克、细辛18克、远志18克、石菖蒲30克、炮山甲（研末冲服）18克、木香12克、天麻12克、焦三仙各20克、川芎60克、生姜12克、大枣3枚。

【适应证】脑萎缩，脑血管硬化、阻塞，症见头疼、头晕；心脑病等伴颈椎病，症见双手麻木不仁、口眼㖞斜、记忆力下降等。

【制用方法】水煎服，1日1剂，1日3次。

高血压病

高血压病属于中医的头痛、眩晕、耳鸣、脑鸣、头风、中风、麻木不仁等范畴，是临床常见的疾病之一，对人体的健康危害极大，治疗棘手，西医无法根治。

我们经过60年两代人的研究和大量临床实践认为，高血压病属于阴阳、五行失调，气血两虚而致，高压高而低压不高者为气虚，低压高而高压不高者为血虚，高压和低压都高者为气血两虚。我们认为，一切高血压皆因虚中起，高血压病可以完全治愈！临床经5 000余例高血压患者验证，证明我们的理论是正确的！西医认为"高血压病是终身疾病，需要终身服药"，这是完全错误的。

验方一

【药物组成】夏枯草30克、鱼腥草30克、生地黄30克、鸡矢藤30克、生白附子15克、鬼针草30克、冰片30克。

【适应证】高血压病。

【制用方法】共捣如泥，加醋和匀；外贴双足涌泉穴。

验方二

【药物组成】大蓟 30 克、黄柏 30 克、小蓟 30 克、大枣 30 克、白糖 30 克、红糖 30 克、杭白菊 50 克。

【适应证】高血压病。

【制用方法】水煎服，1 日 1 剂，分 3～6 次服用或当茶饮。

验方三

【药物组成】花生仁 1 000 克、芹菜根 500 克。

【适应证】高血压病。

【制用方法】花生仁以醋浸泡 15 日，吃花生仁，每次 3～10 粒，1 日 3～5 次，配合纯麻油拌芹菜根食之。

验方四

【药物组成】天麻 15 克、钩藤（后下）30 克、地龙 10 克、怀菊花 10 克、怀牛膝 30 克、生地黄 30 克、玄参 30 克、鬼针草 60 克、薄荷（后下）10 克、桑叶 15 克、决明子 18 克、鸡矢藤 12 克、大枣 60 克。

【适应证】高血压病，症见口干、头晕、头沉重、头痛、头胀、舌苔黄、脉浮数。

【制用方法】水煎服，1 日 1 剂，1 日 3～5 次。

验方五

【药物组成】毛冬青 21 克、金银花 21 克、地龙 21 克、菊花 21 克、桑叶 21 克、白术 6 克、白芍 6 克、白木耳 30 克、黑木耳 30 克、冰糖（兑化）30 克、红糖（兑化）30 克、大枣 30 克、西红花 5 克、枸杞 18 克。

【适应证】高血压病伴脑血管硬化。

【制用方法】水煎服，1 日 1 剂，1 日 3 次。

验方六

【药物组成】忍冬藤 30 克、络石藤 30 克、鸡血藤 30 克、鸡矢藤 30 克、蜈蚣 3 条、全蝎 8 克、僵蚕 15 克、地龙 12 克、白木耳 18 克、金钱白花蛇 1 条、土鳖虫 8 克、当归 21 克、川芎 30 克、茺蔚子 30 克、威灵仙 30 克、大枣 60 克、龙眼肉 18 克。

【适应证】高血压病伴心脑血管病，症见头痛、头胀、眩晕、四肢麻木等症。

【制用方法】水煎服，1 日 1 剂，1 日 3 次。

验方七

【药物组成】二丑。

【适应证】高血压病。

【用法】外贴双耳后降压沟，双足涌泉穴、照海穴，每日按压数次。

验方八

【方名】吴氏定眩汤。

【药物组成】杜仲 30 克、黄精 10 克、豨莶草 60 克、怀牛膝 20 克、川牛膝 20 克、红花 15 克、地龙 15 克、山慈姑 10 克、毛冬青 30 克、夏枯草 20 克、夜交藤 20 克、钩藤（后下）30 克、僵蚕 15 克、石决明（先煎）30 克、鬼针草 60 克、绞股蓝 15 克、沙棘果 10 克、头发七 15 克、药王茶 30 克、太白茶 5 克。

【适应证】一切高血压病。

【制用方法】水煎服，1 日 1 剂，1 日 3 次。

【加减变化】高压高者，加五味子 10 克、人参 15 克、黄芪 60 克、党参 30 克；低压高者，加制何首乌 15 克、枸杞 10 克、桑葚 30 克、熟地黄 30 克；高压和低压都高者，加人参 20 克、黄芪 120 克、熟地黄 60 克、枸杞 15 克、女贞子 10 克、天麻 30 克、紫河车（研末冲服）10 克；失眠、健忘、耳鸣、脑鸣者，加龙眼肉 15 克、女贞子 15 克、旱莲草 15 克、制龟板（先煎）30 克、炒酸枣仁 60 克、茯神 30 克、枸杞 10 克、人参 10 克、灯芯 6 克；各种心脏病、心悸心慌、胸闷气短、失眠者，加人参 20 克、当归 10 克、三七（研末冲服）12 克、炒酸枣仁 120 克、炒柏子仁 30 克、朱茯神 30 克、制水蛭（研末冲服）15 克、丹参 60 克、制远志 15 克、沙棘果 30 克、麦冬 30 克；头痛、脑血管阻塞、脑血管硬化、脑栓塞者，加红花 30 克、丹参 60 克、土鳖虫 10 克、三七（研末冲服）12 克、细辛 10 克、炒川芎 60 克、葛根 20 克；四肢麻木，已经发生过中风者，加制白附子（先煎 40 分钟，去沫）10 克、胆南星 10 克、姜半夏 10 克、陈皮 10 克、全蝎 15 克、制黑附子（先煎 40 分钟，去沫）60 克、乌梢蛇 30 克、白花蛇（研末冲服）3 条、红花 60 克、天麻 20 克、黄芪 120 克；饮食不佳者，加焦三仙各 20 克、砂仁 20 克、陈皮 10 克、茯苓 10 克、白术 10 克。

验方九

【药物组成】鲜臭牡丹根 15 克、新鲜鬼针草 200 克、鲜土杜仲根 60 克、鲜苦瓜藤 60 克、玉米须 60 克、石决明（先煎）120 克、天麻 9 克、新鲜土牛膝 60 克、水牛角（先煎）30 克、生姜 12 克、大枣

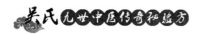

3枚。

【适应证】适用于一切类型高血压病，服用西药控制血压不理想者，服本方血压即下降，下降至正常后很难再反弹，此乃高血压患者之福音、救命救世之良方。

【制用方法】水煎服，2日1剂，1日3~5次。

【注】每次服药时，加入红糖30克。

低血压病

【药物组成】人参6克、川芎30克、炙甘草10克、桂枝30克、肉桂30克、黄芪3克。

【适应证】低血压，症见头痛头晕、乏力疲惫。

【制用方法】水煎服，1日1剂，1日3次。

血栓闭塞性脉管炎

验方一

内服方

【药物组成】丹参30克、鸡血藤30克、桑寄生30克、三七（研末冲服）10克、当归15克、生地黄15克、酒白芍15克、肉桂3克、制黑附片15克、制乳香（后下）9克、制没药（后下）9克、川芎9克、桃仁9克、茜草9克、炙甘草各9克、地龙（酒炒）15克、败酱草30克、红花30克、牛膝15克、忍冬藤30克。

【适应证】血栓闭塞性脉管炎（脱骨疽），症见寒伤肢络，脉管闭阻，足膝肿胀、疼痛，皮肤光亮而色紫黯，足背动脉不能触及，舌质胖嫩色黯，苔薄白，脉细微。

【制用方法】水煎服，1日1剂，1日3次。

外洗方

【药物组成】忍冬藤120克、豨莶草60克、葱30克、白酒30毫升、醋30毫升、川芎8克、艾叶20克、羌活9克、独活9克、水蛭9克、虻虫9克、红花19克、赤芍60克、桃仁18克、土鳖虫12克。

【制用方法】水煎熏洗，1日1剂，1日3次。

验方二

【药物组成】地龙（酒炒）18克、玄参30克、石斛18克、当归18克、透骨草18克、败酱草18克、赤芍30克、红花15克、生地20克、金银花30克、连翘20克、蒲公英20克、紫花地丁20克、生黄芪35克、牛膝10克、甘草6克。

【适应证】血栓闭塞性脉管炎导致患肢疼痛或灼痛，昼轻夜重，活动受限，局部红肿或现瘀血斑点，甚则肢端焦黑坏死或溃烂，脓水恶臭，端坐抱膝，舌质红绛，苔黄燥，脉沉细数，患肢脉搏消失，证属阴虚血瘀热毒型。

【制用方法】水煎服，1日1剂，1日3次。

【加减变化】发热便秘，加生大黄、火麻仁、郁李仁；肢端肿胀甚，加赤小豆、薏苡仁、茯苓；热毒明显，加野菊花、黄连。

验方三

【药物组成】干姜10克、制黑附子（先煎15分钟）10克、肉桂

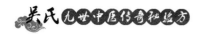

10 克、巴戟肉 10 克、补骨脂 10 克、骨碎补 10 克、牛膝 10 克、仙灵脾 10 克、黄芪 30 克、鸡血藤 30 克、党参 24 克、当归尾 18 克、地龙 18 克、全蝎 10 克、红苏木 18 克、赤芍 12 克、细辛 3 克、白芥子 15 克、元胡 15 克。

【适应证】血栓闭塞性脉管炎，症见患肢发冷，酸痛麻木，皮肤苍白，时有抽搐巨痛，间歇跛行，甚则肌肉萎缩，汗毛稀疏脱落，指（趾）甲增厚，粗糙脆硬，足背动脉、胫后动脉搏动减弱或消失，舌淡苔薄白，脉沉细或迟无力。

【制用方法】水煎服，1 日 1 剂，1 日 3 次。

验方四

【药物组成】红蓖麻子（去壳用仁）120 克、散血丹 60 克、松香 12 克、冰片 20 克、枯矾 30 克、血竭 12 克、川黄连 15 克、孩儿茶 12 克、雄黄 12 克、老象皮（煅）12 克、紫草 12 克、轻粉 24 克、银朱 9 克、樟脑 9 克、白及 10 克、马钱子（去皮，醋炮制）9 克、麝香 3 克、朱砂 4 克、珍珠 3 克。

【适应证】血栓闭塞性脉管炎。

【制用方法】共研细末，香油调匀，涂患处。

帕金森病

验方一

【药物组成】珍珠母（先煎）30 克、鸡血藤 30 克、生龟板（先煎）60 克、西洋参 20 克、人参 10 克、一枝蒿 10 克、生龙骨（先煎）60 克、怀牛膝 20 克、生地黄 25 克、钩藤（后下）25 克、制白附子

（先煎 40 分钟，去沫）10 克、山萸肉 20 克、天麻 15 克、泽泻（去皮，盐炒）12 克、山药 24 克、枸杞 24 克、桑葚 24 克、牡丹皮 12 克、全当归 12 克、防风（酒炒）12 克、制何首乌 15 克、白芍 15 克、桑寄生 15 克、桑枝 20 克、砂仁（后下）10 克、焦三仙各 20 克。

【适应证】震颤麻痹（帕金森病），症见进行性运动徐缓，肌强直及震颤，神情迟钝，步态蹒跚、四肢震颤，肢体酸痛，健忘多梦，大便秘结，尿黄，舌苔少色红，质淡，脉细弦无力。

【制用方法】水煎服，2 日 1 剂，每日 3 次温服。

【加减变化】高血压，加益母草 100 克、石决明（先煎）120 克；步态蹒跚、四肢震颤严重者，加女贞子 30 克、鹿茸 15 克、骨碎补 30 克、鹿衔草 18 克；病情特别严重者，加熟地黄 200 克、鹿角粉（冲服）60 克、白芍（酒炒）60 克、杜仲（青盐水炒）90 克、太白洋参 60 克。

验方二

【药物组成】天麻 30 克、制龟板（先煎）60 克、黄精 30 克、钩藤（后下）12 克、酒炒白芍 12 克、盐炒杜仲 18 克、丹参 12 克、怀牛膝 12 克、桑寄生 12 克、枸杞 12 克、石决明（先煎）36 克、熟地黄 36 克、制何首乌 30 克、制白附子（先煎 40 分钟，去沫）30 克、制黑附子（先煎 40 分钟，去沫）60 克、黑蚂蚁（研末冲服）9 克、山茱萸 60 克、肉苁蓉 20 克、冬虫夏草（研末冲服）10 克。

【适应证】肝肾不足，虚风内动，进行性肢体震颤，头眩而昏，耳鸣，大便干秘，舌苔薄，脉弦细。

【制用方法】水煎服，2 日 1 剂，1 日 3 次。

癫 痫

癫痫，俗称羊痫风，但癫和痫是两个不同的病证，临床辨证和治疗不能混为一谈。癫病以沉默痴呆，语无伦次，静时多喜为特征；痫病以猝然晕倒，不省人事，手足抽搐，两目上视，口吐涎沫，或发出如猪羊的叫声，醒后起居如常，时发时止，发无定时。癫和痫虽然各有区别，但是在病因病机上相互影响，而且都有七情内伤、阴阳失调、痰气上扰、气血凝滞等因素，故而合并论治。

验方一

【药物组成】藏红花 15 克、桃仁 15 克、杭白菊 15 克、白蒺藜（去刺，微炒）15 克，天麻 12 克、黄芩 9 克、竹茹 6 克、姜川黄连 4 克、丹皮 6 克、怀牛膝 20 克、龙胆草（酒炒）20 克、石决明（先煎）20 克、钩藤（后下）26 克、生地黄 26 克、桑枝 26 克、石菖蒲 26 克、生杜仲 26 克、全蝎 26 克、酒炒白芍 26 克、生侧柏叶 26 克、黄牛虱 20 克、代赭石 16 克、麝香 2 克、羚羊角粉（冲服）15 克、朱茯神 60 克。

【适应证】癫痫，症见抽风、头风、半身麻木。

【制用方法】共研细末，炼蜜为丸，每丸重 5 克，每服 1 丸，1 日 3 次。

验方二

【药物组成】麝香 3 克、制天南星 6 克、胆南星 30 克、丹参 45 克、茯苓 45 克、制香附子 45 克、木香 45 克、郁金 45 克、葛根 45

克、白胡椒（7 岁内儿童不用）18 克、白矾 18 克、朱砂 18 克、牛黄 5 克、制首乌 25 克、天竺黄 15 克、黄牛虻 20 克、天麻 12 克。

【适应证】脑膜炎高热后遗症、情志刺激引起的癫痫、先天遗传性癫痫。

【制用方法】共研细末，每日吞服 3 次，7 岁内每次 1 克，16 岁以上每次 5 克，26 岁以上每次 7 克。

【禁忌】忌浓茶、烟、酒、咖啡、白萝卜、茄子、生冷及情志刺激，预防感冒。

验方三

【药物组成】益智仁 15 克、黄牛虻（研末冲服）3 克、茯神（朱砂拌）15 克、炙甘草 9 克、石菖蒲 10 克、远志肉 9 克、淮小麦 30 克、炒枣仁 20 克、酒白芍 16 克、全当归 16 克、枸杞 16 克、丹参 26 克、天麻 12 克、郁金 30 克、夜交藤 30 克、清半夏 6 克。

【适应证】癫痫、癔病、更年期综合征、不寐、健忘。

【制用方法】冷水适量浸泡 50 分钟，煎沸后小火煎 30 分钟，取汁 300 毫升，温服，每日 1 剂，早、中、晚各服 1 次。

【加减变化】心肾不交之虚烦失眠，加肉桂、黄连、琥珀（研末冲服）、淫羊藿；痫证，目睛上吊，加草决明、珍珠母（先煎）、钩藤（后下）、杭白菊；手足抽搐，加丹皮、全蝎、钩藤、白花蛇；神昏，厥逆，加天竺黄、制胆星；肝阳上亢之眩晕，加夏枯草、石决明（先煎）；心虚胸闷、心悸，加龙齿、甘松；气虚，加黄芪、党参；阴虚，加生地黄、沙参；痰多、痰黄，加川贝母。

验方四

【药物组成】川黄连 6 克、黄牛虻（研末冲服）3 克、姜旱半夏

10克、天麻12克、竹茹10克、去白陈皮9克、竹沥10克、炒枳实9克、茯苓24克、珍珠母（先煎）60克、琥珀（研末冲服）6克、追风藤60克。

【适应证】痫病、癔病、更年期综合征、不寐和各型精神病，胆虚痰热壅阻，上扰神明，焦虑幻想，惊悸夜游，虚烦不得眠，或酒毒攻心，口苦，呕哕频作，胸中嘈杂灼热，水谷不进者。

【制用方法】水煎服，1日1剂，1日3次。

【加减变化】阴虚唇舌干燥，加大生地、玄参、麦冬、天花粉；手足心热甚，加胡黄连、丹皮、地骨皮；胃纳不振，呕吐甚者，加佩兰、砂仁、生谷芽、生麦芽；妇女月经不调，加川芎、郁金、白芍、香附子、当归；头痛头晕，血压高者，加牛膝、石决明（先煎）、钩藤（后下）、鬼针草。

验方五

【药物组成】生石膏350克、黄牛虻（研末冲服）6克、大玄参650克、白芥子（去皮）210克、清水半夏210克、僵蚕75克、知母75克、甘草75克、人参75克、天竺黄30克、麦冬350克、生龙齿150克、淡竹叶50克、黄连50克。

【适应证】癫狂，喜怒失常，打骂不休，面目红肿，舌红苔黄，脉洪数。

【制用方法】先以小米300克煮汤，去米加入上药煎之，待患者欲饮水时，即给其饮之，饮后必睡；再以玄参750克、麦冬350克煎汤，待患者醒时即给其饮之，饮后必睡，醒后又将前渣煎服之，如此反复3次；最后以熟地黄175克、麦冬175克、玄参350克、山茱萸75克、莲子须35克水煎服，1日数次，或当茶饮。

验方六

【方名】吴氏癫痫丸。

【药物组成】三砂75克、黄牛虱30克、朱茯神125克、乳香25克、人参25克、制白附子15克、山药25克、川黄连25克、防风25克、胆南星45克、远志肉25克、紫石英25克、白术35克、五味子25克、虎脑髓25克、龙齿35克、珍珠20克、细辛25克、丹参25克、石菖蒲25克、当归身35克、酸枣仁85克、麦冬85克、白芥子35克、炒柏子仁35克、陈皮15克、天花粉15克、生地黄35克、熟地黄35克、薄荷18克、山萸肉250克、清半夏15克、天竺黄15克、金箔20克。

【适应证】一切癫痫。

【制用方法】共研细末，以蛇胆汁、猪心血合为丸，每丸重6克，每日服3次，每次2丸，14岁以下服半丸或1丸，以生姜3片、陈皮5克煎汁送服。特效。本法非良贤医者不可得之。

验方七

【药物组成】人参30克、山药15克、黄牛虱（研末冲服）3克、茯神15克、麦冬18克、当归身15克、白芍10克、石莲肉20克、远志肉15克、炒酸枣仁25克、芡实12克、莲子须18克、茯苓10克、姜黄柏6克、炙甘草6克、炙黄芪20克、川芎9克、半夏9克、五味子20克、炒柏子仁12克、肉桂3克。

【适应证】癫病日久，心血亏虚，心神失养，血少气衰，脾失健运，症见神思恍惚，魂梦颠倒，心悸易惊，善悲欲哭，肢体困乏，饮食减少，舌淡，脉细无力。

【制用方法】水煎服，1日1剂，1日3次。

【加减变化】脘腹胀满纳呆，加砂仁、陈皮、焦三仙；痰多，重用半夏，另加制天南星；失眠者，加龙齿、龙眼肉。

验方八

【药物组成】天麻 15 克、黄牛虱（研末冲服）3 克、钩藤（后下）30 克、浙贝母 12 克、蜈蚣 3 条、半夏 12 克、制天南星 9 克、陈皮（去白）9 克、茯苓 10 克、茯神 15 克、丹参 18 克、麦冬 12 克、石菖蒲 21 克、远志（甘草水浸泡）18 克、全蝎 12 克、僵蚕 30 克、琥珀（研末冲服）15 克、朱砂（研末冲服）6 克、竹沥 12 克、姜汁（或生姜）8 克、甘草 6 克、郁金 60 克。

【适应证】突然跌扑，神志不清，四肢抽搐，口吐涎沫，或有尖叫与二便失禁，也可仅有短暂神志不清，而无抽搐，舌苔白腻，脉弦数滑。

【制用方法】水煎服，1 日 1 剂，1 日 3 ~ 5 次。

验方九

【药物组成】柴胡 12 克、黄牛虱（研末冲服）3 克、龙胆草 15 克、半夏 12 克、瓜蒌仁 12 克、泽泻 9 克、茯苓 9 克、陈皮 9 克、车前子（另包）15 克、制天南星 9 克、木通 8 克、天麻 18 克、生地黄 18 克、细辛 6 克、当归尾 21 克、枳壳 9 克、栀子 9 克、黄芩 9 克、黄连 15 克、甘草 6 克、桔梗 21 克、石决明（先煎）30 克、钩藤（后下）30 克、郁金 30 克、鲜竹沥 15 克、地龙 15 克。

【适应证】发作时不省人事、抽搐、吐涎，或有吼叫。平时性情烦躁，失眠，口苦，便秘，舌红黄腻，脉弦滑数。

【制用方法】水煎服，1 日 1 剂，1 日 3 次。

【加减变化】大便秘结者，加生大黄；呕吐不适，加香薷、砂仁、代赭石、旋覆花（布包）。

验方十

【药物组成】熟地黄 30 克、黄牛虱（研末冲服）3 克、龙骨（先煎）30 克、山药 30 克、牡蛎（先煎）30 克、枸杞 20 克、炙甘草 10克、茯苓 50 克、山茱萸 20 克、龙齿 60 克。

【适应证】痫病发作日久，腰膝酸软，头晕耳鸣，记忆力减退，睡眠不宁，心烦梦遗，舌红苔少，脉细数。

【制用方法】水煎服，1 日 1 剂，1 日 3 次。

【加减变化】心中烦热，加焦山栀、莲须；大便干燥，加玄参、火麻仁；头晕，加制首乌。

验方十一

【药物组成】人参 30 克、黄牛虱（研末冲服）3 克、炒白术 18克、茯苓 18 克、炙甘草 10 克、清半夏 20 克、陈皮 12 克、菖蒲 15克、远志肉（朱砂水浸拌，阴干）20 克、胆星 9 克、僵蚕 18 克、砂仁（后下）9 克。

【适应证】痫病发作日久，神疲乏力，眩晕时作，食欲不佳，腹胀便溏，脘痞泛恶，面色不华，舌淡而胖，脉濡弱。

【制用方法】水煎服，1 日 1 剂，1 日 3 次。

验方十二

汤剂

【药物组成】雷丸 15 克、槟榔 25 克、法半夏 9 克、枳实 9 克、竹茹 9 克、茯苓 15 克、陈皮 7 克、磁石（先煎）6 克、朱砂（研末冲服）6 克、甘草 3 克、蜈蚣 5 条。

【适应证】脑囊虫病伴发癫痫。

【制用方法】水煎服，1 日 1 剂，1 日 3 次。

【注】配合服用丸剂。

丸剂

【药物组成】槟榔 120 克、雷丸 60 克、黄牛虻 30 克、干漆（炒去油）30 克、郁金 25 克、白芥子 20 克、枯矾 30 克、蜈蚣 6 条、壁虎 20 克。

【制用方法】共研细末，炼蜜为丸，每丸 9 克重，早、晚各服 1 丸。

精神抑郁症

精神抑郁症属于中医的郁证、癫狂、痫证的范畴。西医无法根治，而且久服西药对人体危害极大。郁证，以心绪不宁、情志失常为主要特征，是因七情所伤，导致肝失疏泄、脾失健运、心神失常、气血失调的一种疾病。

验方一

【方名】吴氏安神定魂丸。

【药物组成】朱砂（一半入药，一半留为做衣用）65 克、黄连 30 克、益智仁（盐水炒去壳）50 克、茯神 120 克、远志肉 100 克、乳霜 55 克、酸枣仁（炒）65 克、人参 50 克、柏子仁（炒去油）50 克、生地黄 100 克、麦冬 400 克、石菖蒲 100 克、金刷把 90 克、灯芯 50 克、全当归 100 克、熟地黄 100 克、天冬 100 克、龙眼肉 85 克、熊胆汁

50 克、金箔 30 克、郁金 500 克、明矾 150 克。

【适应证】心肾不交，心神虚而不宁，惊悸恐怖，怔忡恍惚，失眠健忘，劳伤，吐血。大验。

【制用方法】共研细末，炼蜜为丸，以朱砂、金箔为衣，每丸重 9 克，每次服 1 丸，每日 3 次，以黄酒送服。

【特注】本方为祖上 7 代应用方，疗效神奇，天下无双。

验方二

【药物组成】远志肉 15 克、菖蒲 15 克、龙齿 30 克、郁金 60 克、半夏 12 克、茯苓 12 克、陈皮（去白皮）10 克、甘草 6 克、生姜 3 片、胆南星 9 克、枳实 9 克、木香 9 克、香附子 18 克、白芥子 10 克、泽漆 6 克。

【适应证】思虑太过，所遇不遂，肝气被郁，脾气不升，气郁痰结，阻蔽神明，症见精神抑郁，表情淡漠，神志呆痴，语无伦次或喃喃自语，喜怒无常，不思饮食，舌苔腻，脉弦滑。

【制用方法】水煎服，2 日 1 剂，1 日 3~5 次，空腹温服。

精神分裂症

精神分裂症属于中医癫证、狂证、痫证、郁证的范畴。

验方

【方名】吴氏定神汤。

【药物组成】生大黄（后下）9 克、牛黄（兑服）6 克、青礞石 30 克、海浮石 50 克、制天南星 6 克、辰砂（研末冲服）3 克、钩藤（后下）30 克、黄芩 15 克、沉香 6 克、连翘 12 克、石菖蒲 12 克、玄参 24 克、丹参 18 克、生铁落 30 克、贝母 12 克、朱茯神 90 克、麦冬 20 克、茯苓 15 克、天冬 12 克、化橘红 9 克、龙胆草 9 克、黄连 12 克、郁金 60 克、犀角（研末冲服，可用羚羊角代替）6 克、香附子 30 克、金刷把 20 克、灯芯 18 克。

【适应证】发病急，狂躁易怒，妄作妄动，叫骂不休，毁物殴人，头痛失眠，面红耳赤，大便秘结，舌质红，苔黄腻，脉弦滑数有力，病因系肝火妄动，阳明痰热，上扰神明，蒙蔽心窍。

【制用方法】水煎服，1 日 1 剂，1 日 3~5 次，空腹温服。

【加减变化】心中烦热，加焦山栀 10 克、莲子须 15 克；大便干燥，加玄参 12 克、火麻仁 20 克、生地黄 30 克；头晕，加制首乌 10 克；狂躁不安，叫骂不休，加红毛七 30 克、金箔 30 克、象牙 30 克、淡竹叶 20 克、铁包金 60 克。

【禁忌】禁食一切肉类、辛燥品。

脑萎缩、神经衰弱

验方

【药物组成】茯神 120 克、炙远志 40 克、石菖蒲 30 克、炙五味子 50 克、琥珀 38 克、炒酸枣仁 60 克、当归 30 克、生地黄 60 克、熟地黄 60 克、枸杞 60 克、金钗 50 克、人参 90 克、玄参 50 克、金刷把 60 克、山茱萸 90 克、丹参 30 克、龙眼肉 120 克、鹿茸 60 克、黄精 60 克、砂仁 50 克、牛脑 1 具、兔脑 1 具。

【适应证】适用于脑萎缩、神经衰弱（重度），失眠，健忘，噩梦恶梦，无精打采，记忆力严重减退，神疲乏力，男子遗精、阳痿、早泄，久治不愈者。

【制用方法】上药抓 1 剂,先将前 20 味药共研细末,将牛脑、兔脑蒸熟,捣烂如泥,将药粉加入其中,搅拌均匀,用正宗蜂蜜少许,炼开 3 分钟,倒入药粉后为丸。内服,1 日 3 次,每次 10~30 克,饭后 40 分钟服用。

【特别提示】牛脑、兔脑雄雌有别,男士用雄性,女士用雌性。

神经官能症

神经官能症属于中医癫证、狂证、痫证、郁证、心悸、怔忡的范畴。

验方一

【药物组成】桃仁 15 克、红花 15 克、当归 10 克、生地黄 10 克、川芎 9 克、赤芍 9 克、大黄(后下)9 克、桂枝 9 克、甘草 6 克、芒硝(另包化服)9 克、牛膝 15 克、桔梗 15 克、郁金 30 克、龙齿 60 克、香附子 60 克、柴胡 9 克、枳壳 12 克。

【适应证】胸中憋闷,精神不宁,时而言语不休,时而沉默寡言,甚则终日乱骂,狂扰不安,小腹胀满坚硬,舌质红紫或瘀暗,脉沉有力。

【制用方法】水煎服,1 日 1 剂,1 日 3 次。

验方二

【药物组成】茯神 60 克、大生地(鲜品佳)30 克、麦冬 30 克、茯苓 10 克、炒酸枣仁 25 克、甘草 6 克、玄参 20 克、黄连 10 克、木通 6 克、淡竹叶 30 克、水灯草 60 克、龙齿 60 克。

【适应证】多言善惊,精神疲惫,时而烦躁,形瘦面红,舌

质红，脉细数，其因虚火内扰，神明不能自主。

【制用方法】水煎服，1日1剂，1日3次。

验方三

【药物组成】党参15克、焦酸枣仁20克、炒杭白芍15克、薏苡仁（炒）25克、石莲肉20克、炙甘草7.5克、白术（土炒）15克、远志肉15克、炒杜仲20克、广砂（炒）7.5克、谷芽（炒）15克、茯神25克、当归身（土炒）15克、龙齿30克、龙眼肉10克、陈皮10克、沙苑蒺藜15克、山药（炒）20克。

【适应证】心悸怔忡，失眠多梦，心神不宁。

【制用方法】水煎服，1日1剂，1日5次。本方可研细末，用大枣煎汤，合神曲为丸，朱砂为衣，如黄豆大，每服5~10丸，白开水送服，1日3次。

验方四

【药物组成】龙齿（煅、捣碎）15克、莲子心10克、麦冬5克、石菖蒲5克。

【适应证】神经官能症。

【制用方法】水煎服，当茶频饮。

健忘（记忆力减退）

健忘是指记忆力减退，遇事善忘的一种病证，属于中医神志病的范畴，与五脏虚损、情志失调、痰瘀互结等有关。临床上，老年人病情多迁延难愈或进行性加重，可发展成为痴呆。

验方

【**药物组成**】葛根 15 克、朱茯神 60 克、益智仁（3 岁以下男孩小便炒）10 克、益智仁（蜜炙）10 克、益智仁（青盐水炒）10 克、人参 15 克、升麻（酒炒）9 克、炒酸枣仁 30 克、蔓荆子（酒炒）12 克、柴胡 9 克、炙甘草 12 克、白术 18 克、炙远志 9 克、白芍（酒炒）14 克、鹿茸 9 克、石菖蒲 15 克、砂仁（后下）10 克、黄精 10 克、龙眼肉 20 克、炙黄芪 30 克、金刷把 10 克。

【**适应证**】适用于多梦，健忘，脑鸣，不寐（重度失眠），记忆力严重下降，听力下降，神疲乏力，经治疗无效者。特效，为千金不传之方。

【**制用方法**】水煎服，2 日 1 剂，1 日 3 次，饭后 40 分钟服用。

中风病（偏瘫、半身不遂）

中风病是由于正气亏虚，饮食、情志、劳倦内伤等引起气血逆乱，产生风、火、痰、瘀，导致脑脉痹阻或血溢脑脉之外，以突然昏仆、半身不遂、口舌歪斜、言语謇涩或不语、偏身麻木为主要临床表现的病证。根据脑髓受损程度的不同，有中经络、中脏腑之分。本病多见于中老年人。四季皆可发病，但以冬、春两季最为多见。

中风病严重危害着人类健康，死亡率高，致残率高。居我国城乡人口死因的首位。在本病的预防、治疗和康复方面，中医药具有确切疗效和绝对优势。

验方一

【**方名**】中风急救方。

【**药物组成**】猪牙皂（去皮弦，以好明矾 75 克布包，同猪牙皂煮化，去明矾再煮令干，取出晒干为极细末）120 克、辽细辛（去土、叶，研极细末）35 克、麝香（研极细末）5 克、牛黄（研极细末）5 克、羚羊角（研极细末）15 克、制南星（研极细末）25 克。

【**适应证**】主治口噤不开，大小便失禁，不省人事，口吐痰涎，中风初起急救。

【**制用方法**】上药拌匀，密封备用。首先，取少许药粉吹入鼻内；接着，取药粉少许用蜜汤调服，或擦在口内、牙齿上，直至口开吐痰为止；最后，取荆芥、薄荷各 5 000 克（新产干品），将药粉撒在荆芥和薄荷上，点燃，令患者吸烟。

验方二

【**药物组成**】南星（湿皮纸包 5 层）10 克、姜半夏 10 克、木香 10 克、苍术 7 克、辽细辛 5 克、石菖蒲 7 克、甘草 5 克、辰砂（研末冲服）3 克、荆芥 8 克、全蝎 5 克、制白附子（先煎 40 分钟，去沫）9 克、黄连 3 克、生姜（去皮）7 片。

【**适应证**】中风初起。

【**制用方法**】水煎服，1 日 1 剂，1 日数次。

【**加减变化**】气虚加人参 50 克。

验方三

【**药物组成**】皂角（去皮为末）350 克、麝香 5 克、细辛 15 克。

【**适应证**】中风后口眼㖞斜。

【**制用方法**】共研细末，以 3 年陈醋和之。右斜涂左，左斜涂右，干后再涂，反复循环。

验方四

【药物组成】秦艽 30 克、生石膏（先煎）20 克、川芎 10 克、全当归 18 克、甘草 5 克、羌活 15 克、独活 15 克、防风 12 克、黄芩 9 克、白芍 15 克、白芷 12 克、白术 12 克、生地黄 18 克、熟地黄 18 克、鬼针草 60 克、茯苓 12 克、细辛 5 克。

【适应证】手足麻木、肌肤不仁，或突然口眼㖞斜，语言不利，口角流涎，甚则半身不遂，或兼恶寒发热、身痛拘急、血压高等，舌苔薄白，脉浮弦或弦细。

【制用方法】水煎服，1 日 1 剂，1 日 3 次。

【加减变化】无内热，去黄芩、石膏；呕逆痰盛，去生地黄，加姜半夏、胆南星；四肢抽搐甚，加全蝎。

验方五

【药物组成】天冬 9 克、怀牛膝 50 克、生赭石 30 克、天麻 20 克、生龙骨（先煎）30 克、生牡蛎（先煎）30 克、生龟板（先煎）18 克、生杭芍 18 克、钩藤（后下）21 克、玄参 16 克、炒川楝子 10 克、鬼针草 90 克、生麦芽 10 克、茵陈 10 克、杭白菊 15 克、生甘草 10 克。

【适应证】平时头痛眩晕，面红耳鸣，持续血压高。突然发生口眼㖞斜，舌强言謇，半身不遂，舌质红，苔黄，脉弦滑或弦细而数。

【制用方法】水煎服，1 日 1 剂，1 日 3 次。

【加减变化】内热痰多，加胆南星、竹沥、浙贝母；头痛严重，加石决明（先煎）、夏枯草。

验方六

【药物组成】羚羊角（研末冲服）12 克、钩藤（后下）21 克、羌活 10 克、僵蚕 12 克、玄参 20 克、天竺黄 10 克、车前子（布包）15 克、山栀仁 10 克、黄芩 9 克、瓜蒌仁 12 克、杭白菊 18 克、胡黄连 10 克、细辛 3 克、水灯草 30 克、淡竹叶 10 克。

【适应证】突然昏仆，不省人事，牙关紧闭，口噤不开，两手握固，大小便闭，肢体强痉。

【制用方法】此病分为阳闭、阴闭。阳闭，症见面赤气粗、口臭、身热、脉数等。上药水煎取汁冲服至宝丹。

至宝丹：生乌犀屑、生玳瑁屑、琥珀、朱砂、雄黄、龙脑、麝香、牛黄、安息香、金箔、银箔。

若为阴闭则不用上方。阴闭，症见面白唇紫，静而不烦，肢冷痰盛。方用：清半夏 30 克、胆南星 9 克、陈皮 9 克、枳实 12 克、茯苓 12 克、人参 18 克、石菖蒲 21 克、竹茹 10 克、生姜 6 克、大枣 3 枚。水煎取汁冲服苏合香丸。

苏合香丸：白术、青木香、乌犀屑、香附子、朱砂、诃子、白檀香、安息香、沉香、麝香、丁香、荜拨、龙脑、苏合香、香油、熏陆香。

验方七

【药物组成】人参 100 克、附子（先煎 30 分钟，去沫）90 克、龙骨（先煎）30 克、牡蛎（先煎）30 克、细辛 10 克。

【适应证】突然昏仆，不省人事，牙关紧闭，目合口开，鼻鼾息微，手撒肢冷，汗多不止，二便自遗，肢体软瘫，舌痿，脉微欲绝。此为中风虚脱。

【制用方法】水煎服，1 日 1 剂，1 日数次。

【加减变化】足冷面赤，加生地黄（重用）、麦冬、石菖蒲；口噤不开，先以中风急救方用之，随后再现病情给药。

验方八

【药物组成】皂荚 100 克、桂枝 90 克、乳香 90 克、黄芪 30 克、防风 30 克、细辛 30 克、生地黄 30 克。

【适应证】突然昏仆，不省人事，牙关紧闭，目合口开，鼻鼾息微，手撒肢冷，汗多不止，二便自遗，肢体软瘫，舌痿，脉微欲绝。

【制用方法】水煎取汁，趁热用棉布蘸药汁拓之，右侧㖞斜拓左侧，左侧㖞斜拓右侧。

【特注】本方还可将上药点燃用烟熏患部。若两种方法结合使用则效果更佳。

验方九

【方名】吴氏偏瘫复原丸。

【药物组成】白蒺藜（炒黄去刺）500 克、背阴草（酒醋各半，浸炒至黄）750 克、黄芪 1500 克、当归尾（酒炒）500 克、桃仁 350 克、赤芍 350 克、藏红花 150 克、太白茶 150 克、川芎 350 克、细辛 150 克、制水蛭 100 克、全蝎 100 克、地龙（酒炒）300 克。

【适应证】对中风后遗症之半身不遂有特效。

【制用方法】共研细末，炼蜜为丸，每丸重 12 克，日服 3 次，每次 1 丸。

【加减变化】语言不利，口流涎水者，以石菖蒲 30 克、远志肉 15 克、煎水服丸；上肢偏废者，以桑枝 160 克、桂枝 18 克、姜黄 15 克，煎水服丸；下肢偏废者，以牛膝 30 克、川续断 160 克，煎水服丸；上下肢均为偏废者，以上下肢偏废药同用，另加丝瓜络 30 克、威灵仙 15 克；患侧僵硬拘挛，兼见头痛头晕，血压高，面赤耳鸣，舌红苔黄，脉弦数者，以天麻 18 克、钩藤（后下）21 克、鬼针草 30 克、夏枯草 15 克、白芍 18 克、石决明（先煎）30 克、杭白菊 15 克、桑叶 15 克，煎水服丸；舌强言謇，喉中有痰，肢体麻木，脉象弦滑者，以制白附子（先煎 40 分钟，去沫）12 克、远志肉 12 克、天麻 12 克、制南星 9 克、全蝎 10 克、石菖蒲 18 克、海浮石 50 克，煎水服丸；音哑失语（口吃），腰膝酸软，心悸气短，脉沉微者，以生地黄 60 克、五味子 16 克、茯苓 18 克、麦冬 30 克、山茱萸 18 克、远志 10 克，煎水服丸；口眼㖞斜，舌根僵硬，手足重滞，脉象弦滑者，以制白附子（先煎 40 分钟，去沫）10 克、僵蚕 18 克、全蝎 10 克，煎水服丸。

男女半身不遂药引秘诀：凡中风后无其他明显症状者，男人右偏瘫，女人左偏瘫，以白术 45 克、人参 32 克、半夏 12 克、茯苓 24 克、炙甘草 6 克、制黑附子 9 克、陈皮 6 克，煎水服丸。

男人左偏瘫，女人右偏瘫者，以熟地黄 150 克、白芍 65 克、柴胡 6 克、天花粉 24 克，煎水服丸。

【建议】中风病是急性病，预后多属不良，建议多法同时使用，内外结合，疗效更好。

【特注】"吴氏中风偏瘫疗法"是治疗中风偏瘫（半身不遂、面瘫）的一套完整而独特的传统中医技法，传承 300 余年，疗效神奇。

系统性红斑狼疮

验方一

【药物组成】生地黄 12 克、熟地黄 12 克、白芍 9 克、枸杞 12 克、山茱萸 15 克、薏苡仁 10 克、雷公藤 8 克、焦山楂 10 克、玄参 12 克、麦冬 12 克、桂枝 8 克、全当归 18 克、牛膝 15 克、制何首乌 15 克、草河车 18 克、无花果 20 克、白花蛇舌草 30 克、龙眼肉 9 克、黄精 13 克、党参 20 克、黄连 6 克、金银花 15 克、冬虫夏草（研末冲服）9 克、大枣 10 克、全蝎 10 克、白花蛇（研末冲服）3 克。

【适应证】红斑狼疮。

【制用方法】水煎服，1 日 1 剂，1 日 3 次。

【特注】禁食一切辛燥食物。本方具有特效，非良贤者不传！

验方二

【药物组成】炙甘草 30 克、雷公藤 10 克、大枣 10 枚、灵芝 5 克、太白茶 5 克。

【适应证】红斑狼疮。

【制用方法】水煎服，1 日 1 剂，1 日 3 次。

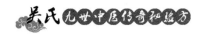

贫血（再生障碍性贫血）

验方一

【药物组成】豆腐 500 克、大红枣 50 枚、白木耳 10 克、黑木耳 10 克、红砂糖 50 克、白砂糖 50 克、红人参 50 克。

【适应证】再生障碍性贫血及其并发症，症见面色苍白、心悸头晕、耳鸣、四肢乏力、食欲不振、脉细弱无力等。

【制用方法】先将豆腐切成小块，与其他药拌匀，入铁锅内（不可用铝锅），加水适量，小火熬煮约 45 分钟，喝汤，将豆腐、大枣、人参同时食之，1 日 1 剂，1 日 3 次，连续食用 1~3 个月。

验方二

【药物组成】炒白术、炒山药各 18 克，红人参 30 克，炙黄芪 21 克，龟胶（兑服）12 克，鹿角胶（兑服）12 克，鸡血藤 20 克，大枣 3 枚，生姜 1 片。

【适应证】再障性贫血及其并发症。

【制用方法】水煎服，1 日 1 剂，1 日 3 次。

验方三

【药物组成】二色补血草 50 克、红人参 50 克、红白二元（即红白二丸）30 克、无花果 30 克、太白茶 10 克、大枣 5 枚。

【适应证】各种原因引起的贫血。

【制用方法】煎汁当茶饮，量不限。

验方四

【方名】吴氏救命丹。

【药物组成】紫河车 180 克、红人参 250 克、炒白术 80 克、炒山药 150 克、补血草 350 克、龟胶 150 克、鹿角胶 150 克、枸杞 240 克、山茱萸 240 克、全当归 500 克、制女贞子 160 克、肉苁蓉（酒蒸）150 克、黄芪 500 克、肉桂 80 克、白蔻 120 克、陈皮 60 克、海马 180 克、冬虫夏草 50 克、制何首乌 350 克、黄精 250 克、太白人参 250 克。

【适应证】对一切贫血、虚劳、白细胞减少等有特效。

【制用方法】共研细末，炼蜜为丸，每丸重 15 克，每次 1 丸，1 日 3 次。

验方五

【药物组成】黄芪 120 克、当归 30 克、熟地黄 120 克、枸杞 20 克、红人参 60 克、拳参 30 克、白人参 60 克、丹参 70 克、龙眼肉 20 克、肉桂 30 克、白术 50 克、生姜 20 克、鹿茸 30 克、炙何首乌 30 克、黄精 30 克、砂仁（后下）20 克、大枣 10 枚。

【适应证】适用于重度贫血，神经衰弱（重度），失眠健忘，无精打采，记忆力严重减退，神疲乏力，久治不愈者。

【制用方法】水煎服，1 日 1 剂，1 日 5 次，每次 100～200 毫升，饭后 40 分钟服用。

验方六

【药物组成】新鲜豆腐 100 克、陈年红砂糖（3 年以上为佳）30 克、白及 50 克、楮实子 30 克、枸杞 3 克、大枣 12 枚。

【适应证】同验方五。作为以上验方补充。

【制用方法】用清水炖煮，直至白及、枸杞、楮实子、大枣熟烂，全部食之，喝汤。

【特注】此为1日用量。配合验方五疗效更佳。

白血病

验方一

【药物组成】生狼毒10克、羚羊角（研末冲服）10克、当归12克、芦荟12克、黄连20克、丹参10克、牡丹皮18克、鲜地骨皮18克、金银花60克、生黄芪30克、栀子仁15克、板蓝根50克、蒲公英30克、浙贝母12克、白花蛇舌草30克、连翘60克、大玄参60克、天花粉30克、生石膏（先煎）120克。

【适应证】痰瘀交结型急性粒细胞性白血病，实热火旺，内燥生热，高烧不退，大便秘结，全身浅表淋巴结肿大。

【制用方法】水煎服，1日1剂，1日3~5次。

验方二

【药物组成】紫参60克、夏枯草30克、鱼腥草30克、油柑叶15克、凤尾草60克、野黄连30克、板蓝根60克、生黄芪30克、白花蛇舌草30克、大生地45克、大玄参45克、三尖杉15克。

【适应证】各种急性白血病及并发症。

【制用方法】水煎服，1日1剂，1日3次。

验方三

【药物组成】生大黄12克、制马钱子（研末冲服）2克、大青叶 30 克、甘草 6 克、七叶一枝花 25 克、山豆根 10 克、射干 7 克、茜草 15 克、当归 9 克、党参 9 克、黄芪 30 克、凤尾草 21 克、牛黄粉 2 克（兑服）、天冬 60 克、三尖杉 10 克、白花蛇舌草 30 克。

【适应证】急性粒细胞性白血病。

【制用方法】水煎服，1 日 1 剂，1 日 3 ~ 5 次。

验方四

【药物组成】紫参 18 克、黄芪 50 克、全当归 9 克、牡丹皮 9 克、苏木 9 克、人参 17 克、生龟板（先煎）17 克、生鳖甲（先煎）20 克、草决明 15 克、石决明（先煎）17 克、地骨皮 12 克、生地黄 14 克、三尖杉 10 克、白花蛇舌草 30 克、阿胶（烊化）30 克、牛骨 14 克。

【适应证】慢性粒细胞性白血病。

【制用方法】水煎服，1 日 1 剂，1 日 3 次。

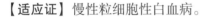

白细胞减少症

验方一

【药物组成】鹿茸 6 克、鸡血藤 30 克、黄芪 30 克、全当归 15 克、人参 30 克、白术 20 克、熟地黄 15 克、肉桂 3 克、枸杞 20 克、女贞子 20 克、山茱萸 30 克、酒炒菟丝子 15 克、巴戟天 12 克。

【适应证】白细胞减少症。

【制用方法】水煎服，1 日 1 剂，1 日 3 次。

验方二

【药物组成】太白参 30 克、太白茶 10 克、灵芝 10 克、当归

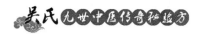

30 克。

【适应证】白细胞减少症，乏力困倦。

【制用方法】水煎服，1 日 1 剂，1 日 3 次。

血小板减少性紫癜

验方一

【药物组成】虎杖 30 克、紫丹参 30 克、茜草 30 克、升麻 6 克、生地黄 12 克、赤芍 12 克、西红花 9 克、当归 9 克、桃仁 9 克、川芎 5 克、阿胶（烊化）12 克、黄连 2 克、吴茱萸 1 克、艾叶 3 克、旱莲草 10 克、丹皮 9 克、粉甘草 30 克。

【适应证】原发性血小板减少症，四肢斑色紫暗，口干，小便赤，舌淡，苔薄黄或无苔，脉细数有力。

【制用方法】水煎服，1 日 1 剂，1 日 3 次。

验方二

【药物组成】太子参 30 克、阿胶（烊化）15 克、生黄芪 25 克、熟地黄 15 克、全当归 50 克、鸡血藤 24 克、炒侧柏叶 12 克、生牡蛎（先煎）18 克、茜草 9 克、甘草 3 克、紫石英（先煎）60 克、紫丹参 20 克。

【适应证】血小板减少性紫癜，症见皮肤紫斑，齿衄鼻衄，大便色黑，面色㿠白，心悸气短，失眠健忘，低热骨蒸，体形瘦弱等。

【制用方法】水煎服，1 日 1 剂，1 日 3 次。

血小板减少症

验方

【药物组成】红人参 15 克、黄芪 30 克、黄精 15 克、当归 15 克、白术（灶心土炒）15 克、炙甘草 15 克、生姜 12 克、大枣 6 枚、川芎（炒去油）18 克、熟地黄 30 克、砂仁（后下）12 克、白芍（酒炒）10 克、白及 30 克、香菜根 100 克、龙眼肉 15 克、焦三仙各 20 克、鹿茸 12 克、枸杞 15 克、鸡血藤 10 克。

【适应证】各种原因所致血小板减少症，乏力疲倦，气短懒言，肌肤有血瘀点，牙龈出血。特效。

【制用方法】水煎服，1 日 1 剂，1 日 3 次。

头 痛

头痛是临床上常见疾病，病因病机复杂，可以出现于多种急慢性疾病之中。头为"诸阳之会""清阳之府"，为髓海所在，五脏精华之血、六腑清阳之气皆上注于头。凡六淫之邪外袭，阻抑清阳；脏腑阴阳失调，气血逆乱，清窍被扰，脑失所养，均可发生头痛。此外，外伤、头部肿瘤等都可导致头痛。

验方一

【药物组成】防风 15 克、蔓荆子 20 克、麦冬 20 克、金银花 20 克、荆芥 15 克、威灵仙 20 克、川芎 60 克、白芷 15 克、生石膏（先煎）30 克、紫花地丁 15 克、桔梗 15 克、紫苏叶 15 克、陈皮 10 克、杭白菊20克、甘草10克、羌活10克、独活10克、一枝蒿2克、地龙15克、细辛6克、冬桑叶24克、葛根20克、桃仁24克。

【适应证】顽固性久治不愈头痛。

【制用方法】水煎服，2日1剂，1日8次。

验方二

【药物组成】防风10克、酒炒地龙10克、红花10克、川芎60克、土鳖虫10克、藁本10克、葛根15克、细辛10克、全蝎10克、柴胡25克、白芍10克、白芷10克、菊花15克、羌活10克、陈茶叶10克、元胡30克、薄荷（后下）20克、甘草6克。

【适应证】对顽固性久治不愈头痛有特效。

【制用方法】水煎服，1日1剂，分4次服。

验方三

【药物组成】代赭石（研末冲服）30克、金刷把25克、川芎90克、炙甘草20克、葛根60克、细辛18克、制川乌30克、防风60克、茯神150克、砂仁（后下）20克、焦三仙各30克、生姜15克、大枣6枚。

【适应证】适用于各种类型偏正头痛、头晕、陈旧性头痛、失眠、颈椎病等。

【制用方法】水煎服，饭后30分钟温水送服，2日1剂，1日3次。

验方四

【药物组成】薄荷（后下）30克、白芷25克、川芎120克、甘草20克、制川乌30克、扁豆60克。

【适应证】适用于各种类型偏正头痛、头晕。对陈旧性头痛有特效。

【制用方法】水煎服，饭后 30 分钟温水送服，2 日 1 剂，1 日 3 次。

脑膜炎

验方

【药物组成】金银花 60 克、贯众 15 克、川芎 20 克、生石膏（先煎）60 克、益母草 30 克、土鳖虫 15 克、桑叶 15 克、银柴胡 15 克、僵蚕 20 克、甘草 10 克、钩藤（后下）15 克、蜈蚣 10 条、石菖蒲（新鲜）60 克、地龙 15 克、全蝎 12 克、羚羊角粉（兑服）24 克、麝香（兑服）1 克、桃仁 20 克、连翘芯 30 克、生鳖甲（先煎）90 克、青蒿 30 克。

【适应证】适用于脑膜炎、乙型脑膜炎，症见高烧或高烧不退，头痛，昏睡不醒，不知人事，病情危重者。

【制用方法】水煎服，2 日 1 剂，1 日 8 次。

腰 痛

腰痛是指自觉以腰部一侧或两侧疼痛为主症的病证，多因外感寒湿、湿热，邪阻络脉，跌打损伤；或肾气虚亏，经脉失养；或瘀血内结，脉络痹阻所致。因腰为肾之府，故腰痛与肾的关系最为密切。现代医学的腰椎间盘突出、膨出，腰椎骨质增生，强直性脊柱炎，腰椎管狭窄等病，都属于中医腰痛病的范畴。

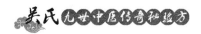

验方一

【方名】吴氏腰痛酒。

【药物组成】制马钱子 30 克、麻黄 50 克、一枝蒿 10 克、铁棒锤 5 克、九香虫 30 克、海马 50 克。

【适应证】对一切腰痛久治不愈有特效。

【制用方法】共研细末。将药末倒入自制米酒，搅拌后装入瓷罐内密封，7 日后用开水冲服，1 日 3 次，每次少许。

验方二

【方名】吴氏腰痛丸。

【药物组成】杜仲（青盐水浸泡，炒去丝）60 克、海马 90 克、续断 90 克、九香虫 90 克、金毛狗脊（去毛，酒蒸）90 克、当归（酒炒）45 克、白芍（酒炒）45 克、生地黄 30 克、熟地黄 40 克、陈皮 30 克、小茴香（青盐水、酒炒）30 克、沉香 45 克、破故纸（酒炒）45 克、黑桃肉（炒）60 克、川牛膝（酒炒）45 克、茯苓 45 克、人参 60 克、黄柏（去皮，酒炒）30 克、知母（酒炒）30 克、炙甘草 20 克、制乳香 30 克、砂仁 30 克、黑老虎 60 克、枸杞 60 克、木瓜 30 克、千年健 40 克、鹿茸 30 克。

【适应证】对一切腰痛、阳痿、早泄久治不愈有特效。

【制用方法】共研细末，炼蜜为丸，每丸重 20 克，1 日 3 次，每次 1 丸，淡盐汤、米酒、黄酒、白开水皆可送服。

验方三

【方名】吴氏腰痛汤。

【药物组成】杜仲（青盐水、酒炒）30 克、当归（酒炒）10 克、白芍（酒炒）10 克、生地黄 10 克、黑老虎 20 克、熟地黄 15 克、陈皮 8 克、小茴香（青盐水、酒炒）6 克、破故纸（酒炒）10 克、牛膝（酒炒）10 克、茯苓 10 克、人参 9 克、黄柏（去皮，酒炒）6 克、知母（酒炒）6 克、炙甘草 6 克、续断 15 克、巴戟天 10 克。

【适应证】对一切腰痛、阳痿、早泄久治不愈有特效。

【制用方法】水煎服，1 日 1 剂，1 日 3 次。

【加减变化】疼痛严重者，加制乳香 9 克、制没药 3 克、砂仁 6 克、元胡 15 克、沉香 6 克，减去陈皮、白芍、生地黄；水湿停下，膝关节以下水肿者，加二丑 6 克、槟榔 3 克、冬瓜皮 10 克、泽泻 9 克；湿热下注，双腿沉重者，加羌活 10 克、独活 10 克、苍术 10 克；跌打损伤，瘀血阻络疼痛者，加当归尾（酒炒）12 克、桃仁 30 克、红花 30 克、苏木 10 克、三七（研末冲服）9 克、土鳖虫 9 克；冬天或遇冷加重者，加制黑附子（先煎 15 分钟）30 克、干姜 10 克、肉桂 10 克，减去黄柏、泽泻；疲倦乏力，双腿沉重下坠者，加苍术 9 克、汉防己 9 克、薏苡仁 30 克、白术 15 克；游走而痛者加全蝎 6 克、蜈蚣 3 条、紫金皮 10 克；湿热严重者，加栀子（酒炒）9 克；气不顺、气胀者，加乌药 60 克；腰酸腿软者，加牛膝 30 克、当归（酒炒）15 克、熟地黄 20 克；肾虚者，重用破故纸、熟地黄。

噎膈

噎膈相当于西医的食管癌（食道癌）、食道狭窄，是一种临床难治的疾病，临床表现为吞咽时哽噎不顺，或饮食难下，食入即吐为主症的一类疾病。病位在食道，属胃气所主，发病机理除胃以外，与肝、脾、肺、肾都有关系，但是主要根源是脾胃阳衰，中气虚弱，肺与胃阴不降，肝乘脾土，津液匮乏、食道干枯所致。

验方一

【药物组成】人参10克、麦冬60克、沙参30克、川椒3克、丁香3克、柿蒂9克、砂仁（后下）20克、干姜6克、制附子（先煎15分钟）9克、炙甘草6克、鹅管石（醋煅，先煎）30克、吴茱萸5克、天龙10克。

【适应证】一切原因引起的噎膈。

【制用方法】水煎服，1日1剂，频服。

验方二

【方名】吴氏开启丹。

【药物组成】人参60克、开喉箭30克、旋覆花炭30克、麦冬50克、川椒30克、干姜30克、制黑附子60克、沙参30克、柿霜90克、硇砂30克、麝香10克、牛黄10克、肉桂10克、茯苓20克、白术30克、细辛30克、吴茱萸20克、陈皮30克、甘草20克、沉香60克、天龙10克、西洋参30克、干鹅血60克、巴豆霜30克、罗汉豆30克。

【适应证】一切原因引起的噎膈。

【制用方法】上药共研300目细末，炼蜜为丸，每丸重6克，1日3次，每次1~3丸。

【加减变化】痰气交阻，吞咽梗阻，胸膈痞满，大便艰难，口干咽燥，舌质红，舌苔薄腻，脉弦者，以陈皮10克、瓜蒌10克、天花粉10克、丹参10克、荷叶蒂15克、砂仁10克煎汁送服药丸；津液亏虚，吞咽梗塞而痛，固体食物难下，口干咽燥，大便干结，五心烦热，舌质红干或带裂纹，脉弦细数者，以天花粉30克、黄连30克、生地黄60克、玄参60克、西洋参30克煎汁送服药丸；瘀血内结，胸膈疼痛，食不得下而复吐出，甚至水饮难下，大便坚硬如羊屎，或吐出物如赤豆汁，肌肤甲错，舌质瘀黯，脉细涩者，以三七12克、蜣螂9克、昆布20克、红花60克、生地黄30克煎汁送服药丸；气血两虚，长期饮食不下，面色㿠白，精神疲惫，形体消瘦，泛吐清涎，舌淡苔白，脉细弱或沉细无力者，以人参30克、白术20克、炙甘草10克、化橘红6克、砂仁30克、白花蛇舌草60克、麦冬30克、黄芪60克、大枣10枚煎汁送服药丸。

验方三

【药物组成】香附子（蜜炙）60克、丁香20克、甘草6克、新会皮20克、青皮10克、厚朴10克、广木香10克、砂仁（后下）15克、法半夏60克、生姜15克、大枣9枚、沙参20克、柿蒂10克、丹参30克、川贝母20克。

【适应证】适用于噎膈（食道癌），反胃（胃癌），呕吐，呃逆，或食之不下，食入即吐者。

【制用方法】水煎服，1日1剂，1日3～6次。

【加减变化】疼痛者，加元胡30克、冬凌草30克；大便干燥，便秘难解者，加槟榔12克、火麻仁15克、白芍15克、大黄10克；饮食不下，滴水难进者，加麝香（分次兑服）1克、开喉剑30克、杠板归60克、鹅管石（醋煅3次）60克。

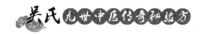

呃　逆

幽门炎、食道炎、食道痉挛、食管癌、幽门癌等病常伴有呃逆。临床表现以气逆上冲，喉间呃呃连声，声短而频，自己不能控制为特征，病位在胃，与脾、肺、肝、胆有密切关系。

验方一

【药物组成】黄连 15 克、陈皮 10 克、陈艾叶 3 克、紫苏叶 10 克。

【适应证】一切原因引起的呃逆。

【制用方法】水煎服，1 日 1 剂，1 日 3 次。

验方二

【药物组成】丁香 9 克、柿蒂 30 克、高良姜 10 克、旋覆花（布包）30 克、炙甘草 6 克、吴茱萸 6 克、肉桂 6 克、姜厚朴 10 克、炒枳实 6 克、代赭石（布包）20 克。

【适应证】胃寒型呃逆。长期过食生冷或久服寒凉药物而致的呃声沉缓，膈间及胃脘不舒，得温热则减轻，得寒冷则加重，饮食减少，舌苔白腻，脉象迟缓。

【制用方法】水煎服，1 日 1 剂，1 日 3 次。

验方三

【药物组成】柿蒂 30 克、生大黄 10 克、厚朴 30 克、枳实 20 克、竹叶 10 克、清半夏 10 克、生石膏（先煎）60 克、麦冬 30 克、人参 10 克、甘草 9 克、粳米 50 克、栀子 6 克。

【适应证】长期喜食辛辣而致的呃声洪亮，冲逆而出，口臭烦渴，喜欢冷食，小便短赤，大便秘结，舌苔黄，脉滑数。

【制用方法】水煎服，1日1剂，1日3次。

验方三

【药物组成】炒川楝子9克、郁金60克、旋覆花（布包）30克、柿蒂15克、人参10克、石斛6克、生姜10克、代赭石（包煎）30克、甘草10克、姜半夏60克、大枣6枚、绿萼梅15克。

【适应证】脾胃失调，痰阻中焦，肝气乘肺胃而致的呃逆连声不断，胸胁胀闷，情绪抑郁，脘痞恶心反胃，食少纳呆，头目昏眩，舌苔薄腻，脉弦而滑。

【制用方法】水煎服，1日1剂，1日3次。

验方四

【药物组成】人参30克、丁香6克、干姜15克、炙甘草10克、炒白术60克、肉桂10克、制黑附子（先煎15分钟）30克、吴茱萸6克、砂仁（后下）12克、柿蒂20克、陈皮10克、太白米1克。

【适应证】脾胃阳虚，运化无权，升降失常，胃失和降，虚气上逆而致的呃逆低沉无力，气不得续，面色苍白，食少困倦，腹胀便溏，口淡无味而不渴，舌胖色淡，苔白，脉细弱无力。

【制用方法】水煎服，1日1剂，1日3次。

验方五

【药物组成】炙枇杷叶（布包）6克、石斛10克、柿蒂30克、炒刀豆6克、炒扁豆5克、沙参30克、麦冬60克、生地黄18克、冰糖（兑化）10克、玉竹10克、知母10克、旋覆花（布包）10克。

【适应证】适用于热病后期的胃阴耗伤，难以和降，挟虚火上冲而致的呃声急促但不接续，口干舌燥，烦躁不安，知饥但不思食，舌红而干，或有裂纹，脉细数。

【制用方法】水煎服，1日1剂，1日3次。

眩　晕

眩晕即自感头晕眼花，自觉旋转不定，甚则仆倒，或伴有恶心呕吐、耳鸣、汗出、脑内空虚、头痛脑鸣等症。导致眩晕的原因很多，临床以分类辨证、对证施治为根本。

验方

【方名】吴氏镇晕汤。

【药物组成】陈皮25克、姜半夏25克、防风7克、羌活7克、甘草3克、枳实（麸炒）8克、地龙（酒炒）9克、天麻9克、川芎8克、黄芩（酒炒）8克、白芷7克、细辛7克、制南星7克、生姜3克、大枣3枚。

【适应证】一切原因引起的眩晕。

【制用方法】水煎服，1日1剂，1日3次。

【加减变化】气虚者，加人参10克、黄芪15克、白术20克；血虚者，加当归（酒炒）15克、阿胶（烊化）30克，川芎剂量加大1～2倍；有热者，加姜黄连7克、竹茹3克；颈椎病者，加葛根10克、独活10克、姜黄15克，羌活剂量加大一二倍；血压高者，加牛膝15克、鬼针草90克、毛冬青20克；有痰者，加白术10克、茯苓30克、旋覆花（布包）10克、桔梗15克；手脚冰冷，冬天怕冷者，加干姜10克、肉桂10克、制黑附子（先煎 15 分钟）60 克；头痛眩晕，面红目赤，口苦咽干，烦躁易怒者，加柴胡 15 克、栀子 10 克、菊花 10 克、钩藤（后下）30 克、龙胆草 6 克；眩晕头重，不欲活动，胸闷恶心，少食贪睡者，加白术 10 克，重用半夏、天麻；眩晕耳鸣，头痛目胀，失眠烦躁，腰膝酸软，四肢麻木者，加钩藤（后下）30 克、石决明（先煎）60 克、怀牛膝 30 克、白芍 10 克、杜仲 30 克、桑寄生 20 克、黄芩 10 克、茯神 15 克。

不 寐

不寐相当于西医的失眠病，临床分为虚、实两大类，是以入睡困难，或者睡后易醒，睡眠时间明显减少为主症的疾病。

验方

【方名】吴氏促眠汤。

【药物组成】朱茯神 90 克、炒酸枣仁 60 克、人参 25 克、生石膏（先煎）15 克、灯芯 10 克、龙齿 60 克、龙眼肉 30 克、陈皮 15 克、姜半夏 15 克、炒枳实 10 克、竹茹 10 克、麦冬 30 克、甘草 6 克、远志肉 20 克、金刷把 30 克。

【适应证】不寐。对长期失眠久治不愈者有特效。

【制用方法】水煎服，1 日 1 剂，1 日 4 次。

【加减变化】睡卧不宁，多梦易醒，烦躁易怒，胸胁胀满，目赤口苦，大便秘结，小便短赤，舌红苔黄，脉弦数者，去人参，加香附子 15 克、郁金 30 克、枳壳 12 克、龙胆草 9 克、柴胡 30 克、大黄 8 克、车前草 30 克；头重头痛，痰多胸闷，恶心厌食，心烦口苦者，加黄连 9 克、栀子 15 克、珍珠母（先煎）20

克、焦三仙各 20 克、竹茹 15 克；多梦烦躁，口干渴，面赤烘热，口舌生疮，小便短赤，舌尖红，脉数者，加车前草 20 克、栀子 9 克、甘草梢 6 克、木通 9 克；心烦不寐，入睡困难，心悸，头晕，耳鸣健忘，腰酸腿软，潮热盗汗，口苦津少者，加黄连 30 克、阿胶（烊化）60 克、玄参 30 克、生地黄 15 克、熟地黄 15 克、竹茹 20 克、五味子 60 克、丹参 30 克；多梦易醒，心悸健忘，头晕目眩，肢倦神疲，饮食无味，面色少华者，加熟地黄 30 克、炒柏子仁 30 克、炒白芍 30 克、阿胶 60 克、当归身 15 克、黄芪 10 克、益智仁 10 克；失眠多梦，易惊醒，胆怯心悸，遇事易惊，气短倦怠，小便清长者，加茯苓 10 克、石菖蒲 60 克。

多梦、噩梦

验方

【药物组成】明琥珀（研末冲服）60 克、朱茯神 80 克、炙远志 20 克、炒酸枣仁 20 克、灵芝 60 克、龙眼肉 20 克、夜交藤 30 克、麦冬 30 克、金箔 20 克、灯芯 15 克。

【适应证】适用于多梦、噩梦、淫乱梦以及不寐（重度失眠），经治疗无效者。

【制用方法】水煎服，2 日 1 剂，1 日 3 ~ 4 次，饭后 40 分钟服用。

汗　证

汗证是一种病理性汗液外泄的病证。临床有自汗、盗汗、脱汗、战汗、黄汗之分，是一种常见病。睡醒时汗出，动则尤甚者为自汗；睡中汗出，醒来即止者为盗汗；大汗不止或汗出如油，肢冷息微者为脱汗；热病中恶寒战栗而后汗出者为战汗；汗色发黄而染衣者为黄汗。本病多由肺卫不固、营卫失调、气阴亏虚、温热迫蒸而致腠理开阖不利所致，相关脏腑有心、肺、脾、肾。

汗证以虚为主，补虚是其基本治疗原则。肺卫不固者益气固卫，营卫失调者调和营卫，气阴亏虚者益气养阴，湿热迫蒸者清化湿热。除内服药外，尚可与食物疗法、外治疗法相结合，以提高疗效。

第一章　内科

验方一

【药物组成】桂枝30克（去皮）、白芍120克、炙甘草15克、生姜10克、大枣10枚、五味子60克。

【适应证】平时表虚，复感风邪，营卫不和，卫气失固，阴液外泄。症见汗出恶风，周身酸楚，寒热往来，苔薄白，脉缓。

【制用方法】水煎服，1日1剂，1日3次。

【加减变化】心悸失眠，加龙骨（先煎）30克、牡蛎（先煎）30克、龙眼肉10克；表虚汗多，加黄芪30克、党参10克；寒热往来，周身酸痛明显，加葛根15克。

验方二

【药物组成】升麻（酒炒）6克、柴胡6克、当归9克、黄芪30

克、防风（酒炒）3 克、陈皮 6 克、炒白芍 60 克、人参 10 克、白术 30 克、炙甘草 6 克、五味子 30 克。

【适应证】脾肺气虚，气不摄汗，肌腠不固引起的气虚自汗。症见汗自出，动则益甚，畏寒，气短乏力，面色无华，舌淡苔白，脉细弱。

【制用方法】水煎服，1 日 1 剂，1 日 3 次。

验方三

【药物组成】桂枝（去皮）30 克、炒白芍 120 克、炙甘草 10 克、生姜 15 克（去皮）、大枣 10 克、制黑附子（先煎 15 分钟）60 克、人参 5 克、炙五味子 60 克、麻黄根 10 克。

【适应证】平时素有阳虚，卫外不固，或久病伤阳，阳气过耗，不能敛阴，阴液外泄。症见汗自出，动则加重，形寒肢冷，纳少腹胀，喜热饮，小便无力清长，大便溏薄，面色㿠白，舌淡苔白，脉沉迟。

【制用方法】水煎服，1 日 1 剂，1 日 3 次。

验方四

【药物组成】天花粉 10 克、麦冬 10 克、知母 30 克、生石膏（先煎）60 克、甘草 6 克、粳米 30 克、芦根 60 克、白薇 10 克、五味子 30 克。

【适应证】肺胃久热伤阴，蒸蒸汗出，口渴喜冷饮，面赤烘热，烦躁不宁，大便干结，舌红苔黄，脉洪大数。

【制用方法】水煎服，1 日 1 剂，1 日 3 次。

验方五

【药物组成】浮小麦 20 克、五倍子 10 克、白术 25 克、茯神 10

克、黄芪 30 克、龙眼肉 10 克、炒酸枣仁 15 克、人参 10 克、炙甘草 6 克、当归 10 克、制远志 10 克、龙骨（先煎）30 克、牡蛎（先煎）30 克、炙五味子 30 克、麻黄根 3 克。

【适应证】长期精神过用，心脾两虚，心失血养，睡则汗出，醒则汗止，心悸少寐，面色无华，气短神疲，舌淡苔薄白，脉细无力。

【制用方法】水煎服，1 日 1 剂，1 日 3 次。

验方六

【药物组成】青蒿 10 克、当归 15 克、秦艽 9 克、生地黄 30 克、知母 30 克、熟地黄 30 克、黄芪 30 克、黄芩 9 克、黄柏 9 克、黄连 6 克、地骨皮 15 克、制龟板（先煎）30 克、制鳖甲（先煎）30 克、五味子 30 克。

【适应证】劳倦内伤，亡血失精，或肺痨久咳，阴血亏损，虚火内炽，迫液外泄。症见潮热盗汗，虚烦少寐，五心烦热，口干咽燥，腰膝酸软，形体消瘦，舌红少苔，脉细数。

【制用方法】水煎服，2 日 1 剂，1 日 3 次。

验方七

【药物组成】山茱萸 120 克、人参 30 克、熟地黄 60 克、麦冬 30 克、炙五味子 60 克、五倍子 30 克。

【适应证】热病严重期，暴吐暴泻，虚阳外越的阴脱。症见大汗不止，热而黏稠，汗出如油，身热，手足发热，口渴喜冷饮，呼吸气粗，体倦神疲，舌干口红，脉细数无力。

【制用方法】水煎服，1 日 1 剂，1 日 3 次。

验方八

【药物组成】人参 30 克、五味子 60 克、黄芪 60 克、制黑附子

（先煎15分钟）60克、煅牡蛎（先煎）30克、煅龙骨（先煎）30克、麦冬20克、五倍子15克。

【适应证】久病伤阳，阳气虚微，或阴脱之后，阳随汗脱，阳不敛阴，汗液大泄。症见大汗淋漓，汗出如珠，清稀而凉，肢冷面白，精神疲惫，呼吸微弱，口渴喜热饮，舌苔淡白，脉微欲绝。

【制用方法】水煎服，1日1剂，1日4次。

验方九

【药物组成】葛根30克、党参30克、生姜15克，大枣10克。

【适应证】邪热内盛，稽留不退，正邪相争，发热口渴，恶寒战栗，继而汗出，舌苔黄，脉浮数。

【制用方法】水煎服，1日1剂，1日3次。

验方十

【药物组成】女贞子10克、茵陈60克、五味子15克、黄芩10克、猪苓15克、茯苓30克、白术30克、桂枝20克、泽泻10克。

【适应证】湿热蕴积，熏蒸肝胆，胆汁随汗液外渍皮肤。症见汗色黄如柏汁，口苦纳呆，身体浮肿，小便不利，舌苔黄腻，脉弦滑。

【制用方法】水煎服，1日1剂，1日3次。

验方十一

【药物组成】五倍子50克、五味子100克、明矾30克、浮小麦50克。

【适应证】各种汗证。

【制用方法】共研细末，用生姜汁调和如干泥，外贴肚脐，1

日1换。

验方十二

【药物组成】当归60克、黄芪20克、生地黄20克、熟地黄20克、黄连20克、黄柏20克、黄芩20克、五味子60克、麦冬12克、龙骨（先煎）60克、牡蛎（先煎）20克、茯神18克、灯芯10克、茯苓30克、人参20克、生姜18克、大枣12枚。

【适应证】适用于一切类型自汗、盗汗、多汗、手足心出汗等。有特效。

【制用方法】水煎服，2日1剂，1日3次，饭后30分钟温服。

【提示】此方剂量是成人量，凡小儿服用，依此方剂量减少1/2或4/5即可。

【禁忌】服药期间不喝酒，不抽烟，不能劳累，不能熬夜，不能吃辛辣刺激性食物，不吃生冷、油炸、油腻食物。

验方十三

【药物组成】龙骨（先煎）10克、牡蛎（先煎）10克、五味子10克。

【制用方法】用于自汗、盗汗，汗出不止者。成人、小儿通用。

【制用方法】共研细末，每晚睡前外扑，或用温水调和如泥，外贴肚脐、脚心。

【附】汗证饮食疗法：

1. 黑豆100克、大枣10枚，煮烂，每日适量食之。

2. 鸭血100克、糯米50克，煮烂食之。

肌无力病

肌无力病属于中医痿证、虚劳、痹证等的范畴，临床以肢体痿软，运动无力，重则不能行走，纳食困难，言语不清，头不能举等症多见。本病的早期病根在肝、脾、肾、肺，病久则五脏六腑受累而病，需要全面顾及。

验方一

【药物组成】升麻（酒炒）6克、当归（酒炒）15克、柴胡6克、人参20克、炒白术30克、炙甘草6克、牛蒡根30克、金针菇30克、鸡血藤30克、黄芪60克、川芎15克、白芍（酒炒）15克、砂仁（后下）10克、生姜5克、大枣10克、焦三仙各20克。

【适应证】重症肌无力。

【制用方法】水煎服，1日1剂，1日3次。

验方二

【方名】吴氏壮骨起痿丸。

【药物组成】牛筋60克、鹿筋90克、人参120克、天麻50克、黄芪150克、党参90克、黄柏（酒炒）50克、续断（酒炒）60克、制龟板（先煎）90克、熟地黄100克、炒白芍60克、当归150克、锁阳90克、鹿茸90克、金针菇150克、牛蒡根90克、豹骨300克、沙棘果100克、砂仁60克、陈皮60克、黄精90克、杜仲（青盐水炒）90克、枸杞90克、红景天60克、藏红花100克、大枣肉60克、千斤拔60克。

【适应证】重症肌无力，症见腰酸腿软，行走困难。

【制用方法】上药共研 300 目细末，炼蜜为丸，每丸重 20 克，1 日 3 次，每次 1 丸。

湿 阻

湿阻是中医的一个病名，是指因湿邪阻滞中焦，脾胃受累，运化功能减弱，以脘腹满闷、肢体困重、纳食呆滞、口淡、全身困重乏力、舌苔腻等为主要临床特征的外感病。古代又称为"湿证""湿病""伤湿"。湿阻之病，在江南、沿海等潮湿地区，尤其是在夏令梅雨季节较为常见，由于本病的主症为身困食少，所以影响患者的工作和生活。中医药对湿阻的治疗有较强优势，可以取得理想的效果。

验方

【药物组成】炒白术 30 克、炙甘草 10 克、苍术 9 克、薏苡仁 160 克、藿香 6 克、茯苓 60 克、陈皮 15 克、白芥子 15 克、防风 6 克、制天南星 18 克、桔梗 9 克、法半夏 30 克、生姜 15 克、大枣 6 枚。

【适应证】适用于一切湿阻中焦，脾胃功能下降之病证。症见身体困重，头重目眩，疲倦乏力，气短懒言，心悸怔忡，心急心慌，易感冒，胃脘不适，不思饮食，恶心欲呕，泛酸反胃，四肢不温，全身关节或者肌肉酸困疼痛、麻木不仁，皮肤油腻等。

【制用方法】水煎服，1 日 1 剂，1 日 3 次，饭后 30 分钟温服。

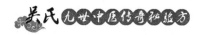

脱发、白发、头屑

验方一

【药物组成】石楠叶 30 克、霜桑叶 10 克、桑葚 15 克、头发七 18 克、补骨脂（青盐水炒）16 克、茯神 10 克、侧柏叶 15 克、熟地黄 15 克、山茱萸 16 克、骨碎补（青盐水蒸）60 克、鹿茸 10 克、当归头（酒炒）10 克、女贞子（炙）18 克、旱莲草 19 克、何首乌（炙）18 克、枸杞 15 克、黄柏（酒炒）15 克、黄柏（青盐水炒）18 克、黄柏 18 克、砂仁（后下）10 克、金丝带 15 克、生姜 15 克、大枣 6 枚。

【适应证】适用于一切脱发、白发，不分类型，通治。

【制用方法】水煎服，1 日 1 剂，1 日 3 次，饭后 30 分钟温服。

验方二

【药物组成】夜交藤 100 克、石楠叶 30 克、霜桑叶 10 克、头发七 18 克、干姜 16 克、侧柏叶 15 克、骨碎补 160 克、旱莲草 19 克、何首乌 18 克、黄柏 180 克、金丝带 30 克。

【适应证】适用于一切脱发、白发，不分类型通治；头屑多，头发易走油。

【制用方法】水煎浓汁，趁热洗头，2 日 1 剂，1 日 3 次，内服 1 日 3 次，饭后 30 分钟温服。

【特注】本方配合验方一疗效更佳。

验方三

【药物组成】黑豆（黄酒蒸熟）100 克、石楠叶 60 克、何首乌

（黄酒蒸熟）100克、霜桑叶60克、头发七60克、干姜炭60克、侧柏叶（炒）90克、骨碎补（黄酒蒸熟）180克、熟地黄80克、黄柏100克、黄柏（酒炒）60克、黄柏（青盐水炒）60克、鹿茸90克、补骨脂（青盐水炒）60克、当归60克、人参100克、枸杞（炙）60克、女贞子（炙）90克、旱莲草100克、金丝带50克、山药60克、黑芝麻（炒熟）300克。

【适应证】适用于一切脱发、白发，不分类型，通治。面色无华，年少显老等也有佳效。

【制用方法】共研细末，炼蜜为丸，每丸重20克，1日3次，每次1丸，饭后30分钟温服。

【特注】蜂蜜必须纯正，蜂蜜与药粉比例为4∶5，炼蜜时间不少于3分钟，蜂蜜沸腾后将表面白沫去除不用。

睾丸炎

验方

【药物组成】马鞭草60克、白茅根120克、鲜车前草60克、石韦（去毛）18克、萹蓄20克、瞿麦9克、海金沙20克、黄柏20克、凤尾草12克、甘草6克、冬葵子20克、泽泻18克、灯芯10克、茯苓30克、金钱草120克、玉米须18克。

【适应证】适用于一切类型急慢性睾丸炎。症见睾丸肿大、疼痛，小便不通，小便淋漓不畅，尿不尽等。有特效。

【制用方法】水煎服，2日1剂，1日3~5次，饭后30分钟温服。

【提示】此方剂量是成人量，凡小儿服用，依此方剂量减少

1/4 即可。

【**禁忌**】服药期间不喝酒，不抽烟，不能劳累，不能熬夜，不能吃辛辣、麻辣等刺激性食物，不吃生冷、油炸、油腻食物。

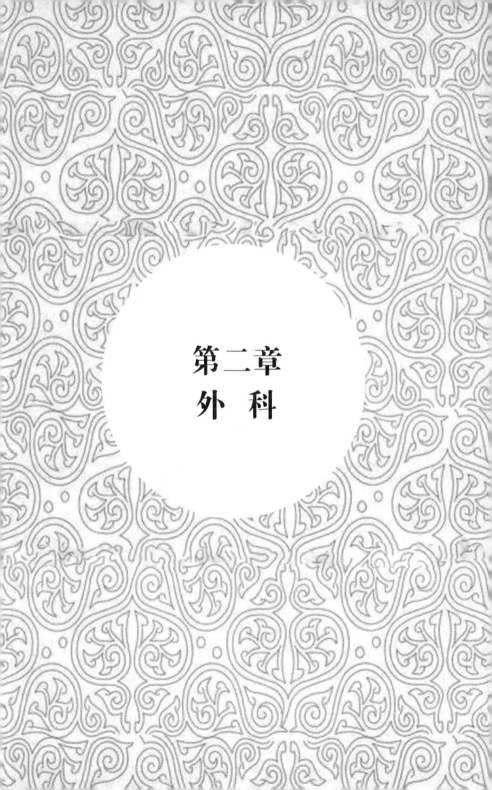

第二章

外　科

痈疽疮毒

验方一

【药物组成】金银花60克、连翘35克、牛蒡子15克、甘草5克、酒大黄10克、制乳香（研末冲服）3克、当归尾（酒炒）24克、皂角刺9克、煅石决明（先煎）9克、红花9克、千年沉香6克、穿山甲（沙土炒，研末冲服）6克、天花粉15克、白芷7克、防风6克、羌活8克、浙贝母12克。

【适应证】一切痈疽、发背、脑疽、对口、丹瘤、瘰疬、疔疮、湿痰流注、肿胀疼痛等。

【制用方法】水煎服，1日1剂，1日3次，服药后饮白酒1小杯。

【禁忌】禁食一切辛辣刺激食物。

验方二

【药物组成】皂角刺15克、紫花地丁30克、金银花60克、当归尾18克、白芍3克、川芎7克、黄芪45克、桔梗15克、甘草3克、刘寄奴24克、栀子9克、连翘15克、天花粉10克、七叶一枝花20克、红花3克、精制马钱子（研末冲服）2克。

【适应证】一切恶疮痈疽、瘰疬、疔疮，红肿胀痛，皮破流脓。

【制用方法】水煎服，1日1剂，1日3次。

【禁忌】禁食一切辛辣刺激食物。

验方三

【药物组成】人参 9 克、肉桂 4 克、制白附子（先煎 40 分钟，去沫）6 克、生黄芪 15 克、炙黄芪 15 克、生地黄 12 克、熟地黄 12 克、玄参 12 克、麻黄 3 克、透骨草 30 克、制川乌 5 克、制草乌 5 克、全蝎 10 克、金银花 60 克、败酱草 25 克、土炒白术 12 克、桔梗 18 克、连翘 30 克、全当归 30 克、陈皮 8 克、白芷 15 克、千里光 21 克。

【适应证】骨髓炎、骨瘤、骨风、痈疽疮毒，皮破流脓，久不收口，久治不愈。

【制用方法】水煎服，1 日 1 剂，1 日 3 次。

【禁忌】禁食一切辛辣刺激食物。

验方四

【方名】天下第一万应丹。

【药物组成】酒全当归 85 克、酒白芍 60 克、酒黄芩 60 克、酒黄连 60 克、盐黄柏 60 克、酒栀子 60 克、酒大黄 60 克、金银花 150 克、明雄黄 30 克、全蝎 30 克、连翘 120 克、制川乌 45 克、透骨草 210 克、寻骨风 75 克、麻黄 35 克、黄芪 250 克、紫花地丁 150 克、白芷 160 克、桔梗 175 克、炙山甲 50 克、天花粉 165 克、甘草 120 克、川芎 185 克、炒白术 155 克、防风 115 克、荆芥 115 克、浙贝母 125 克、人参 100 克、石打穿 225 克、醋制香附子 130 克、木香 35 克、野菊花 105 克、七叶一枝花 150 克、板蓝根 240 克、赤芍 60 克、丹皮 60 克、玄参 60 克、红藤 160 克、紫珠 60 克、白及 60 克、广三七 120 克、血竭 35 克、制水蛭 50 克、虻虫 30 克、砂仁 80 克、制马钱子 60 克、海马 55 克、制首乌 120 克、千年健 115 克、朱砂 10 克、陆英 100 克、薏苡仁 160 克、雪山一枝蒿 30 克、藏红花 55 克。

【适应证】一切疮毒湿疹、皮炎、皮癣、骨瘤、骨髓炎、痈疽疮疡，不论初期还是年久均可使用。

【制用方法】共研细末，炼蜜为丸，每丸重 10 克，内服每次 1 丸，每日 3～6 次，如为散剂，或装胶囊，每次服 3～6 克，每日 3～6 次。

【加减变化】病在头部，以薄荷（后下）25 克、桑叶 25 克、杭白菊 25 克煎水冲服；病在下部，以牛膝 30 克、水灯草 30 克煎水冲服；病在中部，以苍术 30 克、枳实 20 克煎水冲服；病在上部，以羌活 18 克、竹叶 12 克煎水冲服；病在全身、四肢，以桂枝 6 克、桑枝 6 克、独活 18 克、丝瓜络 50 克、葛根 12 克煎水冲服。气血大虚，重用人参；疼痛难忍，重用乳香、没药，另加粟壳 10 克，煎水冲服。

验方五

【药物组成】川芎 10 克、当归 10 克、白芍 10 克、生地黄 10 克、龙胆草 6 克、栀子 6 克、黄连 5 克、酒知母 6 克、盐黄柏 8 克、连翘 30 克、银柴胡 5 克、泽泻 6 克、木通 3 克、滑石（布包）18 克、芦荟 5 克、甘草 2 克、防风 7 克、萆薢 15 克、淡竹叶 10 克、水灯草芯 10 克。

【适应证】阴囊生疮，湿疹，阴部发热、痒痛、肿胀。

【制用方法】水煎服，1 日 1 剂，1 日 3 次。

【禁忌】禁食大肉及一切辛辣刺激食物。

验方六

【药物组成】川芎 12 克、当归 12 克、生地黄 15 克、玄参 15 克、麦冬 8 克、酒栀子 12 克、酒知母 3 克、七叶一枝花 15 克、威灵仙 24 克、败酱草 25 克、连翘 15 克、黄连 6 克、土茯苓 120 克、甘草 3 克、泽泻 6 克、升麻 6 克、牛蒡子 6 克、黄芪 60 克、千里光 20 克、地肤子 6 克、淡竹叶 30 克、水灯草芯 30 克。

【适应证】阴虚火旺型之阴部生疮，湿疹，梅毒，阴部发痒、肿热作痛。

【制用方法】水煎服，1 日 1 剂，1 日 3 次。

验方七

【药物组成】土茯苓 150 克、金银花 60 克、山豆根 10 克、甘草 3 克、草河车 15 克、生大黄 6 克、栀子 8 克、黄连 10 克、黄柏 10 克、当归 10 克、牛黄（兑服）6 克、败酱草 30 克、蒲公英 30 克、紫花地丁 30 克、连翘 15 克、威灵仙 30 克、苍术 15 克、蚤休 12 克、萆薢 15 克、千里光 30 克、鸡血藤 30 克、淡竹叶 30 克、水灯草芯 30 克。

【适应证】痈疽疮毒急性期，初发作者。

【制用方法】水煎服，1 日 1 剂，1 日 3 次。

验方八

【药物组成】土茯苓 80 克、金银花 100 克、草河车 30 克、白鲜皮 15 克、萆薢 15 克、盐黄柏 12 克、甘草 3 克、全当归 35 克、七叶一枝花 10 克、黄芪 60 克、云茯苓 15 克、人参 5 克、生地黄 10 克、熟地黄 10 克、海马（研末冲服）6 克、玄参 30 克、精制马钱子（研末冲服）3 克、白芷 6 克、牛膝 18 克、淡竹叶 30 克、水灯草芯 30 克。

【适应证】痈疽疮毒，阴阳两虚，久治不愈。

【制用方法】水煎服，1 日 1 剂，1 日 3 次。

验方九

【药物组成】生川乌 5 克、生白附子 3 克、生狼毒 15 克、生马钱子 6 克、冰片（另包，后下）15 克、蛇床子 8 克、黄连 20 克、重楼 35 克、黄芩 10 克、金银花 30 克、赤芍 10 克、天花粉 10 克、黄柏 10 克、丹皮 10 克、苦参 60 克、白鲜皮 30 克、草薢 30 克、紫草 15 克、贯众 12 克、大黄 10 克、苦楝皮 15 克。

【适应证】一切痈疽疮毒。

【制用方法】水煎外洗，1 日数次，勿入口、眼。

验方十

【药物组成】青黛 50 克、樟脑 10 克、冰片 35 克、轻粉 2 克、黄柏 150 克、硇砂 10 克、硼砂 10 克、雄黄 10 克、黄连 50 克、蚤休 85 克、大风子 10 克、金银花 150 克。

【适应证】一切痈疽疮毒。

【制用方法】共研细末，将药粉直接敷在患部，每日 3～6 次，勿入口、眼。

验方十一

【药物组成】当归 18 克、紫草 12 克、麻黄 3 克、黄连 10 克、黄芩 9 克、黄柏 9 克、苦参 9 克、甘草 3 克、栀子 6 克、草薢 9 克、木瓜 10 克、红花 3 克、熟大黄 6 克、苍术 60 克。

【适应证】黄水疮，久治不愈或愈后反复发作。

【制用方法】水煎服，1 日 1 剂，1 日 3 次。

验方十二

【药物组成】黄柏 30 克、黄连 25 克、栀子 25 克、苦参 25 克、黄芩 25 克、白鲜皮 25 克、冰片 30 克、蛤粉 50 克、煅石膏 50 克、枯矾 30 克、轻粉 25 克、青黛 35 克、硼砂 15 克、血竭 10 克。

【适应证】一切痈疽疮毒。

【制用方法】上药共研细末，用凉水调搽，冬天用麻油调搽，也可直接涂搽在疮上。每日 3 次。

验方十三

【方名】吴氏黄蜡膏。

【药物组成】生桐油（纯正上等品，无渣）1 000 克、黄蜡 200 克、冰片 150 克、血余炭 80 克、血竭 50 克、麝香 10 克。

【适应证】一切痈疽疮毒，皮肤久烂不愈，伤口不愈合，具有拔毒去瘀、生肌愈合之特效，号称"天下无双膏"。

【制用方法】先将上药共研极细末（黄蜡、血余炭除外）；再将桐油烧开，速放入黄蜡搅拌匀，取出（熄火）后速放入所有药粉，充分搅拌；最后置于纸或布上，贴在患处。一般 3 日即愈。本方非良贤者不传。

疔 疮

疔疮是临床常见病、多发病，祖国医学中多有叙述，并非难治之症，因其病势发展迅速（本病的特点），故需多加注意。《医宗金鉴》说："由恣食厚味，或中蛇蛊之毒，或中疫死牛、马、猪、羊之毒，或受四时不正疫气，致生是证。"本病主要是火热蕴结为患，或因过食膏粱厚味、醇酒、辛辣炙煿之品，以致脏腑蕴热，火毒结聚而成；或因外感火热之邪；或因昆虫咬伤，皮肤破损等，复染毒邪，蕴蒸肌肤而成。

由于头面为诸阳之首，火毒蕴结则易助益火势，反应剧烈，变化迅速，如不及时治疗，或不慎碰伤、挤压，或过早切开，皆能助长火毒，以致正不胜邪，毒邪入于营血，则可引起走黄而成危证。

西医学认为，本病多为金黄色葡萄球菌侵入皮肤所引起的单个毛囊及其周围组织的急性化脓性疾病。发于危险三角区（鼻、上唇周围）的疔疮，当病情加重或被挤碰时，病菌可经没有静脉瓣的内眦静脉、眼静脉进入颅内，引起颅内感染而导致死亡。

验方一

【药物组成】皂角刺 30 克、黄连 30 克、紫花地丁 30 克、浙贝母 20 克、天花粉 30 克、炮山甲（研末冲服）30 克、赤芍 60 克、金银花 120 克、黄柏 18 克、栀子 20 克、甘草 3 克、连翘 60 克、牛蒡子 20 克、七叶一枝花 20 克、灯芯 10 克、精制马钱子（研末冲服）12 克。

【适应证】适用于疔疮初起、发背、恶疮痈疽、瘰疬、脑疽、乳痈等，红肿胀痛，皮破流脓。

【制用方法】水煎服，2 日 1 剂，1 日 3～5 次。

【禁忌】禁食一切辛辣刺激食物。

验方二

【药物组成】皂角刺 30 克、牡蛎（先煎）30 克、紫花地丁 30 克、天花粉 30 克、地骨皮 30 克、木通 10 克、金银花 300 克、炙乳香 18 克、炙没药 18 克、栀子 20 克、野菊花 30 克、连翘 60 克、牛蒡子 20 克、七叶一枝花 20 克、大黄 10 克、精制马钱子（研末冲服）12 克。

【适应证】适用于疔疮治疗不及而走黄，头面发肿，毒气内攻，烦闷欲死者。

【制用方法】水煎服，2 日 1 剂，1 日 4~6 次。

【加减变化】脉实、大便秘结者，加朴硝（化服）60 克；人事不知或出现昏迷者，加犀角粉（可用羚羊角粉 60 克代替，冲服）15 克、麝香 1 克（分 10 次兑服）、牛黄 2 克（分 10 次兑服）。

【禁忌】禁食一切辛辣刺激食物。

验方三

【药物组成】乳香 10 克、没药 10 克、黄连 30 克、蟾酥 30 克、金银花 120 克、胆矾 10 克、麝香 3 克、明雄黄 10 克、朱砂 10 克、黄柏 18 克、栀子 20 克、轻粉 10 克、枯矾 60 克、寒水石 20 克、七叶一枝花 20 克、铜绿 10 克、精制马钱子（研末冲服）12 克。

【适应证】适用于疔疮、发背、恶疮痈疽、瘰疬、脑疽、乳痈等，红肿胀痛，皮破流脓。

【制用方法】共研细末，白开水送服，1 日 3 次，1 次 3 克。

【特注】可取少许药粉，用麻油调和如稀泥，外贴患处，6 小时 1 换。

【禁忌】禁食一切辛辣刺激食物。

牛皮癣（神经性皮炎、银屑病）

牛皮癣是在皮肤上反复出现多层竭色、银白色干燥的鳞屑和丘疹，搔之脱屑，发痒，是一种非常顽固的皮肤病。现代医学无法根治。旧有"看病莫治癣，治癣活丢脸"的说法，由此可知其难治的程度。

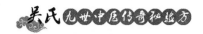

验方一

【药物组成】犀角粉（可用羚羊角粉30克代替，冲服）8克、黄连8克、玄参30克、桔梗15克、甘草3克、大黄6克、薄荷（后下）8克、青黛9克、生地黄30克、白花蛇（研末冲服）1条、全蝎9克、白芍6克、赤芍9克、牡丹皮30克、紫草15克、僵蚕30克、丹参18克、槐花15克、鸡血藤30克、益母草120克、金银花120克、白茅根60克。

【适应证】主治初期血热型牛皮癣。

【制用方法】水煎服，2日1剂，1日3次。

【禁忌】禁食牛肉、羊肉、狗肉、鸡肉、鸡蛋、香菜、香椿、辣椒等。

验方二

【药物组成】玄参30克、麦冬30克、生地黄30克、川芎15克、黄连8克、当归身24克、酒炒白芍12克、酒知母6克、乌梅肉9克、薄荷（后下）6克、石莲肉9克、黄柏（蜂蜜炒）18克、天花粉10克、炙甘草6克、鸡血藤21克、土茯苓60克、老龙皮30克、威灵仙18克、山药18克、党参18克、蜂房9克、天冬15克、麦冬15克、制首乌21克、熟地黄21克、制白附子（先煎40分钟，去沫）6克、金银花60克、乌梢蛇60克、草河车12克、干橄榄果35克。

【适应证】牛皮癣，血虚津伤，久治不愈者。

【制用方法】水煎服，2日1剂，1日3次。

【禁忌】禁食牛肉、羊肉、狗肉、鸡肉、鸡蛋、香菜、香椿、辣椒等。

验方三

【药物组成】生白附子 6 克、硫黄 30 克、雄黄 30 克、熟地黄 30 克、五倍子 30 克、黄柏 30 克、蜂房 60 克、僵蚕 30 克、朱砂 12 克、麝香 3 克、紫草 60 克。

【适应证】银屑病。

【制用方法】上药浸泡白酒，15 日后摇匀外擦患部，每日 10 次。

【禁忌】禁食牛肉、羊肉、狗肉、鸡肉、鸡蛋、香菜、香椿、辣椒等。

验方四

【药物组成】黄连 6 克、苦参 12 克、制乳香 8 克、制没药 8 克、白鲜皮 15 克、朱砂莲 12 克、白附子 3 克、乌附片 8 克、生地黄 30 克、大黄 10 克、朱砂 5 克、海桐皮 16 克、荜拨 35 克、制首乌 30 克、旱莲草 30 克、花椒 10 克、黄柏 10 克、雄黄 50 克、硫黄 50 克、麝香 1 克、木槿皮 12 克、冰片 12 克。

【适应证】银屑病。

【制用方法】上药共研细末，以真麻油调如泥状，贴在患部，每日更换 1 次。

【禁忌】禁食牛肉、羊肉、狗肉、鸡肉、鸡蛋、香菜、香椿、辣椒等。

验方五

【药物组成】益母草 100 克、当归 10 克、栀子 16 克、黄连 15 克、黄柏 80 克、芦荟 15 克、甘草 12 克、防风 7 克、萆薢 15 克、泽兰10克、蛇床子10克、明矾（后下）100克、硫黄（后下）60克、海桐皮100克、巴豆20克、大枫子（去壳）20克、苦参60克、稀莶草40克、苍耳子40克、地肤子30克、土槿皮30克、大黄30克、使君子30克、雷丸30克、蜂房30克。

【适应证】牛皮癣及一切顽固性癣，恶疮，疥疮，阴囊生疮、湿疹、痒痛。

【制用方法】水煎取浓汁，外洗，5日1剂，1日3次。可研成细末，用醋调和如泥外贴。

【禁忌】禁食牛肉、羊肉、狗肉、鸡肉、鸡蛋、香菜、香椿、辣椒等。

破伤风

破伤风，是因皮肤、肌肉破损后，复被外感风邪袭入人体经络，渐传入里，侵犯脏腑、骨髓，出现寒热交作，口禁口闭，牙关禁闭，或咬舌咬唇，角弓反张，口吐白沫，四肢痉挛，全身乏力，头晕，头痛，局部肌肉发紧，窒息，心力衰竭等危险证候。破伤风潜伏期通常在七八日，有的在24小时内发作，也有潜伏期长达数月、数年者。除外伤后感受风邪之外，被狗、猫等动物咬伤或者划伤皆会导致破伤风。破伤风入阴则身凉自汗，伤处反而平陷如常，此为毒已内陷，危证即将发作，故而不可不察，切不可大意！

验方一

【药物组成】生白附子（先煎40分钟，去沫）15克、白芷10克、防风13克、天麻10克、制天南星12克、羌活9克、秦艽9克。

【适应证】破伤风，症见四肢抽搐，弓角反张，咬牙缩舌，牙关禁闭，人事不知或时昏时止者。

【制用方法】水、黄酒各半煎服，1日1剂，1日3次。

【加减变化】四肢抽搐，角弓反张，咬牙缩舌严重者，加僵蚕30克、钩藤（后下）30克、木瓜30克、蝉蜕30克、益母草100克。

验方二

【药物组成】皂矾（炒至红色）15克、猪牙皂（去皮弦，以好明矾75克布包，同猪牙皂煮，化开明矾再煮令干，取出晒干为极细末）120克，南细辛（去土、叶，研极细末）35克、朱砂（水飞）10克、麝香5克、牛黄5克、犀角（可用羚羊角15克代替，研末冲服）6克、制南星（研极细末）25克。

【适应证】破伤风急性发作，不省人事。

【制用方法】共研极细末，黄酒调服（用热酒），1日3次，每次10克。并用3岁以下男孩小便调和药粉如泥，敷在伤口，10小时1换。

【特注】如嘴无法张开，可取药粉1~3克，放入舌下，几分钟后自醒。

白癜风

白癜风以皮肤上出现无自觉症状的白色斑片为主症，又称为白驳风。其特点为白色斑片，境界明显，四周色暗，大小不等，形态各异，数目不定，局限或泛发，但以面、颈、手背为多，常呈对称性分布。此病病程较长，迁延难愈，偶尔亦有自愈者。无

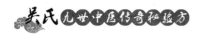

痒痛症状。

验方一

【药物组成】干姜 18 克、附子（先煎 30 分钟，去沫）18 克、肉桂 18 克、熟地黄 30 克、黄芪 30 克、骨碎补 30 克、女贞子 20 克、侧柏叶 12 克、旱莲草 20 克、赤芍 20 克、桃仁 10 克、红花 60 克、枸杞 10 克、鸡血藤 30 克、胡麻仁 15 克、当归（酒炒）15 克、生姜 20 克、大枣 6 枚。

【适应证】白癜风。

【制用方法】水煎服，1 日 1 剂，1 日 3 次。

验方二

【药物组成】熟地黄 30 克、女贞子 30 克，墨旱莲 40 克、菟丝子 30 克、制首乌 50 克、补骨脂 60 克、蛇床子 20 克、雄黄 20 克、硫黄 20 克、白鲜皮 100 克、生白附子 25 克、密陀僧 120 克。

【适应证】白癜风。

【制用方法】共研粗末，用 60% 以上白酒 500 毫升、米醋 250 毫升浸泡 1 个月后外擦患部，每日 3～6 次。

【特注】本药有毒，切忌入口，擦后也要洗手，以免中毒。同时，注意皮肤的变化，发现疾病已消失，应再坚持擦几日，以巩固疗效，防止复发。

根据临床验证，使用本方治疗，一般 3 日即可见效，轻者 10 日可愈，严重者 1 个多月可愈，愈后皮肤无异样。

皮肤过敏

验方

【**药物组成**】生甘草30克、葛根10克、金银花60克、乌梢蛇18克、贯众16克、僵蚕18克、白前21克、桑枝20克、黄柏22克、通草6克、乌贼骨15克。

【**适应证**】适用于皮肤过敏，瘙痒难忍者。

【**制用方法**】水煎服，1日1剂，1日3次。可同时用此药汁外洗皮肤。

隐疹（荨麻疹）

隐疹是一种皮肤出现红色或苍白风团，时隐时现的瘙痒性、过敏性皮肤病。《医宗金鉴·外科心法要诀》说："此证俗名鬼饭疙瘩，由汗出受风，或露卧乘凉，风邪多中表虚之人，初起皮肤作痒，次发扁疙瘩，形如豆瓣，堆累成片，日痒甚。"本病以皮肤上出现瘙痒性风团，发无定处，骤起骤退，消退后不留任何痕迹为临床特征。一年四季均可发病，老幼都可罹患，有15%～20%的人一生中发生过本病。临床上可分为急性和慢性，急性者骤发速愈，慢性者可反复发作。中医古代文献又称风瘙瘾、风疹块、风疹等。本病相当于西医的荨麻疹。

本病因禀赋不耐，人体对某些物质过敏所致。可因卫外不固，风寒、风热之邪客于肌表；或因肠胃湿热郁于肌肤；或因气血不足，虚风内生；或因情志内伤，冲任不调，肝肾不足，而致

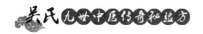

风邪搏结于肌肤而发病。

验方一

【药物组成】 当归 15 克、黄芪 15 克、生地黄 20 克、黄连 20 克、黄芩 20 克、黄柏 20 克、地肤子 20 克、白鲜皮 20 克、蝉蜕 20 克、金银花 120 克、连翘 60 克、荆芥穗 15 克、甘草 15 克、苍耳子 12 克、紫草 15 克、升麻 10 克、牛蒡子 30 克、防风 15 克、全蝎 10 克、萆薢 15 克、麻黄 3 克、苦参 15 克、僵蚕 38 克、薏苡仁 30 克。

【适应证】 适用于早期因湿热所致的荨麻疹，皮肤瘙痒。

【制用方法】 水煎服，2 日 1 剂，1 日 3 次。

验方二

【药物组成】 当归 15 克、黄芪 15 克、熟地黄 20 克、川芎 20 克、白芍 20 克、地肤子 20 克、白鲜皮 20 克、蝉蜕 20 克、益母草 60 克、荆芥穗 15 克、钩藤（后下）15 克、苍耳子 12 克、防风 15 克、全蝎 10 克、萆薢 15 克、苦参 15 克、僵蚕 30 克、小飞扬 30 克、薏苡仁 30 克。

【适应证】 适用于气血两虚所致的荨麻疹，皮肤瘙痒，反复发作，久治不愈。

【制用方法】 水煎服，2 日 1 剂，1 日 3 次。

验方三

【药物组成】 三春柳 120 克、僵蚕 36 克、蝉蜕 18 克、姜黄 9 克、大黄 24 克、蛇床子 60 克、当归 45 克、白鲜皮 60 克、地肤子 60 克、生地黄 120 克、赤芍 30 克、川芎 30 克、荆芥 20 克、防风 38 克、黄芪 90 克、金银花 60 克、连翘 45 克、甘草 20 克、白蒺藜 36 克、陈茶叶（5 年以上）50 克、苍术 90 克、蜀阳泉 60 克、砂仁 30 克、焦三仙各 30 克。

【适应证】适用于顽固性荨麻疹，湿疹，皮肤过敏，瘙痒难忍，久治不愈者。特效。

【制用方法】上药抓 1 剂，共研细末，用正宗蜂蜜和山泉水各一半冲服药粉，1 日 3 次，每次 10~30 克，饭后 40 分钟服用。

瘙瘊（尖锐湿疣）

尖锐湿疣又称生殖器疣、性病疣。是由人类乳头瘤病毒（HPV）所引起的一种良性赘生物。以皮肤黏膜交界处，尤其是外阴、肛周出现淡红色或污秽色表皮赘生物为临床特征。主要通过性接触传染，也可通过接触污秽的内裤、浴巾、浴盆等方式间接传染。本病男女均可罹患，主要发生在性活跃的人群，有一定的自限性，部分病例治愈后会复发，少数尖锐湿疣有癌变的可能，属于中医"瘙瘊"的范畴。

人类乳头瘤病毒属 DNA 病毒，具有高度的宿主性和组织特异性，只侵犯人体皮肤、黏膜，不侵犯动物。病毒通过局部细微损伤的皮肤黏膜而接种在该部，经过一定的潜伏期而出现赘生物。

中医认为，本病主要为性滥交或房事不节，秽浊不洁，感受秽浊之毒，毒邪蕴聚，酿生湿热，湿热下注皮肤黏膜而产生赘生物。

验方一

【药物组成】蒲公英 30 克、红藤 20 克、败酱草 20 克、车前子（布包）20 克、茯苓 12 克、白术 12 克、苍术 12 克、丹皮 12 克、石菖蒲12克、土茯苓160克、薏苡仁60克、滑石（布包）30克、大青叶30克、马齿苋30克、甘草6克、黄柏18克、砂仁（后下）10克。

【适应证】风热外侵，湿毒内蕴，流注皮肤黏膜，郁阻肌肤腠理，久而毒盛，即成此疣。疣体发于男女生殖器上，呈乳头状隆起，色微红、暗红或灰污，表面湿润，凹凸不平，乳头间隙肉腐糜烂，流出脓汁，其味腥臭，时有瘙痒，伴有心烦口苦，小便黄赤，大便干燥不爽，妇女白带量多、味臭，纳差，眠差，舌质红，苔黄而腻，脉弦数或滑数。

【制用方法】水煎服，1日1剂，1日3次，饭前30分钟服用。

验方二

【药物组成】当归25克、赤芍25克、土茯苓25克、薏苡仁30克、白芍10克、苦参10克、桃仁10克、红花10克、熟地黄10克、丹皮10克、牛膝10克、赤小豆10克、炮山甲（研末冲服）10克、山茱萸10克、鹿角霜30克、金银花60克。

【适应证】气血不足，无以载气，则气行无力，又致血行不畅，气血凝结于肌肤，筋血失于荣养则生疣体，其色暗淡无光。症见疣体多发于男女生殖器上，呈乳头状隆起，但不甚明显，表面不平，日久可有瘙痒，并伴有面色不华，倦怠无力，纳差，多梦，舌质淡暗，脉涩而细。

【制用方法】水煎服，1日1剂，1日3次，饭后30分钟服用。

验方三

【药物组成】薏苡仁60克、金银花60克、马齿苋60克、大青叶30克、明矾30克、丹皮30克、板蓝根30克、牡蛎（先煎）30克、海浮石30克、夏枯草30克、败酱草30克、重楼30克。

【适应证】尖锐湿疣。

【制用方法】水煎取汁，先熏后洗，1 日 3 ~ 6 次。

鹅掌风

鹅掌风多因外感风、湿、热之毒，蕴积肌肤，病久则气血不能荣润，皮肤失养，以致皮肤肥厚、干燥，形如鹅掌。或由相互接触，毒邪相染，可沾染他人；亦可由脚湿气传染而得。本病多发于手掌心及指头。其皮损夏季常见起水疱或糜烂渗液，冬季表现为鳞屑及干燥皲裂，奇痒无比，令人苦恼。本病属于现代医学的手癣范畴。

西医学认为，本病系因生长于手掌和指间的皮肤癣菌（主要是红色毛癣菌、须癣毛癣菌和絮状表皮癣菌）感染所致。

验方一

【药物组成】明矾 30 克、孩儿茶 20 克、猫眼草 60 克、猪板油 100 克。

【适应证】鹅掌风，不论新久轻重，通治。

【制用方法】先将 3 味中药研成细粉（100 目以上最佳），再将药粉同猪板油一同搅拌均匀砸烂成膏药状，擦患处，1 日 3 次。

验方二

【药物组成】生地黄 15 克、熟地黄 18 克、大枫子（去壳）6 克、白蒺藜 15 克、老龙皮 10 克、地骨皮 30 克、菟丝子（酒炒）15 克、牛膝 15 克、知母 10 克、黄柏 15 克、独活 10 克、白术 18 克、黄芪 20 克、乌梢蛇 30 克、全蝎 10 克。

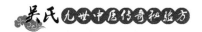

【适应证】鹅掌风，不论新久轻重，通治。

【制用方法】水煎服，1日1剂，1日3次。

验方三

【药物组成】明矾200克、皂矾200克、孩儿茶60克、侧柏树叶（新鲜品）500克、苦参50克。

【适应证】重度，特别严重的鹅掌风，久治不愈者。

【制用方法】用水2 500～4 000克熬药备用。先用桐油擦抹至患处，再用侧柏叶（干品）1 000、硫黄500克、艾叶500克点燃，将手放在烟上熏之，待烟尽之时，将患手放入药汤里浸泡，1日1～2次，每次60分钟。

【注】此方简便，疗效确切。

疥 疮

疥疮，是一种传染性瘙痒性皮肤病，《山海经》《管子》等书已有记述。《管子·地员篇》说："其泉晴，其人坚劲，寡有疥骚。"本病多因风、湿、热邪郁于皮肤，接触传染而成。《肘后备急方》说："深者，针挑得蠹子为疥虫。"《诸病源候论》中已分辨出疥虫为其病原体，该书说："疥者有数种……人往往以针头挑得。"又说："疥疮，多生手足指间，染渐生至于身体，痒有脓汁……其疮里有细虫，甚难见。"本病以手指缝最为多见，亦常见于腋下、肘窝、脐周围、腹股沟、臀、腿等处，甚则遍及全身。患处出现粟米样的丘疹和水疱，剧烈瘙痒，夜间尤甚。

中医认为，疥疮不仅仅是疥虫为患，痒属风，红属热，水疱属湿，结节、感染属毒，所以疥疮是风、热、湿、虫、毒等多种因素复合而成，因此单单以杀虫为目标而不兼顾其他致病因素，是很难治愈的。

验方一

【药物组成】硫黄（干净、透明者佳）50克。

【适应证】疥疮，全身生长，奇痒难忍。

【制用方法】研极细末，用自家作的醪糟（甜酒）冲服，1日1~3次，1次3~6克。

【特注】适用于单纯性疥疮，3次即愈。特效。

验方二

【药物组成】硫黄（干净、透明者佳，后下）1 500克、苦参500克、黄柏500克、桃胶（烊化）50克、木鳖子（去壳）100克、蛇床子100克、川椒100克、枯矾100克、明矾150克、大枫子（去壳）100克、冰片（兑服）100克、轻粉100克、砒石30克、水银100克、蜂房50克。

【适应证】疥疮、牛皮癣及一切顽癣。

【制用方法】共研极细末，取猪油1500克，加温化开后将药粉加入，搅拌均匀，做成丸，瓷瓶密封收藏，用时擦患处，3~5次即愈。

【特注】本方有毒，不可内服，外用后注意洗手，勿入口、鼻、眼、耳。只适用于疥疮、牛皮癣等顽固性癣证。特效。

验方三

【药物组成】当归50克、海桐皮15克、苦参15克、生地黄15克、苍术10克、黄柏18克、蛇蜕10克、蝉蜕12克、荆芥30克、防风12克、胡麻仁16克、牛蒡子20克、知母10克、金银花100克、生石膏（先煎）30克、甘草12克、木通9克。

【适应证】疥疮，全身生长，皮肤泛红，灼热斑点，奇痒难忍。

【制用方法】水煎服，2日1剂，1日3～4次。

火赤疮（天疱疮）

中医文献中所称的火赤疮、天疱疮，相当于西医的天疱疮和类天疱疮。《医宗金鉴·外科心法要诀》说："初起小如芡实，大如棋子，燎浆水疱，色赤者为火赤疱；若顶白根赤，名天疱疮。俱延及遍身，焮热疼痛，未破不坚，疱破毒水津烂不臭。"本病以皮肤或黏膜上出现大疱、自觉瘙痒为临床特征。

中医认为心火旺盛，脾湿内蕴，复感风湿热毒之邪，以致火毒夹湿，内不得泄，外不能出，流溢肌肤之间而成。久病湿热毒邪化燥，耗气伤阴，终致气阴两伤。

验方一

【药物组成】金银花60克、连翘30克、黄连30克、赤芍8克、栀子8克、甘草8克、当归8克、黄芩15克、防风8克、荆芥15克、牛蒡子30克、玄参20克、滑石（布包）60克、生石膏（先煎）90克、甘草10克、木通9克、淡竹叶30克。

【适应证】火赤疮，症见热毒炽盛发病急骤，红斑，水疱，皮肤灼热，伴身热、口渴欲饮、烦躁不安、大便干结、小便黄，舌质红绛，苔少而干，脉弦数。

【制用方法】水煎服，1日1剂，1日3～5次。

【加减变化】发热甚，烦躁甚，加犀角粉（研末冲服，可用羚羊角粉代替）15克；大便秘结，加生大黄（后下）12克。

验方二

【药物组成】白术20克、茵陈30克、赤茯苓30克、生地黄30克、麦冬20克、黄芩30克、枳壳20克、苍术20克、泽泻20克、连翘30克、甘草10克、玄明粉（兑服）30克、灯芯10克、淡竹叶30克。

【适应证】火赤疮，症见口舌糜烂、渗液，伴胃纳呆滞、发热心烦、小便短赤、大便干结，舌苔黄腻，脉濡数。

【制用方法】水煎服，2日1剂，1日3～5次。

【加减变化】高热者，加生石膏（先煎）120克、知母30克；口腔糜烂甚者，加藏青果10克、金果榄15克；水疱、糜烂严重者，重用茵陈。

验方三

【药物组成】红人参10克、麦冬30克、五味子15克、薏苡仁150克、沙参20克、生地黄60克、玉竹15克、冰糖（兑服）120克。

【适应证】火赤疮，以脱屑、叶状结痂、水疱不断出现为主，病程较久，伴汗出、口渴、咽干、烦躁不安、倦怠无力、大便干结，舌质红，苔少，脉细数。

【制用方法】水煎服，2日1剂，1日3～5次。

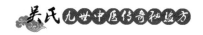

水火烧烫伤

验方一

【药物组成】金银花 60 克、连翘 30 克、赤芍 8 克、栀子 8 克、甘草 8 克、当归 8 克、黄连 8 克、防风 8 克、羌活 8 克、水灯草 30 克、熟大黄 10 克、黄芩 9 克。

【适应证】水火烧烫伤。

【制用方法】水煎服，1 日 1 剂，1 日 3～5 次。

验方二

【方名】吴氏清凉散（又称"天下第一清凉膏"）。

【药物组成】去皮川黄连 50 克、去皮上等黄柏 50 克、老紫草 50 克、马鞭草叶 50 克、米壳 30 克、丝瓜叶 50 克、苦瓜叶 50 克、粟花蕊 50 克、冰片 50 克、轻粉 10 克、明矾 15 克、天花粉 50 克、黄芩 50 克、去皮大黄 50 克、去皮地榆 50 克、芙蓉叶 30 克、檵花 30 克、四季青 30 克、紫珠 30 克。

【适应证】治疗水烫、火烧伤，不论创面多大，感染程度及病情多严重，均在 3～20 日痊愈，且不留伤痕。本方为吴氏祖传绝密方，珍贵无比。

【制用方法】上药共研 300 目细末，以鸡蛋清调和成膏，外贴患部，每日早、晚各 1 次。也可用麻油、冷开水调和成膏外贴。已经破皮或感染者，可以直接把药粉撒在伤口处。

验方三

【药物组成】新鲜南瓜 1 个。

【适应证】治疗水烫、火烧伤，才发生者。特效。

【制用方法】切开南瓜，用瓜瓤贴伤处，6 小时 1 换。

痔 疮

痔是直肠末端黏膜下和肛管皮肤下的直肠静脉丛发生扩大、曲张所形成的柔软静脉团，或肛缘皮肤结缔组织增生或肛管皮下静脉曲张破裂形成的隆起物。男女老幼皆可为患，故有"十人九痔"之说，其中以青壮年占大多数。根据发病部位不同，痔分为内痔、外痔及混合痔。

痔者，峙也，高突的意思。人于九窍中凡有小肉突出者，皆曰痔，不特生于肛门边，如鼻痔、眼痔、牙痔等。但现在，痔即指肛门痔。

本病患者脏腑本虚，静脉壁薄弱，又因久坐、负重远行，或长期便秘，或泻痢日久，或临厕久蹲努责，或饮食不节，过食辛辣肥甘之品，导致脏腑功能失调，风燥湿热下迫，气血瘀滞不行，阻于魄门，结而不散，筋脉横解而生痔。或因气血亏虚，摄纳无力，气虚下陷，则痔核脱出。

验方一

【药物组成】川芎 8 克、赤茯苓 8 克、连翘 9 克、白芍 8 克、生地黄 12 克、当归 10 克、防风 8 克、秦艽 8 克、槟榔 6 克、甘草 5 克、栀子 6 克、地榆（酒炒 6 克、生 6 克）、枳壳 6 克（麸炒）、槐花 9 克、白芷 6 克、苍术 6 克、黄芩 6 克、酒黄芩 3 克、黄芪 6 克、淡竹叶 6 克、水灯草 9 克。

【适应证】内痔、外痔，不论新久轻重。

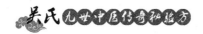

【制用方法】水煎服，1日1剂，1日3次。

【禁忌】勿食一切辛燥之物，禁烟戒酒。

验方二

【药物组成】人参30克、黄连9克、炒白术18克、当归身18克、川芎8克、生黄芪30克、炙黄芪15克、生甘草6克、炙甘草6克、陈皮8克、升麻6克、柴胡5克、子芩8克、茯苓9克、麻子仁9克、地榆炭6克、炒金银花15克、白芷8克、大枣3枚，生姜2片（去皮）。

【适应证】气血虚弱而脱肛、便血，或内外痔者。

【制用方法】水煎服，1日1剂，1日3次。

【禁忌】禁食大蒜、辣椒、酒等辛燥品。

验方三

【药物组成】粟壳（去穰，去蒂切细，蜜糖拌炒）12克、生地黄9克、玄参9克、紫参9克、太子参15克、人参9克、熟地黄9克、苍术8克、当归身9克、陈皮8克、厚朴6克、黄连8克、秦艽7克、黄芪12克、黄柏6克、甘草3克、子芩7克、炒白术9克、升麻3克、防风4克、荷叶蒂9个、炒地榆6克、乌梅肉5克。

【适应证】内外痔便血，久治不愈者。

【制用方法】水煎服，1日1剂，1日3次。

验方四

【方名】吴氏痔净膏。

【药物组成】枯矾20克、明矾20克、龙脑20克、麝香3克、黄连30克、白及12克、生地榆12克、栀子仁12克、炉甘石10克、黄柏 12 克、大黄 12 克、天花粉 15 克、紫草 8 克、青黛 20 克、七叶一枝花 15 克、轻粉 10 克。

【适应证】本膏对各种痔疮均有特效，一般 3～7 日即愈，严重者 10～20 日，且很少复发，实为奇方。

【制用方法】上药共研极细末，以苦参 100 克煎取浓汁，合匀药粉成膏，外涂患部，每日数次。

【配合内服方】翻白草 30 克、凤尾草 30 克、马齿苋 60 克、红藤 30 克、地骨皮 25 克、郁李仁 25 克。

瘰疬（淋巴炎、淋巴结肿大、淋巴结核、淋巴癌等）

瘰疬相当于西医的淋巴炎、淋巴结肿大、淋巴结核、淋巴癌等。瘰疬病名首见于《灵枢》，因其颈部、腋下、大腿内侧等部位出现结核，累累如贯珠，小者为瘰，大者为疬，故名瘰疬。俗称羊子七、疬子颈、老鼠疮等。瘰疬分为急性和慢性，急性多因外感风热，内伴痰毒而致；慢性多因气郁虚劳所致。

验方一

【药物组成】泽漆 15 克、郁金 30 克、茯苓 45 克、黄精 30 克、瓦楞子（醋煅）60 克、夏枯草 30 克、黄药子 30 克、连翘 30 克、山楂 21 克、枳壳 15 克、玄参 25 克、浙贝母 15 克、猫爪草 30 克、海藻 30 克。

【适应证】瘰疬，症见颈项、腋下等处淋巴结肿大，按之疼痛。

【制用方法】水煎服，1 日 1 剂，1 日 3～5 次。

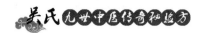

验方二

【药物组成】木鳖子（去壳）60 克、九龙胆 60 克、生川乌 60 克、生草乌 60 克、三棱 60 克、雪山一枝蒿 60 克、冰片 100 克。

【制用方法】共研细末，蜂蜜调如泥，外贴，1 日 1 换。

脂肪瘤

验方

【药物组成】生山楂 20 克、威灵仙 30 克、茯苓 20 克、水蛭（醋制，研末冲服）12 克、瓦楞子（醋煅）60 克、夏枯草 30 克、丝瓜络 30 克、生鳖甲（先煎）30 克、赤芍 21 克、枳壳 15 克、红花 25 克、土贝母 15 克、猫爪草 30 克、海藻 30 克、桃仁 20 克、黄芪 15 克、当归 12 克、香附子 20 克。

【适应证】脂肪瘤。

【制用方法】水煎服，2 日 1 剂，1 日 3～4 次。

【加减变化】脂肪瘤肿大明显，体型肥胖，久治未愈者，重用水蛭至 20 克，加干姜 60 克、肉桂 30 克、制附子（先煎 15 分钟）30 克、煅牡蛎（先煎）60 克、玄参 30 克、八月札 15 克。

雷诺氏病（肢端血管痉挛症）

验方

【药物组成】桂枝 30 克、酒白芍 30 克、炙黄芪 20 克、当归尾 25 克、细辛 7 克、伸筋草 15 克、鸡血藤 60 克、炙甘草 9 克、木通 7 克、川芎 12 克、桑枝 30 克、金银花 60 克。

【适应证】雷诺氏病。

【制用方法】水煎服，1 日 1 剂，1 日 3 次，连服 3～6 个月。

败血症

验方

【药物组成】犀角（研末冲服，可用羚羊角代替）6 克、黄连 12 克、鲜生地黄 30 克、黄芩 12 克、赤芍 12 克、黄柏 12 克、丹皮 12 克、败毒散 10 克、栀子仁 12 克。

【适应证】败血症、脓毒血症、痢疾、肺炎、吐血发斑、外科疮疡疔毒等实热证。

【制用方法】水煎服，1 日 1 剂，1 日 3 次。

沿爪疔（甲沟炎）

多见于指甲边缘的近端处，红肿热痛，3～5 日即成脓，治疗不及时可蔓延至对侧面，从而形成指甲周围炎，若脓浸入指甲下

（指甲下脓肿），则在指甲背面上透现黄色或灰白色的脓液积聚阴影，形成溃空或有胬肉突出。

验方一

【药物组成】桃仁 10 克、红花 15 克、赤芍 30 克、蒲公英 20 克、紫花地丁 30 克、野菊花 10 克、当归尾 12 克、紫背天葵子 15 克、金银花 60 克、败酱草 30 克。

【适应证】沿爪疗（甲沟炎）急性发作期，热肿疼痛。

【制用方法】水煎服，1 日 1 剂，1 日 3 次。

验方二

【药物组成】新鲜蒲公英、新鲜紫花地丁、新鲜大黄、冰片各等分。

【适应证】沿爪疗急性发作期，热肿疼痛。

【制用方法】共捣烂如泥，外贴患处，1 日 1 换。

发颐（急性化脓性腮腺炎）

发颐多由伤寒或温病后汗出不畅，余邪热毒未能外达，结聚于少阳、阳明之络，与外气凝滞而成。本病相当于西医的急性化脓性腮腺炎。本病发病急，病情重，治疗不及时会有严重后果。

验方一

【药物组成】金银花 60 克、连翘 60 克、败酱草 30 克、大青叶 30 克、板蓝根 30 克、蒲公英 20 克、紫背天葵子 15 克、野菊花 15 克、紫花地丁 30 克、黄连 15 克、大黄 6 克。

【适应证】适用于发颐初起。

【制用方法】水煎服，1日1剂，1日3次。

验方二

【药物组成】僵蚕30克、天花粉10克、金银花60克、炙山甲（研末冲服）15克、连翘60克、败酱草30克、大青叶30克、板蓝根30克、蒲公英20克、皂角刺30克、紫背天葵子15克、赤芍30克、野菊花15克、紫花地丁30克。

【适应证】适用于发颐肿痛严重，肿块明显或已经形成脓肿者。

【制用方法】水煎服，1日1剂，1日3次。

验方三

【药物组成】犀角（研末冲服，可用3倍羚羊角代替）15克、生地黄30克、金银花60克、玄参30克、竹叶心30克、麦冬30克、丹参20克、黄连60克、连翘120克、败酱草30克、板蓝根20克、蒲公英15克、甘草6克、紫花地丁60克。

【适应证】适用于发颐后期，肿块脓成后出头流脓，排泄不畅，出现神昏症状。

【制用方法】水煎服，1日1剂，1日4次，同时配合服用安宫牛黄丸。

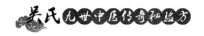

疯狗咬伤

验方一

【药物组成】党参 20 克、茯苓 20 克、甘草 20 克、枳壳 20 克、桔梗 20 克、前胡 20 克、柴胡 20 克、羌活 15 克、独活 20 克、川芎 15 克、薄荷（后下）9 克、地榆 20 克、赤苓 30 克、桃仁 30 克、大黄 20 克、土鳖虫 12 克、紫竹根 100 克。

【适应证】适用于疯狗咬伤。救命特效方。

【制用方法】水煎服，1 日 1 剂，1 日 3 ~ 6 次。同时令患者嚼食生黄豆，如果有豆腥气从肛门排出者为佳，排的腥气越多越好，以排尽为止，如无生豆味者为毒未排尽。

【特注】如病情危重，可同时配合服用安宫牛黄丸。

验方二

【药物组成】细辛（新鲜者佳）50 克、生川乌 50 克、生草乌 50 克、防风 50 克、薄荷（新鲜者佳）50 克、白芷 50 克、苍术 50 克、雄黄 30 克、韭菜根（新鲜品）50 克、紫竹根（新鲜品）100 克。

【适应证】适用于疯狗或普通狗咬伤，疼痛难忍，发狂，出现神昏症状者。

【制用方法】共研细末，温酒调敷伤处，包扎后 10 小时 1 换，同时配合服用安宫牛黄丸。

【禁忌】禁食狗肉、牛肉、蚕蛹。

毒蛇咬伤

验方一

【**药物组成**】杠板归（又名蛇不过，新鲜者佳）100 克、山慈姑 15 克、七叶一枝花 30 克、紫花地丁 60 克、白花蛇舌草 100 克、半边莲 60 克。

【**适应证**】毒蛇咬伤。不论轻重，皆有特效。

【**制用方法**】水煎服，1 日 1 剂，1 日 4 次。

验方二

【**药物组成**】杠板归（新鲜者佳）100 克、徐长卿 60 克、山慈姑 50 克、七叶一枝花 50 克、紫花地丁 60 克、白花蛇舌草 100 克、两面针 50 克、半枝莲 50 克、半边莲 60 克、冰片 300 克。

【**适应证**】毒蛇咬伤。不论轻重，皆有特效。

【**制用方法**】上药捣烂如泥，用醋调好后敷伤处，包扎后 10 小时 1 换。

【**特注**】验方一配合验方二同用，有起死回生之特效。

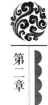

皮肤瘙痒

验方

【**药物组成**】乌梢蛇 30 克、全蝎 16 克、钩藤（后下）21 克、白鲜皮 20 克、僵蚕 28 克、夜交藤 16 克、海桐皮 15 克、甘草 9 克、荆芥穗9克、防风6克、地肤子9克、苦参9克、蛇皮9克、蝉蜕9克、知母15克、当归9克、生地黄12克。

【适应证】适用于皮肤湿疹，过敏，瘙痒难忍者。

【制用方法】水煎服，1日1剂，1日3次。同时用此药汁外洗皮肤。

甲状腺功能亢进症

甲状腺功能亢进症，简称甲亢。病因包括弥漫性毒性甲状腺肿、炎性甲亢（亚急性甲状腺炎、无痛性甲状腺炎、产后甲状腺炎和桥本甲亢）、药物性甲亢（左甲状腺素钠和碘性甲亢）、hCG相关性甲亢（妊娠呕吐性暂时性甲亢）和垂体TSH瘤甲亢。

甲状腺激素是促进新陈代谢，促进机体氧化还原反应，代谢亢进需要机体增加进食；胃肠活动增强，出现便次增多；虽然进食增多，但氧化反应增强，机体能量消耗增多，患者表现体重减少；产热增多表现怕热出汗，个别患者出现低热；甲状腺激素增多刺激交感神经兴奋，临床表现为心悸、心动过速、失眠、对周围事物敏感、情绪波动，甚至焦虑。

中医学的瘿瘤病，相当于西医的甲状腺功能亢进症或者是减退、肿大、炎症等。

中医瘿瘤病的病因病机主要是，因情志失调，肝郁气滞，疏泄失常，津液失于输布而凝聚成痰，气滞痰凝，壅于颈前而形成瘿气，其消长常与情志变化有关。妇女多因经、带、胎、产、乳等生理特点与肝经气血密切相关，如遇有情志不畅等因素，常可致气滞痰结，肝郁化火，故女性易患本病。

总之，甲亢的内因是抗病力差，诱因是情志失调，病机是气滞痰凝。

验方

【药物组成】柴胡 18 克、郁金 12 克、煅海浮石 30 克、枳壳 12 克、香附子 30 克、煅青礞石 30 克、木香 10 克、佛手 12 克、莱菔子（炒）15 克、陈皮 12 克、青皮 12 克、王不留行（炒）12 克、胆南星 10 克、橘核 15 克、浙贝母 15 克、夏枯草 60 克、法半夏 12 克、鬼臼 15 克、丹参 30 克、甘草 6 克。

【适应证】颈前肿胀，眼突，烦躁易怒，手指颤抖，多汗，面红目赤，头晕目眩，口苦咽干，大便秘结，失眠多梦，月经不调。

【制用方法】水煎服，2 日 1 剂，1 日 3 次。

【加减变化】烦躁、五心烦热、自汗、多汗、盗汗、多梦者，加僵蚕 30 克、龙骨（先煎）30 克、牡蛎（先煎）30 克、当归 18 克、黄芪 30 克、炒酸枣仁 60 克、龙齿（先煎）60 克、五味子 60 克；疲倦乏力，病程长，病情重，久治未愈者，加人参 15 克、砂仁 10 克、沙参 20 克、炙鳖甲（研末冲服）60 克、生地黄 30 克、炮山甲（研末冲服）15 克、全蝎 12 克。

缠腰火丹（带状疱疹）

缠腰火丹（俗称蛇缠腰）主要以湿热火毒蕴积肌肤而成，相当于西医的带状疱疹病。本病多发生于身体一侧，不超过中线，常出现在腰、胸腹、颜面等处。皮疹出现前患处常有带状皮肤刺痛，也有疼痛与水疱并现。患处皮肤出现红斑、炎性丘疹，簇集成群，发展形成水疱，累累如串珠，排列成带状，疱液初透明，

5~7 日后转浑浊，病程约 2~5 周，治疗及时，绝大多数患者愈合不再复发。而西医治疗，绝大多数患者愈后有复发或有后遗症。

验方一

【药物组成】龙胆草 15 克、金银花 30 克、柴胡 25 克、泽泻 10 克、车前子（布包）12 克、土茯苓 60 克、木通 9 克、生地黄 9 克、当归尾 9 克、栀子 12 克、黄芩 15 克、甘草 6 克、败酱草 30 克、重楼 10 克、僵蚕 10 克。

【适应证】缠腰火丹初起，水疱未破者。

【制用方法】水煎服，1 日 1 剂，1 日 4 次。

【加减变化】发于颜面部者，加野菊花 30 克、防风 10 克、薄荷（后下）15 克；发于腹部、下肢者，加黄柏 30 克、苍术 15 克、连翘 20 克；全身蔓延者，加玄参 60 克、麦冬 10 克、黄连 30 克、水牛角（先煎）30 克；疼痛严重者，加全蝎 10 克、醋元胡 30 克、丹参 30 克、制乳香 15 克、制没药 15 克。

验方二

【药物组成】金银花 30 克、人参 5 克、白术 10 克、茯苓 10 克、甘草 6 克、当归 15 克、川芎 6 克、白芍 6 克、生地黄 10 克、白芷 6 克、天花粉 9 克、桔梗 30 克、皂角刺 30 克、全蝎 3 克、桃儿七 10 克。

【适应证】缠腰火丹久治不愈。

【制用方法】水煎服，1 日 1 剂，1 日 4 次。

验方三

【药物组成】麝香 1 克、金银花 30 克、黄连 60 克、青黛 30 克、雄黄 10 克、冰片 30 克、重楼 30 克。

【适应证】缠腰火丹。

【制用方法】共研极细末，用麻油或冷水调和如泥，外贴患处，1 日 1 换。

疣

疣是发生于皮肤浅表的小赘生物，是临床常见的皮肤病之一。疣有多种，常见的有尖锐湿疣、丝状疣、传染性软疣、寻常疣、扁平疣、跖疣等。

验方一

【药物组成】桃仁 6 克、当归 10 克、红花 30 克、马齿苋 60 克、救必应 30 克、薏苡仁 120 克、金银花 60 克、泽漆 20 克、鬼针草 30 克。

【适应证】各种疣。

【制用方法】水煎服，1 日 1 剂，1 日 4 次。

验方二

【药物组成】薏苡仁 100 克、桃仁 60 克、红花 30 克、马齿苋 60 克、冰片 100 克。

【适应证】各种疣。

【制用方法】共研细末，酒、醋各半调和如稀泥，外涂患处，1 日 3 次。

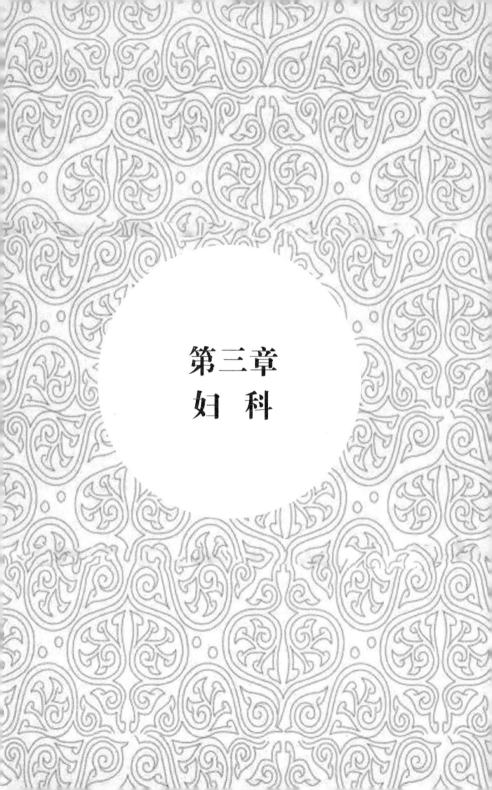

第三章
妇 科

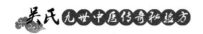

月经病（月经不调）

月经病是指月经的周期、月经的时间、月经的量发生改变，以及伴随着月经周期出现绝经、痛经等症状的一类疾病。月经病相当于中医的月经不调。

验方一

【方名】吴氏种子丹。

【药物组成】明亮雄黄（纯红，一毫无清色者）90克、人参90克、鹿茸90克、沉香90克。

【适应证】月经不调，经闭量少，宫寒带下，体虚神昏。服用本方，无子得子，有孕必男。大验。

【制用方法】研为细末，待月经至时，取药末2克，用黄酒送下，每日1剂，经止即停服，连续服3个月。

验方二

【药物组成】香附子（分为5份，每份200克；1份用红花100克煎汁浸泡54小时；1份用3岁以下男童便浸泡54小时；1份用老白酒浸泡54小时；1份用陈年米醋浸泡54小时；1份用盐水浸泡54小时。1日1换，浸透后各取出炒微焦，研末备用）1 000克；益母草（去叶，酒蒸，晒干为末）200克、蕲艾叶（醋炒捣如绵，以黄米粉薄糊拌透，晒，研细末）45克、阿胶（面炒成珠，研末）75克、全当归（酒浸，炒，晒干）150克、川芎（酒洗，晒干）120克、熟地黄（九蒸九晒）150克、杭白芍（酒炒）120克、白术（灶心土炒）85克、元胡（盐水炒）85克、条芩（酒炒）85克、牛膝（酒洗，蒸熟）85克、陈皮65克、木香15克、茯芩 125 克、炙甘草 20 克、砂仁（去壳）20 克、丹皮（酒洗，蒸）75 克。

【适应证】适用于月经后期。

【制用方法】共研细末，醋糊为丸，每丸重 12 克，每次服 1 丸，1 日 3 次，清汤下。

验方三

【药物组成】醋柴胡 9 克、酒白芍 10 克、牡丹皮 10 克、黄芩 15 克、女贞子 12 克、旱莲草 10 克、白茅根 12 克、麦冬 10 克、地骨皮 10 克、香附子（醋炒）30 克、地榆 10 克、茜草 10 克、苎麻根 10 克。

【适应证】适用于月经先期，经量血多或非月经期出血。

【制用方法】水煎服，1 日 1 剂，1 日 3 次。

验方四

【药物组成】陈皮 6 克、法半夏 9 克、当归身（酒炒）15 克、川芎 15 克、甘草 6 克、白芍（酒炒）15 克、熟地黄 15 克、太子参 15 克、乌贼骨 15 克、续断 12 克、香附子 30 克、柴胡 9 克、元胡 15 克（醋炒）。

【适应证】适用于月经量多、先期，腹痛气短，乏力等。

【制用方法】水煎服，1 日 1 剂，1 日 3 次。

验方五

【药物组成】香附子 30 克、当归 30 克、酒白芍 12 克、柴胡 7 克、黄芩 6 克、川芎 30 克、熟地黄 15 克、姜半夏 4 克、人参 5 克、麦冬 5 克、甘草 2 克、小茴香 3 克、沉香 3 克、红花 10 克、炙鳖甲

（研末冲服）30 克、生山楂 9 克、月季花 10 克。

【适应证】适用于月经 3 个月以上不行，脸色青黄，纳食少，寒热往来，四肢困倦，头痛目眩，腹痛结块，五心烦热，呕吐膨胀，误食生冷等。

【制用方法】水煎服，1 日 1 剂，1 日 3 次。

验方六

【药物组成】香附子 18 克、酒洗当归 12 克、熟地黄 12 克、鹿茸（醋炙）8 克、酒白芍 8 克、人参 5 克、云茯苓 5 克、白术 9 克、盐吴茱萸 5 克、元胡 10 克、川芎 9 克、砂仁（后下）4 克、陈皮 4 克、酒炒小茴 4 克、沉香 3 克、炙黄芪 15 克、阿胶（烊化）30 克、肉桂 3 克、甘草 3 克、生姜 3 片。

【适应证】适用于月经不调，赤白带下或如梅汁淋漓成片，甚则数月不通，潮热咳嗽，纳食少，四肢倦怠，骨蒸，五心烦热，头晕等。

【制用方法】水煎服，1 日 1 剂，1 日 3 次。

【加减变化】盗汗或汗出不止，加炒酸枣仁 20 克、白薇 10 克、五味子 30 克，炙黄芪重用至 30 克；咳嗽，加杏仁 10 克、五味子 10 克、法半夏 10 克、桔梗 10 克；骨蒸、五心烦热，加麦冬 15 克、玄参 10 克、胡黄连 6 克；潮热，加银柴胡 9 克、黄芩 9 克。

验方七

【药物组成】香附子 24 克、全当归 9 克、酒白芍 9 克、熟地黄 15 克、川芎 15 克、炙黄芪 15 克、云茯苓 14 克、白术 14 克、黄芪 14 克、元胡 14 克、陈皮 4 克、砂仁（后下）3 克、阿胶（烊化）30 克、沉香 3 克、吴茱萸 3 克、甘草 3 克、生姜 3 片、羌活 3 克。

【适应证】适用于月经不调，行经腹痛，小腹冷，白带多且如脑髓，面色萎黄，四肢无力，头晕目眩，纳食少等。

【制用方法】水煎服，1 日 1 剂，1 日 3 次。

【加减变化】咳嗽，加杏仁 16 克、五味子 16 克；腹痛，加枳壳 9 克、干漆（炒至无烟）6 克，重用元胡 25 克；气急，加半夏 5 克、苏子 5 克。

闭 经

女子年逾 18 周岁，月经尚未来潮，或月经来潮后又中断 6 个月以上者，称为闭经，前者称原发性闭经，后者称继发性闭经，古称女子不月、月事不来、经水不通、经闭等。妊娠期、哺乳期或更年期的月经停闭属生理现象，不作闭经论，有的少女初潮 2 年内偶尔出现月经停闭现象，可不予治疗。

本病属难治之症，病程较长，疗效较差，因此，必要时应采用多种方法综合治疗以提高疗效。因先天性生殖器官缺如，或后天器质性损伤致无月经者，不属于闭经病范围。

发病机理主要是冲任气血失调，有虚、实两个方面，虚者由于冲任亏败，源断其流；实者因邪气阻隔冲任，经血不通。导致闭经的病因复杂，有先天因素，也有后天因素，可由月经不调发展而来，也有因他病致闭经者。常见的分型有肾虚、脾虚、血虚、气滞血瘀、寒凝血瘀和痰湿阻滞。

验方一

【药物组成】桃仁 15 克、月季花 10 克、当归尾（酒炒）30 克、丹皮 10 克、土鳖虫（酒炒）10 克、泽兰 10 克、刘寄奴 10 克、牛膝

（酒炒）50 克、陈皮 15 克、法半夏 30 克、柴胡 50 克、大黄（后下）8 克、红花 30 克、女儿红 10 克。

【适应证】 月经不通、久闭，适用于体健肥胖者。

【制用方法】 水煎服，1 日 1 剂，1 日 3 次。

验方二

【药物组成】 紫石英（先煎）15 克、龙齿（先煎）30 克、白石英（先煎）15 克、丹参 25 克、川芎 15 克、草河车 15 克、琥珀（研末冲服）10 克、柴胡 18 克、郁金 60 克、柏子仁（炒去油）15 克、合欢花 10 克，卷柏 12 克、麦冬 10 克、香附子 60 克、淮小麦 35 克。

【适应证】 适用于继发性闭经，症见精神抑郁、心烦易怒、口干咽燥、大便干结、夜寐不宁。

【制用方法】 水煎服，1 日 1 剂，1 日 3 次。

验方三

【药物组成】 熟地黄 30 克、麦冬 15 克、吴茱萸 15 克、赤芍 15 克、桃仁 10 克、川芎 30 克、红花 10 克、三棱 9 克、莪术 9 克、苏木 9 克、续断 15 克、益母草 10 克、党参 21 克、香附子（酒、醋、童便制各 15 克）45 克、月季花 10 克、枳壳 9 克。

【适应证】 适用于月经数月不通，精神抑郁，烦躁易怒，胸胁胀满，小腹胀痛、拒按，舌质紫黯有瘀点，脉沉弦涩。

【制用方法】 水煎服，1 日 3 次，1 日 1 剂。

痛 经

凡在经期或经行前后出现周期性小腹疼痛，或痛引腰骶，甚至剧痛晕厥者，称为痛经，亦称经行腹痛。

西医学把痛经分为原发性痛经和继发性痛经，前者又称功能性痛经，系指生殖器官无明显器质性病变者，后者多继发于生殖器官某些器质性病变，如盆腔子宫内膜异位症、子宫腺肌症、慢性盆腔炎等。本节讨论的痛经，包括西医学的原发性痛经和继发性痛经。功能性痛经容易痊愈，器质性病变导致的痛经病程较长，缠绵难愈。

本病的发生与冲、任、胞宫的周期性生理变化密切相关，主要病机是邪气内伏或精血素亏，更值经期前后冲、任二脉气血的生理变化急骤，导致胞宫的气血运行不畅，"不通则痛"，或胞宫失于濡养，"不荣则痛"，故使痛经发作。常见的分型有肾气亏损、气血虚弱、气滞血瘀、寒凝血瘀和湿热蕴结。

验方

【药物组成】陈皮 10 克、甘草 10 克、法半夏 15 克、柴胡 18 克、香附子 30 克、川芎 15 克、白芍 30 克、熟地黄 15 克、当归尾（酒炒）18 克、蒲黄 10 克、五灵脂（醋炒）30 克、元胡 20 克、砂仁（后下）10 克、生姜 12 克、大枣 3 枚。

【适应证】妇女痛经，久治不愈者。

【制用方法】水煎服，1 日 1 剂，1 日 3 次。

【加减变化】经来痛甚，加桃仁 15 克、红花 15 克，重用元胡、五灵脂、生山楂；有血块，加三棱 15 克、莪术 15 克，重用生山楂；经行之后腹痛，加人参 10 克、白术 10 克、炙甘草 12 克、黄芪 30 克。

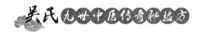

滑胎、坠胎（习惯性流产）

凡堕胎、小产连续发生3次以上者，称为滑胎，亦称数堕胎。本病相当于西医的习惯性流产。有些古代医家所言"滑胎"，是指临产催生的方法，不是这里所说的"滑胎"病证，不属本病范畴。

本病主要机理是冲任损伤，胎元不固，或胚胎缺陷，不能成形，故而屡孕屡堕。常见分型有肾气亏损和气血两虚。

验方一

【药物组成】菟丝子（酒炒）12克、炒杜仲15克、炒续断12克、生地黄10克、紫苏梗10克、桑寄生12克、炒扁豆9克、党参30克、山茱萸90克、茯苓12克、炒白术25克、苎麻根15克、山药15克、熟地黄25克、炒白芍18克、炙甘草5克、枸杞9克。

【适应证】适用于习惯性流产属肾气亏损者，症见腰痛，小腹坠痛，舌质淡或有齿痕，苔薄，脉沉弱无力等。

【制用方法】水煎服，1日1剂，1日3次。

【加减变化】畏寒肢冷，小腹发凉者，加制黑附片20克、肉桂10克；呕吐恶心者，加竹茹9克、陈皮9克、炮生姜9克；胸闷纳差者，加陈皮9克、砂仁9克；小腹下坠者，加升麻9克（酒炒）、柴胡6克；小腹掣痛或阵发性剧痛者，加元胡60克（醋炒），重用白芍、甘草；小腹胀痛者，加枳实9克；胎动下血者，加阿胶（烊化）35克、旱莲草15克、侧柏炭9克、棕榈炭9克；口干咽燥、舌红苔黄者，去党参，加太子参30克、麦冬9克、天花粉6克、黄芩6克。

验方二

【药物组成】白术（糯米面加水拌白术，蒸熟）35 克、人参（另煎，兑服）30 克、阿胶（烊化）38 克、桑寄生 15 克、茯苓 15 克、补骨脂 15 克、菟丝子 15 克（酒炒）、炒续断 15 克、炒杜仲 15 克、枸杞 15 克、棉花根 10 克、艾叶 3 克、黄芩 9 克、怀山药 35 克、紫石英（先煎）20 克、覆盆子 10 克、杭白芍 6 克、炙甘草 3 克。

【适应证】适用于习惯性流产属气血两虚者。

【制用方法】水煎服，1 日 1 剂，1 日 3 次。

【加减变化】胎漏下血者，重用阿胶，加血余炭 10 克、艾叶炭 10 克、生地炭 30 克；气虚者，加升麻 9 克、黄芪 30 克；消化不良者，加大枣 10 枚、砂仁 6 克；白带多者，加芡实 30 克、海螵蛸 20 克；血虚腹痛者，加全当归 20 克、黄芪 60 克、白术 25 克；下坠者，加升麻 9 克、柴胡 6 克。

【特注】本方系吴氏家传秘方，已应用近 200 年，疗效神奇，百发百中。

验方三

【药物组成】人参 30 克、白术 25 克、橘红 25 克、香附子 25 克、乌药 25 克、甘草 5 克、生姜 5 片、黄芪 15 克、云茯苓 12 克。

【适应证】保胎。

【制用方法】水煎，1 日 1 剂，1 日 3 次，温服。

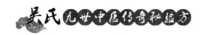

带　下

带下的量明显增多，色、质、气味发生异常，或伴全身、局部症状者，称为带下病，又称下白物、流秽物。本病相当于西医的阴道炎、子宫颈炎、盆腔炎、妇科肿瘤等疾病引起的带下增多。

验方

【药物组成】枯矾（研末冲服）30 克、川黄连 20 克、白头翁 50 克、蛇床子 10 克、苍术 10 克、芡实 20 克、牡丹皮 20 克、黄柏 30 克、萆薢 30 克、茯苓 25 克、牡蛎（先煎）38 克、法半夏 20 克、白术 20 克。

【适应证】带下不论新久通治。

【制用方法】水煎服，2 日 1 剂，1 日 3～5 次。

【加减变化】带下色黄者，重用黄柏，加黄芩 15 克、金银花 30 克；带下色白，加山药 30 克、炙甘草 6 克、党参 15 克、炮姜 10 克、肉桂 9 克；带下有血丝，加仙鹤草 100 克；带下黄白相间，加土茯苓 60 克、柴胡 9 克、陈皮 9 克、薏苡仁 60 克。

先兆流产

验方

【药物组成】栀子仁 9 克、云茯苓 20 克、竹叶 3 克、防风 8 克、麦冬 25 克、黄芩 9 克、苎麻根 10 克。

【制用方法】水煎温服，1 日 1 剂，1 日 3 次。

妊娠恶阻（妊娠呕吐）

妊娠早期，出现严重的恶心呕吐，头晕厌食，甚则食入即吐者，称为妊娠恶阻，又称妊娠呕吐、子病、病儿、阻病等。本病的主要病机是冲气上逆，胃失和降。常见分型有胃虚、肝热、痰滞等。

本病相当于西医的妊娠剧吐。恶阻是妊娠早期常见的病证之一，治疗及时，护理得法，多数患者可迅速康复，预后大多良好。

验方

【药物组成】当归9克、酒白芍9克、白术9克、茯苓9克、陈皮9克、藿香9克、砂仁9克、炒神曲9克、法半夏9克、炒香附子9克、生姜3片、甘草5克。

【适应证】妊娠呕吐。

【制用方法】水煎服，1日1剂，1日3次。

妊娠腹痛

验方

【药物组成】熟地黄50克、酒炒白芍50克、人参20克、酒炒当归20克、炙黄芪20克、杜仲炭25克、续断18克、砂仁（后下）10克、川芎35克、艾叶15克、阿胶（烊化）20克、白术18克、黄芩18克、元胡30克、香附子15克。

【适应证】妊娠伤胎致腹痛、胎动不安、下血、欲坠胎、腰

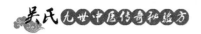

痛者。

【制用方法】水煎服，2日1剂，1日3次。

子 痫

子痫是指孕妇妊娠晚期或临产时或新产后，眩晕头痛，突然昏不知人，两目上视，手足抽搐，全身强直，少顷即醒，醒后复发，甚至昏迷不醒的疾病，被称为子痫，又称妊娠痫证。子痫是由先兆子痫症状和体征加剧发展而来的。子痫可发生于妊娠期、分娩期或产后24小时内，被分别称为产前子痫、产时子痫和产后子痫，是产科四大死亡原因之一。一旦发生，母儿并发症及死亡率明显增加，故应特别重视，紧急处理。孕妇一旦发生子痫，凶多吉少，死亡率极高。

本病相当于西医的妊娠高血压疾病。妊娠高血压、子痫前期、子痫，以往统称为妊娠高血压综合征，是孕产妇及围产儿死亡的重要原因之一。

验方

【药物组成】酒当归9克、川芎6克、防风7克、独活6克、茯苓8克、五加皮5克、薏苡仁6克、炒酸枣仁6克、杏仁8克、木香3克、甘草3克、羚羊角（研末冲服）6克，生姜3片。

【适应证】适用于妊娠痰涎潮涌，目眴口噤，不省人事。

【制用方法】水煎服，1日1剂，1日3次。

子悬（妊娠胸胁胀满）

子悬，指妊娠胸胁胀满，甚或喘急，烦躁不安者，又称胎上逼心，是一种孕妇常见病。子悬的发生多因孕后阴血聚下养胎，肝木横逆乘脾，气血不和，气机升降失常，胎气上逆所致。

验方

【**药物组成**】酒洗当归 10 克、川芎 6 克、酒炒白芍 12 克、人参 10 克、紫苏 8 克、陈皮 15 克、大腹皮 9 克、生姜 5 片、葱白 3 段、甘草 5 克。

【**适应证**】适用于妊娠心胃连痛，胎气不和，心腹胀满疼痛或临产惊恐气结，产下困难等。

【**制用方法**】水煎服，1 日 1 剂，1 日 3 次。

【**加减变化**】腹痛，加香附子 6 克、木香 4 克；咳嗽，加炒枳壳 5 克、桑白皮 6 克；烦热，加黄芩 6 克；呕吐，加砂仁 4 克；泄泻，加白术 12 克、茯苓 10 克；感冒，加羌活、麻黄各 6 克；伤食，加炒山楂 8 克、香附子 6 克；气郁，加香附子、乌药各 6 克。

妊娠浮肿

验方

【**药物组成**】茯苓 30 克、当归 9 克、川芎 7 克、炒白芍 9 克、熟地黄 12 克、炒白术 18 克、泽泻 8 克、子芩 8 克、炒栀子 8 克、姜厚朴 8 克、麦冬 9 克、甘草 3 克。

【适应证】妊娠浮肿。

【制用方法】水煎服，1 日 1 剂，1 日 3 次。

子淋（妊娠小便淋痛）

子淋是以孕妇小便频数，尿道热痛的一种疾病，又称为妊娠小便淋痛，多因心火偏盛、湿热下注、气阴两虚所致。

验方

【药物组成】麦冬 15 克、赤茯苓 10 克、大腹皮 10 克、木通 5 克、甘草 3 克、淡竹叶 6 克。

【适应证】适用于妊娠小便涩痛频数。

【制用方法】水煎服，1 日 1 剂，1 日 3 次。

子眩（妊娠眩晕）

子眩，又称妊娠眩晕，是以妊娠中晚期，头晕目眩，不能举动，心神不安，耳鸣眼花、心烦急躁，伴面浮肢肿，甚者昏眩欲厥，不省人事，四肢抽搐，牙关紧闭，双目上视，少时自醒，又若常人。亦有醒后复发，甚至昏迷不醒的。本病多因肝肾阴虚，肝阳偏亢，上扰清窍所致。

验方

【药物组成】人参 15 克、法半夏 10 克、陈皮 10 克、当归 5 克、茯神 3 克、天麻 6 克、白术（土炒）9 克、橘红（淡青盐水蒸熟）6

克、白芍（酒炒）12克、五味子6克、钩藤（后下）9克、灯芯3克、生姜6克。

【适应证】 适用于妊娠子眩（妊娠眩晕），症见头晕目眩，不能举动，心神不安，耳鸣眼花、心烦急躁，伴面浮肢肿，甚者昏眩欲厥，不省人事，四肢抽搐，牙关紧闭，双目上视等。

【制用方法】 水煎服，1日1剂，1日3次。

子喑（妊娠失音）

子喑，又称妊娠失音，是以妊娠晚期，孕妇突然出现声音沙哑，甚则不能出声音为主症的一种常见疾病。子喑之病，与肺、肾密切相关。少阴肾脉，下养胎元，上循喉咙，系舌本；肺主声音。若肾精耗损太过，或胎气偏盛，阻遏少阴肾脉，肾精不能上承养肺，则音哑不扬，遂致子喑。本病发病原因较多，需要鉴别分型，不能一概而论，一般以肺阴亏虚与肾阴不足多见。

妊娠风寒子喑：卒然声音不扬，甚则嘶哑，并兼有咳嗽，鼻塞流涕，恶寒发热，苔薄白，脉浮滑等。

妊娠痰热子喑：声音重浊不扬，或不能出声，喉间有痰，咯痰黄稠，咽干或痛，便秘溲赤，苔黄腻，脉滑数。

妊娠肺阴亏虚子喑：妊娠期间，声音逐渐嘶哑，口干咽燥，或咳嗽气短，舌红少津，脉细数。

妊娠肾阴不足子喑：声音逐渐嘶哑，或不能出声，至傍晚加重，有时颧红，头晕，目眩，耳鸣，咽干，腰膝酸软，舌红或有裂纹，苔花剥，脉细数。

本病误诊、误治者甚多，故而必须小心谨慎。《内经》《医宗金鉴》等皆有详细记载。

验方

【药物组成】人参15克、麦冬10克、五味子6克、生地黄9克、钩藤（后下）9克、灯芯3克。

【适应证】适用于肺阴亏虚、肾阴不足所致的子喑。

【制用方法】水煎服，1日1剂，1日3次。

子嗽（妊娠咳嗽）

子嗽，又称妊娠咳嗽，是以妊娠期间久咳不止为主症的一种常见症状。

验方一

【药物组成】生地黄12克、熟地黄12克、天冬10克、麦冬10克、川贝母9克、百合9克、白芍9克、太子参15克、北沙参9克、玄参9克、桑叶12克、苏梗9克、生甘草6克。

【适应证】适用于妊娠阴虚肺燥咳嗽，干咳少痰或痰中夹血丝，咽干口燥，手足心热，大便干结，舌红苔薄，脉细滑数。

【制用方法】水煎服，1日1剂，1日3次。

【加减变化】痰中带血者，加栀子10克、黄芩10克、白茅根15克；胎动不安者，加苎麻根9克、南瓜蒂2枚。

验方二

【药物组成】金银花30克、黄芩9克、杏仁9克、川贝母9克、全瓜蒌12克、橘红9克、桔梗6克、桑叶12克、炙枇杷叶（布包）12克。

【适应证】适用于妊娠痰火犯肺咳嗽，痰咯不爽，痰黏黄稠，面红口干，苔黄腻，舌质偏红，脉滑数。

【制用方法】水煎服，1日1剂，1日3次。

【加减变化】腰酸者，加续断12克、杜仲12克、菟丝子10克。

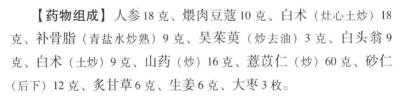

子泻（孕妇泻下）

孕妇大便稀薄如水，或泻下完谷不化，或泄下清冷如鸭屎，称为子泻，多因脾肾虚弱，运化失职所致。

验方

【药物组成】人参18克、煨肉豆蔻10克、白术（灶心土炒）18克、补骨脂（青盐水炒熟）9克、吴茱萸（炒去油）3克、白头翁9克、白术（土炒）9克、山药（炒）16克、薏苡仁（炒）60克、砂仁（后下）12克、炙甘草6克、生姜6克、大枣3枚。

【适应证】适用于孕妇泻下，大便稀薄如水，或泻下完谷不化，或泻下清冷如鸭屎等症。

【制用方法】水煎服，1日1剂，1日3次。

转胞（妊娠小便不通）

妊娠七八月后，因膀胱受压导致小便不通，甚至伴有小腹胀痛、腰膝酸软等，称为转胞，或称妊娠小便不通。妊娠尿潴留亦属本病范畴。

验方一

【药物组成】冬葵子25克、炒栀子25克、木通3克、赤茯苓

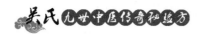

12 克。

【适应证】妊娠小便不通。

【制用方法】水煎服，1 日 1 剂，1 日 3 次，以通为度，不可久服。

验方二

【药物组成】大葱、青盐各等分。

【适应证】妊娠小便不通。

【制用方法】共研细末，田螺肉 15 个，共捣烂如泥，加生姜汁少许调匀，外贴肚脐，立通，以通为度，不可久贴。

验方三

【药物组成】冬葵子 25 克、炒栀子 25 克、木通 3 克、赤茯苓 12 克。

【适应证】妊娠转胞，小便不通，小腹胀。

【制用方法】共捣烂，用布包裹后加温，趁热熨小腹部。配合按摩效果更佳。

验方四

【药物组成】陈瓜蒌 150 克。

【适应证】妊娠转胞，小便不通，小腹胀。

【制用方法】熬取浓汁，趁热坐浴，1 日 1 次。

验方五

【针刺穴位】气海、膀胱俞、阴陵泉。

【手法】平补平泻法，1 日 1 次。

妊娠伤寒

验方一

【药物组成】紫苏10克、陈皮8克、香附子8克、川芎6克、白芷6克、甘草5克、葱白2根，生姜3片。

【适应证】妊娠伤寒感冒，四肢酸痛。

【制用方法】水煎服，1日1剂，1日3次。

验方二

【药物组成】当归身20克、川芎12克、白芍12克、熟地黄12克。

【适应证】妊娠伤寒（感冒）。

【制用方法】水煎温服，1日1剂，1日3次。

【加减变化】伤寒，头痛，发烧无汗，脉浮紧者，加麻黄6克、细辛3克；伤寒中风，表虚自汗，头痛项强，发热恶寒，脉浮弱者，加黄芪15克、地骨皮15克；中风湿，肢体关节烦疼，脉浮而热，头痛者，加防风10克、苍术10克；伤寒，胸膈满痛，脉弦者，加柴胡12克、黄芩10克；伤寒，大便秘结，小便赤，气满而脉沉数者，加生大黄8克、桃仁6克（麸炒）；伤寒，小便不利者，加茯苓15克、泽泻9克；伤寒，小便赤如血色者，加琥珀6克（研末冲服）、茯苓12克；伤寒，四肢拘急，身冷微汗，腹痛，脉沉而迟者，加附子（先煎30分钟，去沫）6克，肉桂3克；伤寒蓄血证者，加生地黄18克、酒大黄8克；伤寒，发热，大渴，脉长而大者，加石膏（先煎）30克、知母12克；伤

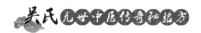

寒，发表后温毒发斑者，加升麻 12 克、连翘 15 克；伤寒，下后咳嗽不止者，加五味子 10 克、人参 9 克；伤寒，下后虚弱，腹胀痞满者，加厚朴 9 克（姜汁炒）、炒枳实 9 克；伤寒，不得眠者，加栀子 9 克、黄芩 9 克；伤寒，发汗后血漏不止，胎气受损者，加阿胶 15 克（烊化）、炙甘草 9 克、黄芪 15 克；伤寒，头痛重，大小便通畅，腹中痛，脉浮者，去熟地黄；伤寒，大小便自利，腹中痛，饮食不下，脉沉者，去地黄、川芎，加白术 12 克、炙甘草 6 克、茯苓 10 克、黄芩 9 克；伤寒，头痛项强，身热口干，胸胁痛者，加柴胡 10 克、前胡 10 克、人参 10 克、甘草 5 克。

妊娠腰痛

妊娠期间出现腰痛，伴膝软畏寒，夜尿频，带下清冷；或腰痛如折，转动仰俯不利，遇寒加重；或素有风湿腰痛史；或有跌伤、劳损所致腰痛史，活动不利等为主症者，称为妊娠腰痛。本病常是胎动不安的症状之一，也可诱发先兆流产。

验方一

【药物组成】熟地黄 10 克、山药 18 克、山茱萸（去核净）18 克、茯苓 16 克、当归 10 克、枸杞 15 克、杜仲（青盐水炒）20 克，菟丝子（酒炒）13 克、核桃肉（炒）15 克、砂仁（后下）9 克、补骨脂（青盐水炒）24 克、续断 18 克。

【适应证】妊娠腰痛、尿频。

【制用方法】水煎服，1 日 1 剂，1 日 3 次。

难产（胞衣不下）

验方一

【药物组成】当归 10 克、川芎 10 克、槐枝 50 克、炒枳壳 10 克、紫苏 4 克、香附子（炒）15 克、火麻仁 25 克、大腹皮（姜汁炒）8 克、牛膝 150 克、通草 75 克、瞿麦 75 克、甘草 4 克。

【适应证】催生。

【制用方法】上药水煎，临产时温服，每次 100 毫升，每小时服 1 次。

验方二

【方名】保产散。

【药物组成】炙荷叶 45 克、棕皮灰 50 克、元胡 45 克、全当归（酒洗）45 克、赤芍 45 克、白芍 45 克、五灵脂 45 克、蒲黄 45 克、生地黄 45 克、熟地黄 45 克、炒香附子 45 克、炮干姜 45 克、沉香 25 克、制乳香 25 克、大黑豆 25 克、莪术 25 克、红花 25 克、炙甘草 25 克、丹参 25 克、泽兰 25 克。

【适应证】胞衣不下、难产，气血攻心，眩晕恶心，呕吐不食，肢体冷痛，口角流沫，崩漏，寒热往来，心烦狂躁，言语错乱，腹痛泻痢等。

【制用方法】共研细末，每次服 5～10 克，大剂量 10～20 克，1 日 3 次，以黄酒、白酒、童便各等分冲服最佳。

验方三

【方名】保产汤。

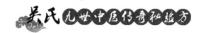

【药物组成】全当归（酒洗）18 克、炒川芎 7 克、酒白芍 7 克、熟地黄 7 克、炒白术 9 克、炙甘草 3 克、云茯苓 7 克、陈皮 5 克、干姜（炒焦）4 克、香附子（3 岁内男童便浸 24 小时后炒干）10 克、大枣 2 枚、生姜 3 片。

【适应证】适用于产后诸证，以治本固元、大补气血为主。

【制用方法】水煎服，1 日 3 次，1 日 1 剂。

【加减变化】失血过多，气虚者，重用川芎、当归、干姜，加人参 6 克；胸膈胀满者，加枳实（麸炒）、砂仁、姜厚朴、山楂各 6 克；两胁痛者，加青皮、肉桂各 5 克；小腹阵痛者，加元胡 9 克、桃仁 6 克、红花 6 克、苏木 6 克、三棱 4 克、莪术 4 克；出汗者，加炙黄芪 10 克、炒酸枣仁 8 克；口干苦者，加麦冬 9 克；不发热而小腹痛不可忍者，桃仁 25 克，捣烂，用韭菜汁、白酒冲服；恶露不行者，加益母草 12 克、牡丹皮 6 克、桃仁 6 克、童便、白酒少许同煎服；吐痰者，加半夏、贝母各 9 克；咳嗽不止者，加北五味子 4 克、桑白皮 7 克；气恼者，加乌药 8 克；昏聩，口噤不语者，加荆芥穗 9 克。

验方四

【药物组成】牛膝 100 克、槐花 50 克、瞿麦 50 克、当归 75 克、通草 75 克、官桂 100 克、天葵子 300 克、甘草 30 克。

【适应证】胞衣不下、难产、小腹疼痛。

【制用方法】水煎服，1 日 1 剂，1 日 3 次。

验方五

【选穴】合谷、三阴交、太冲、肩井、昆仑。

【适应证】难产、催产、止痛。

【针刺手法】泻法（逆时针）。如遇危急情况无针具，可以用筷子或手指以重力点按穴位。

产后中风

验方

【药物组成】葛根60克、豨莶草150克、独活80克、炙甘草30克、生姜40克、大枣3枚。

【适应证】产后中风，肌肤麻木不仁。

【制用方法】水煎服，1日1剂，1日3次。

产后厌食症

验方

【方名】健脾汤。

【药物组成】炒八月柞6克、苍术（米泔水浸1日炒干）7克、陈皮5克、姜厚朴8克、砂仁（后下）8克、焦三仙各16克、干姜（炒焦）4克、炙甘草4克、生姜3片。

【适应证】适用于产后不思饮食，时有寒热发作，停食，胸膈胀闷等。

【制用方法】水煎服，1日1剂，1日3次。

【加减变化】泄泻者，加白术12克、茯苓12克、芡实12克；大便不通者，加桃仁8克、红花8克；小便闭塞者，加大腹皮15克、车前子（布包）12克。

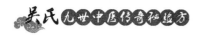

产后汗多症

验方

【**药物组成**】当归 35 克、人参 35 克、黄芪 50 克、茯神 30 克、炒酸枣仁 12 克、糯米 25 克、五味子 35 克。

【**适应证**】产后盗汗、自汗、潮热、失眠、乏力。

【**制用方法**】水煎服，1 日 1 剂，1 日 3 次。

产后头痛

验方

【**药物组成**】冬桑叶 15 克、炙黄芪 15 克、人参 15 克、炒白术 15 克、陈皮 12 克、当归 18 克、升麻 10 克、柴胡 9 克、细辛 3 克、蔓荆子 12 克、川芎 15 克、藁本 15 克、白芷 9 克、甘草 3 克、生姜 3 片。

【**适应证**】产后头痛。

【**制用方法**】水煎服，1 日 1 剂，1 日 3 次。

产后呃逆呕吐

验方

【药物组成】陈皮（去白）15克、白豆蔻25克、丁香25克、法半夏25克、砂仁10克。

【适应证】产后呃逆，恶心呕吐。

【制用方法】共研细末，以人参10克、桃仁10克煎汤冲服药粉，每次3~5克，1日3次。

产后腰痛

验方

【药物组成】杜仲60克、陈皮（去白）10克、当归25克、续断20克、川芎25克、败酱草30克、白芍（酒炒）25克、肉桂10克、生姜12克、大枣3枚。

【适应证】产后腰痛如折。

【制用方法】水煎服，1日1剂，1日3次。

【禁忌】服药期间勿食葱、生冷。

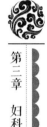

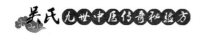

产后血尿

验方

【药物组成】小蓟（新鲜者佳）60 克、白茅根 30 克、赤芍 10 克、甘草梢 15 克、淡竹叶 10 克、栀子 10 克、蒲黄 10 克、木通 6 克、滑石（布包）30 克、灯芯 15 克。

【适应证】产后小便尿血。

【制用方法】水煎服，1 日 1 剂，1 日 3 次。

产后失血

验方

【药物组成】人参 30 克、黄芪 20 克、生地炭 50 克、生地黄 30 克、紫苏叶 10 克、贯众炭 50 克、牡丹皮 20 克、当归身（酒炒）20 克、黑芝麻（炒熟）20 克、荆芥炭 25 克、续断 18 克、断血流 60 克、蒲黄炭 30 克。

【适应证】产后失血不止，面色苍白，口渴烦热，心悸怔忡，发热，自汗不止，气虚乏力，眩晕等。

【制用方法】水煎服，2 日 1 剂，1 日 3~5 次。

【加减变化】血流不止，加三七粉（冲服）15 克、血余炭（冲服）30 克；心悸心慌，炒酸枣仁 30 克、茯神 60 克、炙远志 20 克；败血攻心，藏红花 50 克、苏木 30 克；腹痛，丹参 50 克、元胡 30 克；大汗淋漓不止，山茱萸 60 克、五味子 100 克、龙骨

（先煎）60 克、牡蛎（先煎）60 克。

产后阴蒂肿大

验方

【药物组成】大黄 60 克、防风 50 克、羌活 50 克、黄柏 15 克。

【适应证】产后阴蒂肿大。

【制用方法】水煎服，外用药汁趁热熏洗，1 日 1 剂，内服、外洗均 1 日 3 次。

产后乳少

验方一

【药物组成】木通 3 克、通草 6 克、炮山甲（研末冲服）3 克、王不留行 3 克、黄芪 20 克、猪前蹄 1 只。

【适应证】产后乳少。

【制用方法】共煮烂，喝汤吃肉，1 日 1 剂，频服。

验方二

【药物组成】炒黑芝麻 50 克、漏芦 5 克、通草 5 克、贝母 10 克。

【适应证】产后乳少。

【制用方法】共研细末，取猪前蹄 1 只，酒、水各半，煎汤冲服药粉，每次 5～10 克，1 日 1～2 次。

第三章 妇科

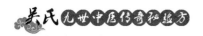

【禁忌】禁用盐。

不孕症

女子婚后，夫妇同居 2 年以上，配偶生殖功能正常，未避孕而未受孕者，或曾孕育过，未避孕又 2 年以上未再受孕者，称为不孕症，前者称为原发性不孕症，后者称为继发性不孕症。古称前者为"全不产"，后者为"断绪"。

西医学认为，女性原因引起的不孕症，主要与排卵功能障碍、盆腔炎症、盆腔肿瘤和生殖器官畸形等疾病有关，很难治愈。中医学对女性先天生理缺陷和畸形的不孕总结了五种不宜（"五不女"），即螺（又作"骡"）、纹、鼓、角、脉五种，其中除脉之外，均为难治。

男女双方在肾气盛、天癸至、任通冲盛的条件下，女子月事以时下，男子精气溢泻，两性相合，便可媾成胎孕，可见不孕主要与肾气不足、冲任气血失调有关。临床常见肾虚、肝郁、痰湿、血瘀等类型。

验方一

【药物组成】柴胡 6 克、白芍 10 克、益母草（酒炒）15 克、赤芍 10 克、泽兰 10 克、鸡血藤 10 克、党参 9 克、怀牛膝 10 克、菟丝子（酒炒）12 克、覆盆子 12 克、酒当归 10 克、女贞子（盐炒）12 克、生蒲黄 10 克、枸杞 12 克、苏木 10 克、刘寄奴 10 克、炒香附子 10 克。

【适应证】适用于月经错后、量少，闭经，不排卵或卵巢功能不良的不孕症。

【制用方法】月经第 1 日开始，连服 3~5 剂；月经第 13 日开始，连服 3~5 剂；如果月经不通、后错、量稀少，则服药 3 剂，停药 7 日，再服 3 剂，如此反复。如果体温连续上升 12~18 日，有可能是怀孕，则停服，并服保胎药，以防流产。

【加减变化】湿热下注者，加炒知母 6 克、草河车 10 克、鸡冠花 10 克、黄柏 6 克、椿根皮 10 克、败酱草 12 克；腹寒肢冷者，加桂枝 9 克、肉桂 3 克、橘核 10 克、荔核 10 克、吴茱萸 6 克；阴虚火旺者，加地骨皮 10 克、青蒿 10 克、生地黄 10 克、玄参 10 克、知母 6 克；心烦胸闷、乳胀者，加青皮 10 克、橘叶 6 克、王不留行 10 克、香附子 10 克、木香 10 克、郁金 6 克；闭经日久者，加归尾 12 克、桃仁 10 克、红花 10 克、茜草 10 克、三棱 10 克、莪术 10 克；性欲减退者，加仙茅 10 克、仙灵脾 10 克、肉苁蓉 15 克、山茱萸 15 克、菟丝子（酒炒）10 克、鹿角片 10 克；痛经腹胀者，加川楝子 6 克、元胡 6 克、香附子 12 克、木香 6 克、佛手 6 克；食少浮肿者，加白术 9 克、扁豆 9 克、云茯苓 9 克、焦三仙各 10 克、白蔻 6 克；肥胖者，加泽泻 12 克、茯苓 12 克、半夏 10 克、陈皮 10 克、山楂 15 克；失眠健忘者，加炙远志肉 10 克、炒酸枣仁 15 克、茯神 30 克、制首乌 15 克。

验方二

【药物组成】柴胡 10 克、枳实 15 克、赤芍 15 克、甘草 10 克、丹参 30 克、炙山甲（研末冲服）15 克、红花 20 克、路路通 15 克、怀牛膝 10 克、石楠叶 10 克。

【适应证】适用于输卵管阻塞不通而致的不孕症。

【制用方法】水煎服，1 日 1 剂，1 日 3 次。

【加减变化】肝郁气滞者，加香附子 15 克、䗪虫 12 克；肝郁血瘀者，加当归 30 克、制水蛭（研末冲服）10 克；肝郁痰湿者，加昆布 12 克、白芥子 12 克；瘀温互结者，加黄芪 30 克、龙葵 12 克、苍术 6 克；附件增厚，伴炎症，压痛明显者，或输卵管积水者，加蒲公英 20 克、七叶一枝花 15 克、半边莲 15 克、荔枝核 30 克、通草 6 克；输卵管结核者，加夏枯草 12 克、蜈蚣 3 条；气血不足，月经过少、色淡乏力者，加党参 20 克、归身 20 克；肾虚腰痛，畏寒肢冷者，加仙茅 12 克、制黑附片 12 克、仙灵脾 10 克、紫河车（研末冲服）12 克。

验方三

【方名】吴氏种子丸。

【药物组成】全当归（酒浸 24 小时，阴干）175 克、炒川芎 75 克、酒炒白芍 55 克、熟地黄 90 克、茯苓 45 克、茯神 45 克、陈皮 45 克、炙山甲 75 克、香附子（酒、醋、童便炒，各 50 克；干炒 50 克；生香附子 50 克）250 克、炒吴茱萸 45 克、元胡 45 克、牡丹皮 45 克、制益母草 150 克、艾叶 45 克、阿胶珠 125 克、炒白术 85 克、黄芩（酒炒）50 克、小茴香（青盐水炒 25 克、酒炒 25 克）50 克、川续断（酒洗炒）65 克、麦冬 50 克、丹参 45 克、砂仁 25 克、泽兰 45 克、桃仁 45 克、红花 45 克、紫河车 1 具、鹿茸 45 克、海马 75 克、龟板（先煎）75 克、鳖甲（先煎）75 克、枸杞 75 克、山茱萸 75 克、覆盆子 45 克、沉香 15 克、炙甘草 25 克、肉苁蓉 25 克。

【适应证】男女不孕不育症。

【制用方法】共研细末，炼蜜为丸，每丸重 12 克，每次 1 丸，每日 3 次。

阴脱（子宫下垂）

子宫从正常位置向下移位，甚至完全脱出于阴道口外，称为子宫脱垂，又称为阴脱、阴癫、阴菌、阴挺、子宫脱出等。本病常发生于劳动妇女，以产后损伤为多见。

本病主要病机是冲任不固，提摄无力。常见的有气虚与肾虚。

验方一

【药物组成】人参25克、炙黄芪15克、陈皮10克、茯苓12克、柴胡8克、升麻（酒炒）9克、芡实20克、当归（酒炒）15克、炒山药15克、炒白术25克、紫河车（研末冲服）1具。

【适应证】子宫下垂气虚型。

【制用方法】水煎服，1日1剂，1日3次。

验方二

【药物组成】人参45克、紫河车1具、阿胶（烊化）25克、海马25克、鹿茸20克、黑蚂蚁25克、菟丝子（酒炒）25克、柴胡25克、升麻（酒炒）45克、当归身30克、炙黄芪150克、炒山药75克。

【适应证】子宫下垂肾虚型。

【制用方法】共研细末，炼蜜为丸，每丸重9克，每次服1丸，1日3次。

验方三

【药物组成】麝香1克、艾叶50克、肉桂25克、细辛15克、丁香15克、海马50克。

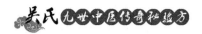

【适应证】子宫下垂肾虚型。

【制用方法】共研极细末，以葱白捣汁和匀如干泥状，外贴肚脐，冬天每 7 日更换 1 次，夏天每 3 日更换 1 次。

更年期综合征

中医学无更年期综合征的病名，对于眩晕、头痛、心悸、呕吐、胸痛、耳鸣等类似的病证有详细的论述。中医妇科学中的"断经前后诸证""绝经前后诸证"或"经断前后诸证"与本病相似。更年期肾气虚、冲任衰、气血失调是其特点，再加上素体虚弱或多产、难产、出血，冲任创伤，七情刺激等均可导致本病的发生。

验方一

【药物组成】玄参 10 克、麦冬 7 克、丹参 10 克、栀子 4 克、党参 12 克、天冬 6 克、郁金 30 克、炒酸枣仁 20 克、龙骨（先煎）15 克、牡蛎（先煎）15 克、五味子 10 克、乌梅 10 克、远志肉 30 克、当归 15 克、白芍 10 克。

【适应证】头晕头痛，焦虑烦躁，心悸忧郁，失眠多梦，健忘，多汗，口干，食欲减退，腹胁腰腿痛，精神疲乏，四肢无力，舌红苔少，脉弦细等。

【制用方法】水煎服，1 日 1 剂，1 日 3 次。

验方二

【药物组成】桑叶 10 克、黄连 4 克、竹叶 3 克、麦冬 15 克、白芍 15 克、炒酸枣仁 12 克、玄参 10 克、龙骨（先煎）30 克、丹参 15 克、白薇 15 克、郁金 19 克、栀子 3 克、茯神 15 克。

【适应证】适用于烘热汗出，心烦易怒，口干，失眠，心慌心悸，情绪不稳等。

【制用方法】水煎服，1 日 1 剂，1 日 3 次。

验方三

【药物组成】郁金 30 克、栀子（酒炒）10 克、香附子（醋炒）15 克、三棱 10 克、莪术 10 克、丹参 50 克、大黄 9 克、肉苁蓉 10 克、巴戟肉 10 克。

【适应证】适用于特发性水肿、高血脂、甲状腺功能减退、冠心病、肢体瘀胖，早晨面部肿胀，手肿而无力，胸胁满闷，心慌气短，腰腿酸困，易怒善悲，五心烦热，面部烘热，烦躁多汗，头晕耳鸣，月经失调，性欲减退，脉沉细涩并有弦滑之象，舌质淡胖，苔白腻，或微黄。

【制用方法】水煎服，1 日 1 剂，1 日 3 次。

【加减变化】胁肋胀痛，烦躁易怒，腹胀嗳气者，加柴胡 25 克、白芍 25 克、青皮 9 克、佛手 10 克；脾胃虚寒，大便溏泻者，去大黄，加桂枝 6 克、芡实 9 克；瘀肿甚，湿气重者，加山药 9 克、薏苡仁 25 克、茯苓 15 克、泽泻 10 克；神疲胸闷、心悸气短者，加党参 15 克、麦冬 12 克、五味子 10 克；心悸怔忡、失眠健忘者，加炒柏子仁 10 克、炒酸枣仁 15 克、制首乌 15 克、灯芯 9 克、龙眼肉 10 克；脘腹胀闷，纳食减少，嘈杂嗳气者，加砂仁 10 克、炒麦芽 15 克、生谷芽 15 克、鸡内金（研末冲服）12 克；头晕目眩，血压偏高者，加夏枯草 15 克、珍珠母（先煎）15 克、白芍 15 克、川芎 9 克、制白附子（先煎 40 分钟，去沫）3 克；五心烦热，颜面潮红，烦躁出汗者，加知母 15 克、炒黄柏 9 克、银柴胡 9 克；行经腹痛，经下瘀血，舌有瘀斑者，加泽兰 15 克、川牛

膝 12 克、桃仁 9 克、红花 20 克、赤芍 9 克、元胡 30 克。

验方四

【药物组成】太子参 30 克、沙参 20 克、熟地黄 20 克、淮山药 15 克、枸杞 15 克、菟丝子（酒蒸）15 克、五味子 10 克、女贞子 10 克（盐水炒）、桑葚 10 克、茺蔚子 15 克、覆盆子 15 克、全当归 9 克、夜交藤 15 克、炒柏子仁 10 克。

【适应证】适用于月经异常（经量不规则），头晕耳鸣，健忘失眠，情志不舒，烦躁易怒，心悸多梦，精神不佳，身体倦怠，面部浮肿，手足心热，汗多口干，尿频便溏等。

【制用方法】水煎服，1 日 1 剂，1 日 3 次。

【加减变化】肝肾阴虚者，去当归、五味子、菟丝子，加石决明（先煎）15 克、珍珠母（先煎）15 克、旱莲草 20 克、夏枯球 15 克、麦冬 30 克、知母 21 克、龟板（先煎）25 克；偏阳虚者，去茺蔚子、柏子仁，加山茱萸 15 克、制黑附片 18 克、肉桂 3 克；心肾不交，夜不得宁者，加炙远志肉 20 克、朱砂（研末冲服）10 克。

验方五

【药物组成】朱茯神 60 克、玄参 10 克、麦冬 7 克、丹参 10 克、栀子 4 克、党参 12 克、天冬 6 克、郁金 30 克、炒酸枣仁 20 克、龙骨（先煎）15 克、牡蛎（先煎）15 克、五味子 12 克、乌梅 10 克、远志肉 30 克、香附子 60 克。

【适应证】头晕头痛，焦虑烦躁，心悸抑郁，失眠多梦，健忘，多汗，盗汗，口干，食欲减退，胸胁、腰腿痛，精神倦怠，四肢无力，舌红苔少，脉弦细。

【制用方法】水煎服，1 日 1 剂，1 日 3 次。

附件炎

验方一

【药物组成】土茯苓 60 克、半边莲 30 克、白花蛇舌草 30 克、山药 15 克、白芍 20 克、人参 15 克、生黄芪 15 克、炙黄芪 15 克、鹿角片 30 克、龟板（先煎）15 克、龙骨（先煎）30 克、牡蛎（先煎）30 克、升麻 3 克、五倍子 15 克、白术 60 克、泽泻 10 克、女贞子 20 克、乌贼骨 25 克。

【适应证】适用于脾肾两虚型白带久治不愈，症见带下清冷、量多，质稀薄或如绵丝状，终日淋漓不断，伴小便清长，夜尿多，腰酸，舌淡，脉沉细。

【制用方法】水煎服，1 日 1 剂，1 日 3 次。

【加减变化】月经先期者，加当归 15 克、黄芩 9 克、黄连 6 克；月经后期者，加香附子 12 克、丹参 12 克；有瘀血者，加桃仁 15 克、红花 15 克；寒湿重者，加制黑附子（先煎 15 分钟）10 克、肉桂 3 克、芡实 30 克。

验方二

【药物组成】土茯苓 60 克、鸡血藤 20 克、萆薢 20 克、忍冬藤 20 克、薏苡仁 30 克、木瓜 6 克、丹参 15 克、车前草 12 克、益母草 10 克、甘草 6 克、败酱草 20 克、蒲公英 10 克。

【适应证】适用于湿热下行蕴结，带下量多，色白或黄，质稠秽浊，阴道灼痛发痒，宫颈红肿或糜烂，小腹胀痛，腰酸腿软等。

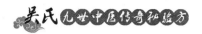

【制用方法】水煎服，每日1剂，1日3次。

【加减变化】腰腿酸痛，小腹坠胀而痛者，加骨碎补10克、续断10克、杜仲10克、桑寄生15克、升麻3克；性交则阴道胀痛、出血者，加赤芍15克、地骨皮10克、丹皮10克、田三七（研末冲服）9克；阴道瘙痒者，加白鲜皮12克、苦参10克、地肤子10克、苍耳子10克；阴道肿胀辣痛者，加紫花地丁25克、七叶一枝花20克；带下量多，色黄质稠秽如脓者，加马鞭草15克、鱼腥草15克、黄柏10克；带下色白，质稀如水者，去忍冬藤、车前草，加炒补骨脂15克、桑螵蛸10克、白术12克、炒扁豆9克；带下夹血者，加海螵蛸10克、茜草10克、大蓟10克；带下量多无臭秽，伴痒者，加槟榔10克、蛇床子12克；发热口渴者，加天花粉10克、野菊花15克、连翘30克、滑石（布包）10克。

盆腔炎

验方一

【药物组成】柴胡6克、当归9克、酒炒白芍12克、元胡19克、红藤15克、金银花60克、川楝子9克、凤尾草30克、白花蛇舌草30克。

【适应证】适用于气血不调，慢性盆腔炎及月经不调、痛经、带下、不孕、癥瘕等。

【制用方法】水煎服，1日1剂，1日3次。

【加减变化】腹部有肿块伴疼痛者，加三棱12克、莪术12克、散血丹12克；带下血多或白带黄者，加车前草30克、椿根皮 10 克、墓头回 10 克、黄柏 10 克；气滞甚者，加八月柞 30 克、乌药 15 克、枳壳 15 克、青皮 15 克、橘叶 10 克；乳房肿块加路路通 30 克、重楼 15 克；热甚者，加天花粉 15 克、丹皮 18 克、桃仁 12 克；月经量多者，加槐花 10 克、侧柏炭 10 克、芡实 12 克；气血虚弱，病久者，加黄芪 25 克、党参 10 克。

验方二

【药物组成】败酱草 30 克、凤尾草 30 克、紫花地丁 30 克、赤芍 15 克、蒲公英 30 克、野菊花 30 克、黄连 12 克、金樱子 12 克、元胡 10 克、丹皮 10 克、川楝子 12 克。

【适应证】适用于急性盆腔炎。

【制用方法】水煎服，1 日 1 剂，1 日 3 次。

阴　痒

验方一

【药物组成】茯苓 10 克、土茯苓 60 克、女贞子（盐水炒）15 克、生薏苡仁 60 克、泽泻 10 克、紫草 15 克、翻白草 10 克、旱莲草 15 克、生何首乌 12 克、萆薢 10 克、山茱萸 12 克、白芍（酒炒）12 克、赤芍 10 克、炙龟板（先煎）20 克、全当归 30 克、覆盆子 10 克、地肤子 20 克。

【适应证】阴痒。

【制用方法】水煎服，1 日 1 剂，1 日 3 次。

验方二

【药物组成】苍术 30 克、黄柏 15 克、黄连 10 克、贯众 10 克、蛇床子 10 克、荆芥 10 克、地肤子 10 克、花椒 6 克、硫黄（捣碎后放）30 克、仙灵脾 10 克。

【适应证】阴痒。

【制用方法】上药煎汁，外洗，每日 3 次。

子宫内膜异位症

验方

【药物组成】覆盆子 30 克、醋元胡 30 克、柴胡 12 克、当归 15 克、甘草 3 克、山茱萸 12 克、白术 10 克、白芍 15 克、赤芍 15 克、丹皮 10 克、香附子 15 克、白芥子 10 克、黄精 10 克、胆南星 10 克、郁金 15 克、陈皮 10 克、大黄 9 克、青皮 10 克、血竭（研末冲服）7 克、九香虫（研末冲服）10 克、鳖甲（先煎）18 克、三棱 10 克、莪术 10 克。

【适应证】腹痛剧烈，月经量多，经期延长，肛门坠胀，不孕，两乳胀，舌质紫暗，脉象沉细等。

【制用方法】水煎服，1 日 1 剂，1 日 3 次。

【加减变化】子宫寒滞者，去丹皮，加艾叶 10 克、炮干姜 15 克、肉桂 10 克；肝热炽盛者，加栀子 9 克、黄芩 9 克、夏枯草 10 克、茵陈 10 克；气滞甚者，重用香附子、郁金，加木香 9 克；气血两虚者，加党参 30 克、炙黄芪 20 克、阿胶（烊化）25 克、五味子 12 克。

乳腺炎、乳腺增生

验方一

【药物组成】柴胡 15 克、当归尾（酒炒）20 克、重楼 15 克、白芍 9 克、焦白术 9 克、茯苓 9 克、丹皮 9 克、蒲公英 10 克、白花蛇舌草 30 克、夏枯球 10 克、生栀子 9 克、旱莲草 15 克。

【适应证】适用于乳腺炎、乳腺增生、乳腺导管扩张症、乳腺大导管乳头状瘤所致的乳头溢液症。

【制用方法】水煎服，1 日 1 剂，1 日 3 次。

【加减变化】大导管乳头状瘤者，重用白花蛇舌草至 60 克、急性子 9 克、黄药子（有肝病者禁用）12 克；囊性增生者，加仙灵脾 12 克、锁阳 12 克、菟丝子 12 克；溢液色淡黄者，加薏苡仁 25 克、泽泻 9 克；溢液色鲜红或紫黑者，加龙胆草 6 克、仙鹤草 60 克、紫花地丁 30 克。

验方二

【药物组成】金银花 60 克、蒲公英 30 克、七叶一枝花 15 克、紫花地丁 30 克、赤芍 10 克、全瓜蒌 12 克、紫背天葵子 15 克、连翘 10 克、当归 10 克、青皮 10 克、橘叶 6 克、浙贝母 15 克、柴胡 3 克、板蓝根 30 克、甘草 3 克。

【适应证】适用于急性乳腺炎。

【制用方法】水煎服，1 日 1 剂，1 日 3 次。

验方三

【药物组成】丹参 30 克、蒲公英 15 克、橘叶 6 克、青皮 6 克、柴胡 60 克、三棱 9 克、莪术 9 克、归尾 12 克、赤芍 30 克、郁金 60 克、山甲珠 9 克、玄参 30 克、海藻 10 克、昆布 10 克、夏枯草 15 克、浙贝母 12 克、砂仁（后下）6 克。

【适应证】适用于肝郁血滞、痰热互结型乳腺增生及前列腺增生、肿块等。

【制用方法】水煎服，1 日 1 剂，1 日 3 次。

【加减变化】气虚者，加人参 9 克、黄芪 30 克；前列腺增生者，加怀牛膝 30 克、生牡蛎（先煎）30 克、紫背天葵子 20 克。

验方四

【药物组成】鹿角胶（兑服）15 克、桔梗 30 克、浙贝母 18 克、巴戟天 15 克、七叶一枝花 15 克、王不留行 12 克、当归 12 克、玄参 18 克、炙山甲（研末冲服）30 克、青皮 10 克、陈皮 10 克、香附子 10 克、郁金 10 克、柴胡 6 克、全蝎 8 克、甘草 3 克、守宫 30 克、三棱 15 克、莪术 15 克、白芍 15 克。

【适应证】适用于青壮年女性体质强盛之乳腺增生、乳腺纤维瘤、乳腺癌等。

【制用方法】水煎服，1 日 1 剂，1 日 3 次。

【加减变化】气血虚弱，食少便溏，体倦乏力者，加人参 20 克、白术 25 克、茯苓 15 克、黄芪 15 克。

验方五

【药物组成】香附子 30 克、九龙胆 30 克、土鳖虫 30 克、橘叶 30 克、桃仁 30 克、红花 30 克、七叶一枝花 30 克、冰片 60 克、三棱 30 克、莪术 30 克、黄连 30 克、牛黄 10 克、麝香 3 克、三七 30 克、大黄 30 克、赤芍 60 克、血竭 10 克。

【适应证】适用于乳腺增生、乳腺癌等。

【制用方法】上药共研细末，以水、醋各半，捣如泥，外贴患处，每 24 小时换 1 次。

验方六

【药物组成】当归 30 克、川芎 20 克、柴胡 20 克、陈皮 15 克、蒲公英 120 克、红花 20 克、金银花 120 克、连翘 60 克、广木香 15 克、白芍 60 克、香附子 60 克、蒲黄 30 克、龙骨（先煎）30 克、牡蛎（先煎）60 克、醋炒五灵脂 30 克、熟地黄 20 克、浙贝母 30 克、天葵子 20 克、夏枯草 30 克、焦三仙各 20 克、砂仁（后下）10 克、元胡 20 克。

【适应证】适用于妇女乳腺疾病（乳腺增生、乳腺癌、乳痈、乳晕、结核不消），疼痛不止，经久不愈者。家传特效验方。

【制用方法】水煎服，1 日 3 次，2 日 1 剂。配合服用验方七药粉。

验方七

【药物组成】鹿角片 60 克、鹿角霜 60 克、萱草炭 100 克、炮山甲 60 克、山慈姑 30 克、皂角刺 60 克、制没药 20 克、制乳香 20 克、僵蚕 30 克。

【适应证】乳腺增生。

【制用方法】共研极细末，配合验方六服用，1 日 3 次，每次 10 ~ 20 克。

验方八

【药物组成】柴胡 20 克、荔枝核 30 克、砂仁（研末冲服）10

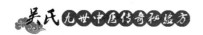

克、川楝子 18 克、甘草 9 克、乌药 10 克、橘核 15 克、青皮 10 克、丹参 60 克、醋三棱 15 克、莪术 10 克、炮山甲（研末冲服）15 克、炙鳖甲（研末冲服）60 克、猫爪草 18 克、大枣 3 枚、香附子 30 克、白芍 120 克、焦三仙各 20 克、元胡 15 克、煅牡蛎（先煎）60 克、煅瓦楞子 40 克、通草 10 克、小茴香 6 克、木香 10 克、桂枝 15 克、当归 15 克。

【适应证】适用于乳腺增生、子宫肌瘤、子宫内膜异位症、早期子宫癌、早期乳腺癌、乳腺囊肿、子宫或卵巢囊肿积液等。

【制用方法】水煎服，2 日 1 剂，1 日 3 次。

阴道炎、子宫糜烂

验方一

【药物组成】紫河车（研末冲服）30 克、龙胆草 15 克、黄芩 10 克、栀子 10 克、木通 10 克、当归 10 克、生地黄 10 克、车前子（布包）15 克、柴胡 10 克、百部 20 克、草河车 30 克、土茯苓 60 克、仙鹤草 60 克、甘草 5 克。

【适应证】适用于滴虫性阴道炎和霉菌性阴道炎，外阴瘙痒。

【制用方法】水煎服，1 日 1 剂，1 日 3 次。

验方二

【药物组成】蛇床子 30 克、苦参 60 克、百部 15 克、川椒 10 克、明矾 10 克、地肤子 20 克、五倍子 20 克、白鲜皮 20 克、木槿皮 30 克、土茯苓 30 克、鹤虱 30 克、虎杖 30 克、黄柏 30 克。

【适应证】适用于滴虫性阴道炎和霉菌性阴道炎。

【制用方法】水煎 10 ~ 20 分钟后，趁热熏洗，1 日 1 ~ 3 次。

验方三

【药物组成】黄柏 18 克、龙胆草 15 克、黄芩 15 克、栀子 15 克、木通 10 克、当归 15 克、生地黄 15 克、车前子（布包）20 克、柴胡 18 克、百部 18 克、草河车 30 克、土茯苓 120 克、仙鹤草 100 克、苦参 20 克、地肤子 20 克、白鲜皮 20 克、虎杖 30 克、焦三仙各 30 克、鹿角霜 30 克、薏苡仁 60 克、茯苓 30 克、生姜 15 克、大枣 6 枚。

【适应证】滴虫性和霉菌性阴道炎，外阴瘙痒，黄白带，尿道灼热不适等。

【制用方法】水煎服，2 日 1 剂，1 日 3 次。

验方四

【药物组成】蛇床子 30 克、苦参 30 克、百部 30 克、川椒 10 克、黄柏 60 克、大黄 30 克、明矾（后下）60 克、地肤子 40 克、五倍子 30 克、白鲜皮 50 克、木槿皮 50 克、土茯苓 200 克、鹤虱 30 克、虎杖 40 克、僵蚕 50 克、黄连 30 克、硫黄（后下）30 克。

【适应证】适用于滴虫性阴道炎和霉菌性阴道炎。

【制用方法】水煎 20 分钟，趁热熏洗，每次 30 ~ 50 分钟，1 日 3 次。

崩　漏

崩漏是月经的周期、经期、经量发生严重失常的病证，其发病急骤，暴下如注，大量出血者为崩；病势缓，出血量少，淋漓不绝者为漏。崩与漏虽出血情况不同，但在发病过程中两者常互相转化，如崩血量渐少可能转化为漏，漏势发展又可能变为崩，故临床多以崩漏并称。本病的病因主要是肾－天癸－冲任－胞宫轴的严重失调。冲任损伤，不能制约经血，使子宫藏泄失常。

西医的功能性子宫出血所出现的阴道出血，属中医崩漏的范畴。崩漏是妇女月经病中较为复杂的一个症状。必须排除生殖器肿瘤、炎症或全身性疾病（如再生障碍性贫血等）引起的阴道出血。

验方一

【药物组成】当归 30 克、川芎 20 克、川牛膝 20 克、白芷 20 克、蝉蜕 20 克、红花 20 克、防风 20 克、丁香 30 克、广木香 30 克、白芍 30 克、阿胶（烊化）60 克、焦蒲黄 40 克、龙骨（先煎）30 克、牡蛎（先煎）30 克、仙鹤草 100 克、红糖 100 克（兑服）、焦贯众 25 克、红人参 20 克、白术 20 克、黄芪 30 克。

【适应证】适用于妇女崩漏（子宫癌、阴道癌、卵巢癌、宫颈癌晚期大出血患者皆可适用），血崩不止。

【制用方法】水煎服，2 日 1 剂，1 日 4 次。

【特注】与验方二药粉配合服用效果更佳。

验方二

【药物组成】桑寄生 60 克、熟地黄炭 30 克、断血流 100 克、血余炭 60 克、三七粉 30 克、蜈蚣 6 条、全蝎 30 克、炮山甲 30 克、血竭 20 克、制没药 20 克、制乳香 20 克、僵蚕 30 克。

【制用方法】共研极细末，1 日 3 次，1 次 10～20 克。

附录　逐月养胎保胎秘法

妊娠一月，饮食宜精熟美味，微食酸物，多食大麦，忌食腥辛之物。足厥阴肝经养胎，不可针其经脉穴位。

妊娠二月，忌食辛燥，居住宜静，勿惊吓，勿同房。足少阳胆经养胎，胞胎已初成，不可针其经脉。

妊娠三月，胎已始形，忌悲哀惊虑，多活动，常以玉石摩腹。手少阴心经养胎，不可针其经脉。

妊娠四月，胎儿开始吸收精气以成血脉，宜食大米、鱼类，以补精血，通耳目，行经络。手少阳三焦经养胎，不可针其经脉。不可过食及劳累，静心定志以安胎。

妊娠五月，胎儿吸纳火精以成精气，宜早睡早起，多淋浴换衣，多食大米、高粱、牛肉、羊肉，以少许吴茱萸调和五味，以安定五脏。此月胎儿四肢已成，切勿过饱过饥，忌食辛燥之物，勿过度劳倦。足太阴脾经养胎，不可针其经脉。

妊娠六月，胎儿吸纳金精以成筋骨，宜轻度劳动，多出游，宜食飞鸟猛兽之肉，以成腠理与筋，养其力以坚脊柱。足阳明胃经养胎，不可针其经脉。

妊娠七月，胎儿吸纳水精，以成骨，宜多运动，勿不动而坐，坐则必躁。饮食勿寒冷，多食大米、高粱以养骨坚齿。此月胎儿皮毛已成，忌悲哭、洗浴。手太阴肺经养其胎，不可针其经脉。

妊娠八月，胎儿吸纳土精，以成皮革，宜平静心和，勿动气以光泽皮肤颜色。此月胎儿九窍已成，勿食辛燥之物，勿乱吃食物与药物。手阳明大肠经养胎，不可针其经脉。

妊娠九月，胎儿吸纳石精，以成皮毛、六腑、百节。饮食宜甘美，是谓养皮毛、生智力。此月胎儿百脉已成，勿坐潮湿寒冷之处。足少阴肾经养胎，不可针其经脉。

妊娠十月，胎儿五脏六腑齐通，纳天地精气，归于丹田，神已具备，只待日而生。足太阳膀胱经养胎，不可针其经脉。

附录　孕妇饮食禁忌

鸡肉合小米同食，令胎儿生寸白虫。

食狗肉，令儿哑。

鲤鱼同鸡肉食，令儿生疳多疮。

食兔肉，令儿缺唇。

食羊肝，令儿多厄难。

食龟肉，令儿短颈。

鸭肉与桑葚同食，令儿倒生、心寒。

食螃蟹，横生。

鳝鱼同田鸡同食，令儿声哑。

食水浆，令绝产无子。

雀肉合豆酱同食，令儿面生雀斑黑块。

食子姜，令儿指生疮。

食雀肉、饮酒，令儿不耻多淫。

食慈姑，消胎气。

食干姜、蒜、鸡，毒胎无益。

油腻难化，伤胎。

食山羊肉，儿多病。

无鳞鱼，勿食。

菌有大毒，食之令儿疯痫而夭。

食雀脑，令儿雀目。

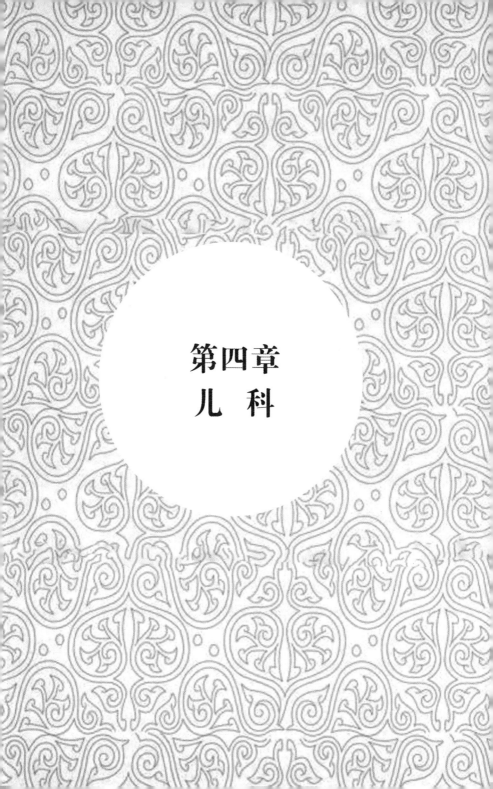

第四章
儿　科

新生儿黄疸

验方一

【药物组成】川黄连 2 克、胡黄连 2 克、生地黄 10 克、生甘草 1 克、茵陈 15 克、当归 2 克、天花粉 3 克。

【适应证】初生儿黄疸。

【制用方法】水煎取汁，频滴口中。

验方二

【药物组成】韭菜根、鲜栀子各等分。

【适应证】初生儿黄疸。

【制用方法】捣取汁，滴鼻内令流黄水，1 日 3 次。

验方三

【药物组成】草皮纸（黄表纸也可）1 张。

【适应证】初生儿黄疸。

【制用方法】卷成如笔样管筒，一头用纸封紧，将黄蜡放在铜锅内加热熔化，把熔化的黄蜡涂在纸筒四周，置冷后，让患儿仰卧，将蜡筒封过的一头对准肚脐，以面粉和匀如干泥状，把蜡筒固定在肚脐上，勿令动摇漏气，再用火点燃蜡筒，让其烧至根部，再另换一根蜡筒，按前法固定烧之，直至肚脐中有黄水渗出而止，1 日 1 次，3 日痊愈。

验方四

【药物组成】新鲜车前草 30 克、茵陈 30 克、水灯草 10 克、板蓝根 10 克。

【适应证】适用于新生儿及幼儿的黄疸病，症见全身皮肤泛黄、眼珠发黄、小便短赤发黄。

【制用方法】水煎服，2 日 1 剂，1 日 8~10 次。刚刚出生的婴儿用棉签蘸药水频频点在嘴唇。

验方五

【药物组成】甜瓜蒂 39 克、茄子 30 克、车前草 30 克、秦艽 30 克、茵陈 150 克、水灯草 10 克、茯苓 10 克、黄芪叶 6 克、白菜根 30 克、新鲜茶叶 10 克、油菜根 30 克。

【适应证】适用于各种类型黄疸病，症见全身皮肤泛黄、眼珠发黄、小便短赤发黄，久治不愈！

【制用方法】水煎服，2 日 1 剂，1 日 4 次。

新生儿绝气不啼

验方

【药物组成】当年的新棉花。

【适应证】初生儿绝气不啼。

【制用方法】急用新棉花裹暖后，把胞衣放入热水中，并以热水浇脐带，室内加温，直至初生儿出声，有呼吸之后，再剪断脐带。如先剪断脐带则不治。

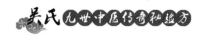

白膜包舌

验方

【药物组成】枯矾少许。

【适应证】初生儿白膜包舌。

【制用方法】急用指甲刮划令破出血，以枯矾少许敷之。如不急治则哑。

新生儿撮口脐风

验方

【药物组成】青盐少许。

【适应证】初生儿撮口脐风，齿根生有小泡，如粟米状。

【制用方法】急以温水蘸青盐轻轻擦洗脐口，儿口即开便安，不必服药。脐风已成，必有青筋一道上行，急灸筋头三壮截住；青筋继续上行，至上腹部而分两岔，若见两岔，即灸两岔三壮，迟则上行攻心，不治。

新生儿肚脐感染

验方

【药物组成】炉甘石5克、血余炭5克、孩儿茶5克、冰片5克。

【适应证】初生儿肚脐感染。

【制用方法】共研细末，敷脐内，3日即愈。

小儿惊风

验方一

【药物组成】生地黄30克、木通10克、黄芩15克、麦冬20克、川黄连10克、连翘30克、生甘草5克、钩藤（后下）15克、灯芯10克。

【适应证】适用于各种类型小儿急惊风，症见小儿高烧抽搐，眼睛上翻，口唇发青，人事不省，有时发汗或惊哭等。此为家传特效验方。

【制用方法】水煎服，饭后30分钟温水送服，1日3次，每日1剂。

验方二

【药物组成】熟地黄50克、当归20克、炒酸枣仁20克、破故纸20克、党参20克、炮姜10克、山茱萸10克、枸杞20克、肉桂10

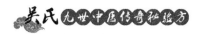

克、炙甘草 10 克、核桃（连壳带皮入药）20 克、防风 15 克、化橘红 10 克、僵蚕 10 克、川贝母 10 克、胆南星 15 克、灯芯 10 克、大枣 1 枚、茯苓 20 克。

【适应证】适用于各种类型小儿慢惊风，症见小儿高烧抽搐，眼睛上翻，口唇发青，角弓反张，咳嗽。此为家传特效验方。

【制用方法】水煎服，饭后 30 分钟温水送服，1 日 3 次，2 日 1 剂。

【加减变化】不省人事，加麝香（兑服）0.3 克、牛黄（兑服）0.1 克；高烧不退，甚者出现神昏，加羚羊角粉（兑服）12 克、熊胆粉（兑服）3 克、牛黄（兑服）1 克。

小儿疮毒

验方

【药物组成】生核桃肉 50 克、生甘草 10 克。

【适应证】小儿疮毒。

【制用方法】捣烂如泥，以消毒棉纱包之如乳头样，让儿吮汁，每日数次。

小儿夜啼不止

验方一

【药物组成】黑牵牛子 5 克、五倍子 5 克、朱砂 1 克。

【适应证】小儿夜啼不止。

【制用方法】共研细末，用水调匀如泥，贴肚脐或双手心，立止。

验方二

【药物组成】灯芯 6 克、麦冬 6 克。

【适应证】小儿夜啼不止。

【制用方法】水煎服，1 日 1 剂，1 日 3 次。

小儿丹毒

验方

【药物组成】鲜浮萍 30 克、水青苔 30 克。

【适应证】小儿丹毒。

【制用方法】共捣取汁，调朴硝、赭石末敷之，3 日即愈。

小儿小便不通、遍身肿胀

验方一

【药物组成】紫苏叶 500 克。

【适应证】小儿小便不通，遍身肿胀。

【制用方法】煎浓汁 1 盆，抱小儿熏之，冷则再换热汤，每日数次。

验方二

【药物组成】连根葱白 1 段、盐少许。

【适应证】小儿小便不通，遍身肿胀。

【制用方法】共捣如泥，用纱包之在火上烤，烤热后敷肚脐，每日数次。

小儿喉痹、乳蛾（扁桃体炎）

验方

【药物组成】桔梗10克、山豆根5克、牛蒡子5克、荆芥穗4克、玄参4克、升麻2克、防风4克、生甘草5克、淡竹叶1克、川黄连1克。

【适应证】小儿喉痹、乳蛾。

【制用方法】水煎服，每次少许，1日数次。另，可含喉炎丸、喉症丸、冰硼散。

小儿百日咳

验方

【药物组成】桑白皮9克、杏仁9克、北沙参9克、生石膏（先煎）9克、鱼腥草9克、板蓝根9克、黄芩9克、天竺子9克、腊梅花9克、炙白前9克、百部9克、炙冬花9克、天浆壳4只。

【适应证】小儿百日咳。

【制用方法】水煎服，1日1剂，1日3次。

验方一

【**药物组成**】羌活 10 克、天麻 10 克、北细辛 5 克、新会皮 10 克、厚朴 15 克、僵蚕 10 克、荆芥 6 克、蝉蜕 6 克、钩藤（后下）6 克、甘草 4 克、天竺黄 15 克、防风 10 克、僵蚕 10 克、川贝母 10 克、灯芯 10 克、茯苓 10 克、炒杏仁 6 克。

【**适应证**】适用于各种类型小儿四肢发厥、咳嗽、痰喘、抽风等。此为家传特效验方。

【**制用方法**】水煎服，饭后 30 分钟温水送服，3 日 1 剂，1 日 3 次。

验方二

【**药物组成**】炙桑白皮 10 克、杏仁 10 克、北沙参 10 克、生石膏（先煎）10 克、黄芩 10 克、鱼腥草 10 克、川贝母 10 克、肺形草 10 克、天竺子 10 克、腊梅花 10 克、炙白前 10 克、百部 15 克、炙款冬花 18 克、紫菀 10 克、天浆壳 3 克、太子参 10 克、板蓝根 15 克、麦冬 10 克、茯苓 10 克、焦三仙各 15 克。

【**适应证**】适用于各种类型小儿百日咳、痰喘久治不愈者。此为家传特效验方。

【**制用方法**】水煎服，饭后30分钟温水送服，3 日 1 剂，1 日 3 次。

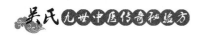

小儿病毒性肝炎

验方一

【药物组成】金银花 12 克、板蓝根 30 克、茵陈 24 克、败酱草 15 克、黄连 6 克、虎杖 15 克、贯众 15 克、金钱草 12 克、柴胡 9 克、龙胆草 3 克、夏枯草 10 克、薏苡仁 10 克、泽泻 3 克。

【适应证】小儿病毒性肝炎。

【制用方法】水煎服，1 日 1 剂，1 日 3 次。

验方二

【药物组成】大青叶 5 克、紫草 12 克、贯众 10 克、寒水石 10 克、焦山楂 10 克、乳香 3 克、虎杖 5 克、茜草 10 克、柴胡 10 克、木瓜 10 克、陈年春茶叶 10 克。

【适应证】黄疸型肝炎、乙型肝炎。

【制用方法】水煎服，1 日 1 剂，1 日 3 次。

高热型脑膜炎、肺炎

验方

【药物组成】生石膏（先煎）60 克、黄连 6 克、金银花 30 克、连翘 20 克、荆芥 9 克、桑叶 12 克、薄荷（后下）15 克、赤芍 9 克、板蓝根 30 克、羚羊角（研末冲服）9 克、丹皮 10 克、青蒿 20 克、白薇 30 克、大青叶 30 克、天花粉 15 克、山楂 10 克。

【适应证】高热型脑膜炎、肺炎。

【制用方法】水煎服，1 日 1 剂，1 日 5～8 次。

【加减变化】咳嗽加桔梗 9 克、浙贝母 10 克。

急慢性肾炎

验方

【药物组成】鲜荠菜 50 克、鱼腥草 15 克、半枝莲 15 克、益母草 15 克、车前草 30 克、白茅根 30 克、水灯草 10 克、白术 6 克。

【适应证】急慢性肾炎。

【制用方法】水煎服，1 日 1 剂，1 日 3 次。

小儿腹泻

验方

【药物组成】白术 9 克、泽泻 6 克、云茯苓 9 克、芡实 6 克、猪苓 6 克、车前子（布包）4 克、木瓜 2 克、草果仁 1 克、苏叶 2 克、砂仁（后下）3 克、焦三仙各 10 克。

【适应证】小儿大便泻下清谷，或食后则便，进食油腻、生冷之物则泻，食少，神疲倦怠，睡眠露睛，小便短少，面色萎黄，舌苔薄白，质淡。

【制用方法】水煎服，1 日 1 剂，1 日 3 次。

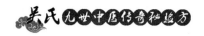

痢 疾

验方

【药物组成】党参 10 克、白术 6 克、茯苓 10 克、甘草 5 克、薏苡仁 10 克、白头翁 6 克、凤尾草 5 克、马齿苋 10 克、石榴皮 6 克、黄连 3 克、炒麦芽 10 克、陈皮 5 克、神曲 6 克、杵头糠 3 克。

【适应证】小儿痢疾。

【制用方法】水煎服，1 日 1 剂，1 日 3 次。

小儿厌食症

验方

【药物组成】制黑附子（先煎 15 分钟）3 克、肉桂 1 克、炒八月柞 15 克、干姜 2 克、炒白术 6 克、炒苍术 4 克、云茯苓 8 克、鸡内金（研末冲服）6 克、焦三仙各 10 克、炒枳实 6 克、青皮 4 克、陈皮 4 克、炒谷芽 6 克、甘草 3 克。

【适应证】小儿厌食症。

【制用方法】水煎服，1 日 1 剂，1 日 3 次。

【加减变化】呕吐，加姜半夏 7 克、苏梗 5 克；腹胀，加姜厚朴 5 克。

支气管哮喘

验方

【药物组成】麻黄5克、橘红10克、防风3克、杏仁10克、法半夏10克、白术6克、银杏仁（炒）10克、地龙（酒炒）12克、射干10克、赤芍10克、甘草5克、五味子3克、川贝母6克、山楂12克、黄芩3克。

【适应证】小儿哮喘发作期，症见胸闷气短，呼吸困难，喉中哮鸣，甚则张口抬肩，口唇紫绀，烦闷不安，苔薄，脉浮，指纹浮显。剂量可随年龄增减。

【制用方法】水煎服，1日1剂，1日3~5次。

肺 炎

验方

【药物组成】金银花12克、连翘12克、麻黄2克、生石膏（先煎）20克、杏仁9克、鱼腥草15克、葶苈子7克、金荞麦3克、天竺黄6克、瓜蒌皮6克、黄芩9克、甘草3克、大青叶10克、贯众10克。

【适应证】小儿肺炎急性发作期。

【制用方法】水煎服，1日1剂，1日4次。

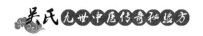

肠麻痹

验方

【药物组成】肉桂3克、公丁香3克、艾叶（3年以上陈艾）6克、广木香3克、吴茱萸5克、细辛3克、麝香0.3克。

【适应证】小儿急性肠麻痹。

【制用方法】共研极细末，以鸡蛋清调匀如干泥状，敷在肚脐上，以热水袋加温。一般在1～3小时肠鸣蠕动，矢气频转，即转危为安。

【特注】此病乃小儿危急重症，不可大意，如没有真麝香则无效，切记！

小儿脑瘫

验方

【药物组成】制何首乌12克、党参12克、丹参12克、白芍12克、赤芍12克、黄精12克、淮山药12克、人参3克、川牛膝10克、木瓜10克、甘草3克、五加皮8克、鹿茸3克、清全蝎3克。

【适应证】小儿脑瘫。

【制用方法】上药水泡30分钟，煎取汁3次合一处，分6次服。

【特注】1个月后加猪脊髓20克、虎骨（炙，研末冲服）6克。

脑积水

验方一

【药物组成】沙参 30 克、熟地黄 6 克、怀山药 3 克、麦冬 15 克、法半夏 12 克、甘草 6 克、鹿角胶（兑服）9 克、升麻 9 克、泽泻 20 克、川牛膝 3 克、茯苓 9 克、黄芪 15 克、厚朴 12 克、当归 3 克、猪苓 6 克、五加皮 10 克、芫蔚子 6 克、丹皮 6 克、冬瓜皮 15 克、车前子（布包）15 克。

【适应证】小儿脑积水。

【制用方法】水煎服，1 日 1 剂，1 日 3 次。

验方二

【药物组成】沙参 30 克、熟地黄 6 克、淮山药 3 克、麦冬 15 克、法半夏 12 克、甘草 6 克、鹿角胶（兑服）9 克、升麻 9 克，泽泻 20 克、川牛膝 3 克、茯苓 9 克、黄芪 15 克、厚朴 12 克、当归 3 克、猪苓 6 克、五加皮 10 克、芫蔚子 6 克、牡丹皮 6 克、冬瓜皮 15 克、车前子（布包）15 克、益母草 60 克。

【适应证】适用于小儿及成年人脑积水病。

【制用方法】水煎温服，1 日 1 剂，1 日 3~6 次。

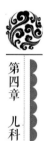

第四章 儿科

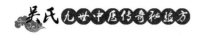

遗尿（尿床）

验方一

【**药物组成**】制黑附子（先煎15分钟）8克、炒破故纸10克、鹿角霜12克、炒核桃肉20克、黄芪12克、熟地黄10克、人参6克、白芍12克、全当归10克、五味子8克、炒芡实15克、石菖蒲10克、桑螵蛸6克。

【**适应证**】小儿遗尿。

【**制用方法**】水煎服，1日1剂，1日3次。

验方二

【**药物组成**】五倍子10克、益智仁10克、青盐5克。

【**适应证**】小儿遗尿。

【**制用方法**】共研细末。用30度白酒调和如泥，外贴肚脐，1日1换。

佝偻病

佝偻病是婴幼儿时期常见的慢性营养缺乏性疾病。临床以多汗、夜啼、烦躁、枕秃、肌肉松弛，囟门迟闭，甚至鸡胸肋翻、下肢弯曲等为特征，是目前我国儿科重点防治的疾病之一。本病常发生于3岁以下小儿，尤以6～12个月婴儿发病率较高。发病率北方较南方高，工业性城市较农村高。本病预后一般良好，但罹患其他疾病，常使病程迁延。或因病情较重，治疗失宜，病后可留下某些骨骼畸形。

早在《诸病源候论》一书中，就已提出了背偻、多汗、齿迟、发稀等与本病相似的症状，并提出了"数见风日"的预防措施。《小儿药证直诀》中已有胸骨与脊柱畸形的记载，称"龟胸""龟背"。《医宗金鉴·幼科杂病心法要诀》中则提出气血虚弱可导致"筋骨软弱步难移，牙齿不生发疏薄，身坐不稳语言迟"等症状。本病是由于先天禀赋不足，后天喂养失宜，脾肾虚弱所致。

验方一

【药物组成】牛蒡根 10 克、黄芪 20 克、芦笋 20 克、无花果 15 克、菟丝子（酒炒）20 克、煅龙骨（先煎）15 克、炒谷芽 12 克、鹿角霜 6 克、炒麦芽 12 克、炒白术 10 克、炒补骨脂 6 克、人参 6 克。

【适应证】小儿佝偻病，症见小儿身材矮小，发育不全，肌肉松弛，囟门迟闭。

【制用方法】上药水煎 2 次，取汁 150 ~ 200 毫升，分 3 ~ 4 次服，1 日 1 剂。

验方二

【药物组成】人参 15 克、白术（灶心土炒）30 克、鹿茸 6 克、茯神 10 克、麦冬 9 克、炙五味子 15 克、炙甘草 9 克、生姜 6 片、大枣 3 枚。

【适应证】小儿佝偻病，症见小儿形体虚胖，神疲乏力，面色苍白，多汗，发稀易落，肌肉松弛，大便不实，纳食减少，囟门增大，易反复感冒，舌淡，苔薄白，脉细无力。

【制用方法】上药水煎 2 次，取汁 150 ~ 200 毫升，分 3 ~ 4

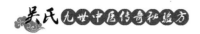

次服，1 日 1 剂。

【加减变化】盗汗自汗，加浮小麦 30 克、煅龙骨（先煎）60 克、煅牡蛎（先煎）60 克；大便不实，加山药 18 克、炒扁豆 9 克、苍术 9 克；夜间哭闹，加夜交藤 12 克、合欢皮 9 克、灯芯 6 克；易反复感冒者，加黄芪 30 克、防风 9 克。

验方三

【药物组成】人参 20 克、白术 30 克、茯苓 15 克、煅龙齿 60 克、朱砂（研末冲服）1 克、钩藤（后下）15 克、灯芯 6 克、甘草 6 克、焦三仙各 10 克、砂仁（后下）6 克。

【适应证】小儿佝偻病，症见小儿头部多汗，面色少华，发稀枕秃，纳呆食少，坐立、行走无力，夜啼不宁，时有惊惕，甚至抽搐，囟门迟闭，齿生较晚，舌淡，苔薄，脉细弦。

【制用方法】上药水煎 2 次，取汁 150 ~ 200 毫升，分 3 ~ 4 次服，1 日 1 剂。

【加减变化】体虚多汗，加五味子 30 克、龙骨（先煎）60 克、牡蛎（先煎）60 克；睡中惊惕，加石决明（先煎）30 克、珍珠母（先煎）60 克；夜间哭闹，加木通 9 克、淡竹叶 12 克；反复抽搐者，加龙骨（先煎）90 克、牡蛎（先煎）90 克、蜈蚣 6 条。

验方四

【药物组成】紫河车（炙，研末冲服）15 克、蛹虫草 10 克、人参 18 克、黄芪 30 克、白术 15 克、茯苓 10 克、山药 20 克、鹿角片 30 克、枸杞 15 克、当归 12 克、熟地黄 60 克、白芍（酒炒）30 克、龟板（炙，先煎）120 克、炒酸枣仁 18 克、炙远志 15 克。

【适应证】小儿佝偻病，症见小儿面白虚烦，多汗肢软，精神淡漠，智识不聪，出牙迟，坐立迟，行走迟缓，头颅方大，鸡胸龟背，肋骨串珠，肋缘外翻，下肢弯曲，或见漏斗胸等，舌淡，苔少，脉细无力。

【制用方法】水煎服，2 日 1 剂，1 日 3~4 次。

【加减变化】汗多，加龙骨（先煎）90 克、牡蛎（先煎）60 克、瘪桃干 15 克；纳呆食少，加砂仁（后下）10 克、焦三仙各 20 克、鸡内金（研末冲服）15 克；智识不聪者，加郁金 12 克、石菖蒲 30 克。

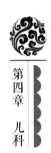

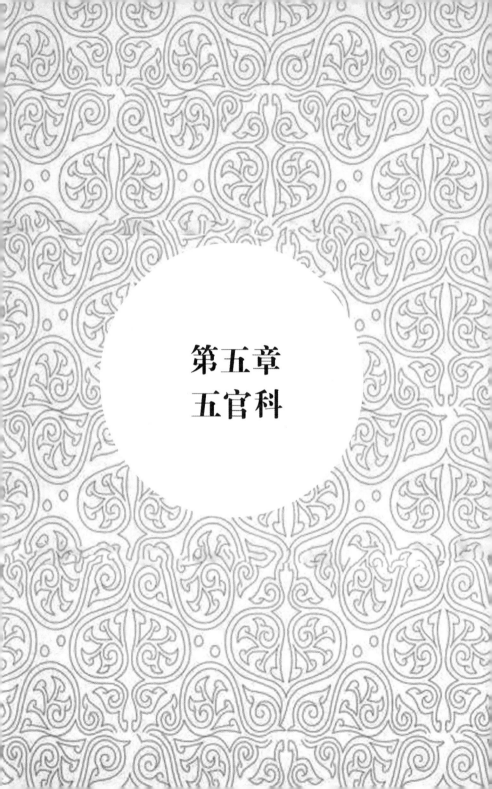

第五章

五官科

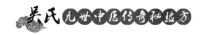

睑腺炎

验方

【药物组成】金银花 15 克、连翘 15 克、薄荷（后下）12 克、黄连 10 克、赤芍 20 克、蒲公英 15 克、紫花地丁 30 克、野菊花 30 克、荆芥 9 克、桔梗 10 克、甘草 3 克、大黄（后下）6 克。

【适应证】眼睑微痒、微痛、红肿，有硬结，形如麦粒，无其他症状。

【制用方法】水煎服，1 日 1 剂，1 日 3 次。

【加减变化】局部红、肿、热、剧痛，口渴便秘，苔黄，脉数者，加石膏（先煎）50 克、竹叶 15 克、栀子 10 克，重用黄连；肿物高起而痛，按之发硬者，加桃仁 15 克、红花 15 克、归尾 15 克；反复发作，红肿不重，有脓不多者，加皂角刺 20 克、黄芪 20 克。

睑缘炎

验方

【药物组成】连翘 15 克、滑石（布包）20 克、车前子（布包）18 克、枳壳 9 克、黄芩 9 克、黄连 9 克、木通 6 克、甘草 3 克、陈皮 9 克、荆芥 12 克、茯苓 18 克、防风 9 克、白蒺藜 12 克、乌梢蛇 9 克。

【适应证】适用于睑缘潮红、溃烂、刺痒，病情顽固，风邪偏盛等。

【制用方法】水煎服，1日1剂，1日3次。另外，可用黄连、野菊花、蒲公英各30克煎汤熏洗患眼。

【加减变化】湿热偏盛，红赤溃烂，痛痒交作，有脓性分泌物者，加苍术18克、黄柏12克；心火内盛，睑弦红赤溃烂，小便短，舌尖红，苔黄，脉数，重用黄连，加栀子12克、黄柏10克、生地黄12克、知母9克、竹叶20克、灯芯30克。

眼睑皮肤炎

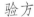 验方

【药物组成】连翘25克、滑石（布包）30克、枳壳9克、车前草30克、陈皮10克、防风12克、知母12克、玄明粉（兑化）9克、黄芩10克、玄参15克、黄连10克、荆芥穗10克、大黄（后下）9克、桔梗10克、大青叶15克、栀子10克、生地黄10克。

【适应证】适用于脾经风热，胃经湿热，症见胞睑红肿作痒，皮色红赤，继而出现水疱，脓疱渗液，甚者可见于颊、额等。

【制用方法】水煎服，1日1剂，1日3次。

急慢性泪囊炎

验方一

【药物组成】金银花30克、蒲公英10克、白薇25克、防风15克、白蒺藜15克、石榴皮15克、羌活15克、天花粉15克、漏芦根

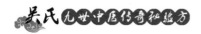

15 克。

【**适应证**】适用于热毒内蕴所致自觉泪溢，泪呈黏液或黏脓状，挤压有脓性分泌物溢出，皮色如常，不肿不痛，经久不愈。

【**制用方法**】水煎服，1 日 1 剂，1 日 3 次。

验方二

【**药物组成**】柴胡 9 克、栀子 9 克、羌活 9 克、升麻 15 克、黄连 12 克、大黄（后下）5 克、甘草 5 克、赤芍 12 克、决明子 9 克、茯苓 9 克、泽泻 9 克、车前子（布包）9 克、黄芩 12 克、淡竹叶 5 克、生地黄 9 克、龙胆草 9 克、野菊花 12 克。

【**适应证**】适用于风热外袭，热毒炽盛而致内眦部红肿热痛，泪窍处有肿核迅速膨大，坚硬紫胀，按之疼痛，发热恶寒，头痛，便秘溺赤，舌尖红，苔黄，脉弦数等。

【**制用方法**】水煎服，1 日 1 剂，1 日 3 次。

假膜性结膜炎

验方一

【**药物组成**】白术 25 克、黄芩 25 克、桑叶 25 克、羌活 15 克、枳壳 15 克、川芎 15 克、白芷 15 克、独活 15 克、防风 15 克、前胡 15 克、桔梗 15 克、薄荷（后下）15 克、荆芥 10 克、甘草 10 克、柴胡 35 克、野菊花 30 克。

【**适应证**】适用于风盛于热，发病急骤，胞睑浮肿，白睛赤肿，痒痛多泪，可见恶寒发热，头痛身痛，眵多眊矂，紧涩羞明，赤脉贯睛，外翳如云，舌苔薄黄，脉浮数。

【制用方法】水煎服，1 日 1 剂，1 日 3 次。

验方二

【药物组成】桑白皮 18 克、黄芩 18 克、地骨皮 15 克、知母 9 克、麦冬 9 克、桔梗 15 克、当归 9 克、葶苈子 12 克、大黄（后下）8 克、栀子 9 克、赤芍 9 克、野菊花 15 克、羌活 9 克、连翘 25 克、麻黄 3 克、荆芥 9 克、防风 9 克、白蒺藜 12 克、石膏（先煎）30 克、黄连 6 克。

【适应证】适用于胞睑红赤浮肿，痛甚，白睛红赤或浮肿高起，胞睑内有灰色膜样物黏附，拭之出血，眵泪胶黏，口渴发热，小便黄，舌苔黄腻，脉数实。

【制用方法】水煎服，1 日 1 剂，1 日 3 次。

急性卡他性结膜炎

验方一

【药物组成】金银花 60 克、连翘 60 克、桔梗 30 克、薄荷（后下）30 克、牛蒡子 30 克、竹叶 20 克、荆芥穗 20 克、豆豉 25 克、甘草 25 克、鲜芦根 65 克、赤芍 12 克、大黄（后下）8 克、防风 9 克、当归尾 12 克、栀子仁 12 克、川芎 9 克、羌活 6 克。

【适应证】适用于风热上扰，起病急剧，白睛红赤肿胀较轻，发热，流涕，咽痛，畏光，眵多胶结，舌红苔黄，脉浮数。

【制用方法】水煎服，1 日 1 剂，1 日 3 次。

验方二

【药物组成】羌活 30 克、玄参 30 克、黄芩 30 克、桑白皮 30

克、地骨皮 20 克、桔梗 20 克、赤芍 20 克、大黄（后下）20 克、野菊花 20 克、当归尾 12 克、芒硝（化服）25 克、麦冬 9 克、淡竹叶 6 克、黄连 6 克、龙胆草 12 克。

【适应证】适用于肺肝火盛，病侵黑睛，畏光流泪，涩痛难睁，视物模糊，胞睑红肿，白睛红赤，甚则有血，抱轮红赤，星翳簇生，口苦咽干，耳前或颔下可触及肿核，舌红苔黄，脉弦数。

【制用方法】水煎服，1 日 1 剂，1 日 3 次。

【加减变化】星翳多者，加白蒺藜 20 克、密蒙花 15 克、蝉蜕 15 克、木贼（童便浸）45 克。

慢性结膜炎、浅层角膜炎

验方一

【药物组成】桑白皮 25 克、泽泻 9 克、玄参 9 克、甘草 3 克、麦冬 17 克、黄芩 17 克、旋覆花（布包）7 克、菊花 30 克、地骨皮 10 克、桔梗 10 克、茯苓 10 克、赤芍 7 克、升麻 7 克、薏苡仁 20 克、木通 9 克。

【适应证】适用于肺阴不足，脾肺湿热而致眼内干涩，微觉灼热，午后及入夜加重，白睛污浊不清或有赤脉纵横，尿赤便溏，舌红少苔或厚腻，脉细数或缓滑等。

【制用方法】水煎服，每日 1 剂，1 日 3 次。

【加减变化】病程日久，眼睛干涩刺痛，白睛暗红者，加当归尾 12 克、桃仁 15 克、红花 15 克、丹皮 12 克、茺蔚子 15 克、川芎 9 克。

验方二

【药物组成】党参 12 克、白附子（先煎 40 分钟，去沫）6 克、杭白菊 30 克、干姜 4 克、小月 5 克、酒军 8 克、白术 10 克、茺蔚子 15 克、石决明（先煎）15 克、赤芍 10 克、生地黄 15 克、炙甘草 5 克。

【适应证】适用于体虚型眼疾，怕光、磨，刺痛，红肿流泪。

【制用方法】水煎服，1 日 1 剂，1 日 3 次。

泡性结膜炎、束状角膜炎

验方

【药物组成】桑白皮 15 克、连翘 15 克、赤芍 10 克、薄荷（后下）10 克、丹皮 10 克、龙胆草 12 克、栀子 9 克、黄芩 10 克、地骨皮 15 克、桃仁 12 克、红花 12 克、荆芥穗 10 克、麦冬 10 克、玄参 10 克、柴胡 12 克、车前子（布包）15 克、杭菊花 30 克。

【适应证】白睛表层有灰白色小泡，颗粒微浮，红丝环绕，隐涩畏光，怕热羞明，沙涩作痛，热泪如汤，鼻燥咽干，舌红苔黄，脉弦数。

【制用方法】水煎服，1 日 1 剂，1 日 3 次。

【加减变化】患睛小泡经久不消，反复发作者，去薄荷，加茺蔚子 30 克、蝉蜕 15 克、谷精草 30 克、薏苡仁 60 克。

前巩膜炎

验方一

【药物组成】黄芩（生、酒炒各半）25 克、赤芍 12 克、炒黄连 10 克、连翘 60 克、知母 15 克、桔梗 15 克、桑白皮 18 克、木通 9 克、生地黄 12 克、炒栀子 12 克、炒黄柏 12 克、当归尾 12 克、甘草 10 克、丹皮 12 克、野菊花 12 克。

【适应证】适用于肺经郁热、热毒壅盛而致眼涩、羞明流泪，白睛表面有紫红色结节隆起，甚则波及黑睛及黄仁，结节逐步增大，红赤更甚，羞明流泪加重，口苦咽干，舌红，苔黄，脉数。

【制用方法】水煎服，1 日 1 剂，1 日 3 次。

验方二

【药物组成】夏枯草 30 克、赤芍 12 克、当归 12 克、生地黄 12 克、野菊花 12 克、川芎 12 克、桃仁 15 克、连翘 30 克、红花 15 克。

【适应证】适用于气滞血瘀所致患眼结节紫暗，赤脉缠绕，舌暗红，脉弦。

【制用方法】水煎服，1 日 1 剂，1 日 3 次。

验方三

【药物组成】生地黄 20 克、麦冬 16 克、甘草 3 克、玄参 15 克、浙贝母 5 克、丹皮 8 克、炒白芍 8 克、青葙子 6 克、薏苡仁 30 克、通草 8 克、白蔻仁 8 克、淡竹叶 30 克。

【适应证】适用于湿热困阻，肺阴不足，病情缠绵，反复发作，口渴咽干，肢节疼痛，胸闷不舒，舌红，少苔或苔白腻，脉细数或濡数。

【制用方法】水煎服，1 日 1 剂，1 日 3 次。

翼状胬肉

验方一

【药物组成】蛇蜕 18 克、草决明 12 克、川芎 10 克、荆芥穗 10 克、炒白蒺藜 12 克、谷精草 15 克、杭菊花 12 克、防风 10 克、羌活 10 克、密蒙花 10 克、炙甘草 10 克、蔓荆子 10 克、木贼草 12 克、栀子 12 克、黄芩 10 克、白豆蔻仁 12 克。

【适应证】适用于心肺热壅而致睑裂区胬肉肥厚，红赤涩痒，眵泪多，羞涩难开，口干，尿黄，舌尖红，脉数等。

【制用方法】水煎服，1 日 1 剂，1 日 3 次。

验方二

【药物组成】炒知母 12 克、熟地黄 20 克、山茱萸 20 克、丹皮 10 克、山药 10 克、茯苓 10 克、泽泻 10 克、蝉蜕 10 克、盐炒黄柏 9 克、浙贝母 9 克、杭菊花 6 克。

【适应证】适用于病久虚火上炎，睑裂区胬肉赤脉，乍起乍退，涩痒不适，心烦口渴，小便黄赤，舌红少苔，脉细数。

【制用方法】水煎服，1 日 1 剂，1 日 3 次。

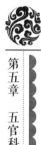

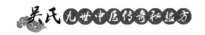

单纯疱疹性角膜炎

验方一

【药物组成】柴胡 25 克、黄连 15 克、龙胆草 12 克、黄芩 12 克、栀子（炒）12 克、关木通 10 克、赤芍 10 克、车前子（盐炒）12 克、酒当归 12 克、荆芥 10 克、防风 10 克、生地黄 12 克、甘草 6 克、丹皮 12 克、石决明（先煎）25 克、决明子 25 克、蝉蜕 12 克、野菊花 25 克。

【适应证】适用于肝经风热而致黑睛翳如星点，抱轮暗红，梗涩疼痛，涩胀泪多，头痛，热泪如汤，胞睑红肿，白睛混赤，鼻塞流涕，口苦咽干，舌红苔黄，脉浮数或弦数。

【制用方法】水煎服，1 日 1 剂，1 日 3 次。

验方二

【药物组成】谷精草 30 克、知母 9 克、盐黄柏 9 克、熟地黄 15 克、蝉蜕 15 克、山茱萸 12 克、山药 10 克、千里明 15 克、泽泻 10 克、茯苓 10 克、杭菊 10 克、板蓝根 25 克、白蔻 10 克、薏苡仁 25 克。

【适应证】适用于阴虚火旺，湿热蕴结，病情缠绵，翳色黄白而污浊，星翳疏散浮嫩而趋洁净，抱轮暗红，干涩视蒙，口咽干燥，胸闷恶心，痰色稀白，舌红少苔或苔腻，脉细数滑。

【制用方法】水煎服，1 日 1 剂，1 日 3 次。

验方三

【药物组成】生黄芪 15 克、炙黄芪 15 克、炙甘草 10 克、人参

6克、白术6克、当归身5克、陈皮6克、升麻5克、柴胡5克、姜黄连3克、淡竹叶3克、谷精草60克。

【适应证】适用于气血不足，病情缠绵，经久不愈，翳点深隐，难以平复，兼见神疲倦怠，面色萎黄，舌淡，脉弱。

【制用方法】水煎服，1日1剂，1日3次。

验方四

【药物组成】楮实子30克、薄荷（后下）10克、黄连6克、菊花12克、蝉蜕10克、蔓荆子10克、密蒙花9克、蛇蜕9克、荆芥穗9克、白芷9克、木贼9克、防风9克、甘草9克、川芎6克、天花粉8克、白蒺藜12克、赤芍9克、黄芩9克、羌活6克。

【适应证】适用于翳障不退，黑睛上遗留弥漫性雾状混浊或灰白翳障等。

【制用方法】水煎服，1日1剂，1日3次。

化脓性角膜炎

验方一

【药物组成】生大黄（后下）12克、瓜蒌仁18克、蒲公英30克、生石膏（先煎）60克、玄明粉（兑化）18克、紫花地丁30克、枳实12克、栀子12克、黄连15克、紫背天葵子30克、夏枯草30克、金银花60克、黄芩15克、天花粉21克、淡竹叶12克、野菊花30克、柴胡15克、龙胆草12克、木贼草21克。

【适应证】适用于风热壅盛，热毒积聚而致睛痛头痛，抱轮红赤，沙涩难开，白睛混赤肿胀，黑睛凝脂大片，上覆黄液，鼻

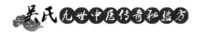

塞流涕，口干欲饮，溲黄便结，舌红苔黄，脉数实浮。

【制用方法】水煎服，1日1剂，1日3次。

验方二

【药物组成】人参9克、川芎7克、白芍9克、黄芪18克、白术12克、茯苓16克、当归15克、金银花60克、白芷10克、甘草5克、桔梗12克、皂角刺10克、黄芩15克、连翘30克、薄荷（后下）20克、滑石（布包）20克、白豆蔻10克。

【适应证】适用于正虚毒恋，温热蕴滞而使病程缠绵，头昏痛剧，黑睛溃陷难敛，凝脂污浊日久不退，眵泪胶黏，体重肢倦，舌淡胖，苔黄，脉细弱濡数。

【制用方法】水煎服，1日1剂，1日3次。

角膜基质炎

验方一

【药物组成】白术18克、黄芩15克、羌活12克、枳壳12克、川芎12克、白芷12克、独活12克、防风12克、前胡12克、桔梗12克、薄荷（后下）12克、荆芥9克、甘草9克、柴胡25克、当归10克、赤芍10克、夏枯草21克。

【适应证】适用于肝经风热初期，羞明流泪，白睛红赤，黑睛混浊，恶风头痛，舌苔薄黄，脉浮数。

【制用方法】水煎服，1日1剂，1日3次。

验方二

【药物组成】金银花60克、紫花地丁30克、蒲公英30克、炙桑白皮 15 克、天花粉 15 克、黄芩 15 克、龙胆草 12 克、大黄（后下）9 克、蔓荆子 12 克、枳壳 12 克、夏枯草 20 克、赤芍 9 克、野菊花 10 克、黄连 10 克。

【适应证】适用于热毒内盛，黑睛混浊，胞睑红肿，白睛混赤，刺痛流泪，便秘溲赤，口苦，舌苔黄，脉数。

【制用方法】水煎服，1 日 1 剂，1 日 3 次。

验方三

【药物组成】当归 20 克、赤芍 18 克、生地黄 18 克、川芎 10 克、桃仁 15 克、红花 15 克、土茯苓 30 克、金银花 60 克、紫草 18 克、野菊花 21 克。

【适应证】适用于气血郁滞，余毒未净而致眼睛胀痛，头痛头昏，黑睛混浊，抱轮暗紫，病程较长，舌有瘀斑，脉涩。

【制用方法】水煎服，1 日 1 剂，1 日 3 次。

验方四

【药物组成】熟地黄 15 克、生地黄 10 克、麦冬 8 克、百合 9 克、浙贝母 5 克、当归 5 克、炒白芍 5 克、甘草 5 克、玄参 4 克、桔梗 6 克、金银花 35 克、野菊花 15 克。

【适应证】适用于肺阴不足，病情反复发作，疼痛不显，抱轮暗红，兼见干咳短气，痰少而稠，口咽干燥，盗汗潮热，舌红少津，脉细数。

【制用方法】水煎服，1 日 1 剂，1 日 3 次。

角膜软化症

验方一

【**药物组成**】使君子 25 克、雷丸 25 克、乌梅肉 25 克。

【**适应证**】适用于肝虚虫积,初现雀目,白睛干涩,胞睑频眨,大便稀溏,面黄肌瘦。

【**制用方法**】共研细末,用鸡肝(去净筋膜血水)炖半熟,蘸药食用,1 日数次。

验方二

【**药物组成**】炒神曲 500 克、黄连 500 克、肉豆蔻(面里煨)250 克、使君子 250 克、炒麦芽 250 克、槟榔 250 克、木香 100 克、八月柞 200 克。

【**适应证**】适用于脾虚肝热,症见白睛干燥,黑睛混浊,甚则溃烂,神疲纳呆,便溏腹胀,烦躁不宁,舌质淡,苔微黄,脉数无力。

【**制用方法**】共研细末,猪胆汁为丸,每丸重 6 克,每次 1 丸,1 日 3 次。

验方三

【**药物组成**】炮附子(先煎 15 分钟)18 克、干姜 9 克、炮吴茱萸 9 克、肉桂 9 克、人参 9 克、当归 12 克、陈皮 9 克、姜厚朴 9 克、白术 15 克、炙甘草 9 克、谷精草 10 克。

【**适应证**】适用于脾阳虚衰,四肢不温,精神萎靡,大便洞泄不禁，完谷不化，舌淡胖，脉迟弱。

【制用方法】水煎服，1日1剂，1日3次。

虹膜睫状体炎

验方一

【药物组成】独活20克、生地25克、蔓荆子15克、前胡10克、羌活10克、白芷10克、甘草6克、防风20克、黄柏12克、汉防己10克、知母15克、炒栀子25克、酒黄芩20克、寒水石20克、酒黄连25克、金银花18克。

【适应证】适用于肝胆风热，症见头痛，眼珠坠痛，羞明流泪，胞睑难开，瞳仁缩小，展缩失常，舌红，苔薄，脉浮数。

【制用方法】水煎服，1日1剂，1日3次。

验方二

【药物组成】金银花60克、蒲公英30克、炙桑白皮18克、天花粉15克、黄芩15克、龙胆草12克、生大黄（后下）12克、蔓荆子12克、枳壳12克、生石膏（先煎）90克、生地黄30克、犀角（研末冲服，可用羚羊角代替）18克、黄连20克、栀子12克、桔梗12克、连翘18克、赤芍15克、知母9克、玄参12克、淡竹叶10克、丹皮12克、甘草8克。

【适应证】适用于热毒炽盛，症见头目剧痛，热泪如汤，胞肿难开，白睛混浊而赤，神水混浊，黄液上冲，血灌瞳神，心烦口渴，溲黄便结，舌红苔黄，脉数实。

【制用方法】水煎服，1日1剂，1日分3次，每次300～500

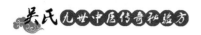

毫升。

验方三

【药物组成】龙胆草 15 克、柴胡 21 克、黄芩 18 克、炒栀子 12 克、泽泻 12 克、关木通 9 克、车前子（盐炒）30 克、酒炒当归 15 克、生地黄 12 克、炙甘草 6 克、土茯苓 60 克、金银花 60 克、野菊花 60 克。

【适应证】适用于肝胆湿热，症见头目胀痛，视物昏蒙，抱轮红赤，白睛混赤，瞳神缩小或干缺，神水混浊，口苦咽干，胸胁胀闷，大便不畅，苔黄腻，脉弦数。

【制用方法】水煎服，1 日 1 剂，1 日 3 次。

验方四

【药物组成】盐炒知母 15 克、盐炒黄柏 15 克、酒炒黄连 15 克、茯苓 15 克、生地黄 15 克、枸杞 15 克、寒水石 15 克、酒洗当归 8 克、酒炒白芍 8 克、决明子 18 克、独活 5 克。

【适应证】适用于阴虚火旺，症见眼珠微痛，干涩羞明，视物不清，抱轮暗红，舌红苔少，脉细数。

【制用方法】水煎服，1 日 1 剂，1 日 3 次。

充血性青光眼

验方一

【药物组成】玄参 15 克、防风 12 克、茯苓 12 克、桔梗 12 克、知母 12 克、黄芩 6 克、细辛 5 克、羚羊角（研末冲服）6 克、车前子

（布包）7克、大黄（后下）7克、赤芍7克。

【适应证】适用于肝风上扰，症见发病急，恶心呕吐，恶寒发热，小便赤涩，舌红苔黄，脉弦数。

【制用方法】水煎服，1日1剂，1日3次。

验方二

【药物组成】炒吴茱萸15克、人参10克、生姜60克、大枣36克、防风9克、炙甘草9克、当归9克。

【适应证】适用于肝胃虚寒，症见头痛目胀，泛吐涎沫，食少神疲，四肢不温，舌淡苔薄白，脉沉弦。

【制用方法】水煎服，1日1剂，1日3次。

验方三

【药物组成】盐知母15克、盐黄柏15克、泽泻12克、熟地黄30克、丹皮12克、山药12克、山茱萸12克、茯苓12克、龙胆草6克、玄参19克。

【适应证】适用于阴虚火旺，症见头目胀痛，眩晕阵作，瞳仁散大，视物昏蒙，心悸耳鸣，口苦咽干，舌红无苔，脉细数。

【制用方法】水煎服，1日1剂，1日3次。

验方四

【药物组成】丹皮18克、栀子18克、柴胡15克、当归12克、白芍12克、白术12克、茯苓15克、甘草6克、薄荷（后下）10克、菊花10克。

【适应证】适用于肝郁化火，症见精神抑郁，头痛目胀，胸闷不舒，纳少神疲，舌边尖红，脉弦细。

【制用方法】水煎服，1日1剂，1日3次。

验方五

【药物组成】熟地黄30克、淮山药15克、山茱萸45克、泽泻12克、茯苓12克、牡丹皮12克、桂枝6克、附子（先煎30分钟，去沫）6克、肉桂6克、人参9克、川芎9克、白术9克、炙甘草9克、黄芪9克、当归9克、白芍9克、生姜3片、大枣3枚。

【适应证】适用于肝肾两虚，症见病情反复，视力锐减，腰酸肢软，面热足冷，精神疲惫，舌淡，脉细弱。

【制用方法】水煎服，1日1剂，1日3次。

单纯性青光眼

验方一

【药物组成】柴胡18克、当归15克、白芍15克、茯苓15克、甘草6克、薄荷（后下）12克、香附子12克、夏枯草30克。

【适应证】适用于肝郁气滞，症见情志不舒，视物昏蒙，头目胀疼，心烦易怒，舌红苔薄，脉弦。

【制用方法】水煎服，1日1剂，1日3次。

验方二

【药物组成】阿胶（烊化）20克、钩藤（后下）10克、白芍15克、络石藤15克、石决明（先煎）35克、生地黄20克、茯神20克、炙甘草6克、鸡内金（鲜品）30克。

【适应证】适用于阴虚阳亢，症见视物昏花，头痛目胀，颧红唇赤，口苦咽干，五心烦热，舌绛，脉细数。

【制用方法】先将鲜鸡内金煎汁，以汁煎服，1日1剂，1日3次。

验方三

【药物组成】炒车前子60克、当归15克、熟地黄15克、枸杞25克、楮实子25克、茺蔚子30克、五味子25克、川椒（研末冲服）25克、菟丝子（酒蒸）120克、白蒺藜（炒去刺）15克。

【适应证】适用于肝肾不足，症见眼压波动，反复发作，视力渐减，眼内干涩，头昏耳鸣，舌红少苔，脉细弱。

【制用方法】水煎服，1日1剂，1日3次。

验方四

【药物组成】法半夏100克、竹茹100克、枳实100克、陈皮150克、甘草50克、生姜200克、大枣80克、茯苓80克。

【适应证】适用于痰气上逆，症见头目掣痛，胸闷泛恶，心悸眩晕，烦躁不宁，甚至呕吐痰涎，苔滑腻，脉濡。

【制用方法】水煎服，1日1剂，1日3次。

老年性白内障

验方一

【药物组成】熟地黄30克、泽泻12克、丹皮12克、山药12克、茯苓15克、山茱萸18克、枸杞15克、杭菊花15克、石斛15克、天冬15克、人参15克、炒五味子7克、炒白蒺藜7克、肉苁蓉

7克、川芎7克、炙甘草7克、炒枳壳7克、青葙子7克、防风7克、黄连7克、犀角（研末冲服）7克、羚羊角（研末冲服）7克、菟丝子（酒蒸）12克、牛膝13克、杏仁13克、生地黄30克、决明子20克。

【适应证】适用于肝肾亏损，症见年老体衰，睛珠混浊，视物昏蒙，头晕耳鸣，腰膝酸软，脉细数。

【制用方法】水煎服，1日1剂，1日5次。本方可加大剂量，研末炼蜜为丸，每丸重9克，每次1丸，1日3次。

验方二

【药物组成】熟地黄15克、天冬15克、炒枳壳15克、茵陈35克、生地黄15克、麦冬15克、石斛15克、炙甘草10克、枇杷叶（布包）15克、黄芩15克。

【适应证】适用于阴虚湿热，症见眼部干涩，烦热口臭，大便不畅，舌苔黄腻。

【制用方法】水煎服，1日1剂，1日3次。

验方三

【药物组成】黄芪9克、人参9克、升麻40克、葛根15克、蔓荆子8克、白芍5克、酒黄柏5克、炙甘草3克、杭菊花9克、枸杞9克。

【适应证】适用于脾胃虚弱，症见神疲肢倦，视物模糊，饮食乏味，大便溏泄，舌淡脉虚。

【制用方法】水煎服，1日1剂，1日3次。

视网膜中央血管阻塞

验方一

【药物组成】柴胡 30 克、白芍 10 克、炒枳实 10 克、炙甘草 10 克、青皮 10 克、陈皮 10 克、牡丹皮 8 克、炒栀子 8 克、土贝母 15 克、泽泻 9 克。

【适应证】适用于肝气横逆，症见愤怒、抑郁后视力骤丧，兼胸胁满痛，头晕，烦躁易怒，面红耳赤，口苦咽干，舌边红，苔黄，脉弦数。

【制用方法】水煎服，1 日 1 剂，1 日 3 次。

验方二

【药物组成】半夏 25 克、天南星（姜制）9 克、枳实 7 克（麸炒）、茯苓 7 克、橘红 7 克、甘草 3 克、生姜 10 片、石菖蒲 10 克、僵蚕 10 克、地龙 10 克、钩藤（后下）10 克。

【适应证】适用于视力骤丧，眩晕胸闷，恶心欲呕，痰多，舌苔白滑或腻，脉滑。

【制用方法】水煎服，1 日 1 剂，1 日 3 次。

验方三

【药物组成】仙鹤草 20 克、凤尾草 20 克、旱莲草 20 克、生地黄 30 克、大黄（后下）6 克、栀子炭 15 克、白芍 15 克、白及 21 克、白蔹 10 克、侧柏叶 12 克、阿胶 15 克（烊化）、白茅根 25 克、黄连 6 克、丹皮炭 10 克。

【**适应证**】适用于血热妄行，症见视力急降，眼底血管充盈、怒张，出血量多而色鲜，兼咽干、口渴，舌红苔黄，脉弦数。

【**制用方法**】水煎服，1日1剂，1日3次。

验方四

【**药物组成**】犀角（研末冲服，可用羚羊角代替）15克、生地黄25克、玄参15克、麦冬15克、金银花15克、丹参10克、连翘20克、黄连8克、竹叶心5克、石膏（先煎）60克、栀子9克。

【**适应证**】适用于邪热入营，症见急性热病，视力急降，心烦躁扰，斑疹隐现，口渴，舌绛苔少。

【**制用方法**】水煎服，1日1剂，1日3次。

验方五

【**药物组成**】郁李仁30克、杏仁30克、薏苡仁60克、白豆蔻15克、扁豆9克、野菊花12克、淡竹叶9克。

【**适应证**】适用于湿热蕴蒸，初觉云雾动荡，继则视力骤丧，兼头重体倦，胸闷泛恶，溺短赤，舌红苔黄浊，脉濡数。

【**制用方法**】水煎服，1日1剂，1日3次。

验方六

【**药物组成**】桃仁10克、白芍30克、生地黄30克、麦冬30克、红花10克、泽兰12克、阿胶（烊化）15克、生龟板（先煎）20克、生牡蛎（先煎）20克、炙甘草20克、生鳖甲（先煎）20克、麻仁10克、五味子10克、生鲜鸡子黄2枚。

【**适应证**】适用于阴虚阳亢，症见视力急降或丧失，兼见眩晕、急躁、腰膝酸软、遗精、疲乏，舌绛无苔，脉弦细。

【制用方法】水煎服，1 日 1 剂，1 日 3 次。

验方七

【药物组成】黄芪 250 克、当归尾（酒炒）20 克、赤芍 15 克（酒炒）、地龙（酒炒）10 克、川芎 10 克、桃仁 10 克、红花 15 克、炒白蒺藜（去刺）15 克。

【适应证】适用于气虚血阻，症见病程日久，视力无改善，眼底血斑暗红，肢倦乏力，舌现瘀斑，色淡体胖，苔薄，脉涩。

【制用方法】水煎服，1 日 1 剂，1 日 3 次。

验方八

【药物组成】人参 10 克、肉桂 9 克、川芎 9 克、熟地黄 12 克、茯苓 10 克、白术 10 克、炙甘草 9 克、黄芪 10 克、当归 10 克、白芍 9 克、谷精草 30 克、白蒺藜 30 克。

【适应证】适用于气血虚衰，症见产后哺乳期间视力骤丧，兼见头目眩晕、面色苍白、怔忡气短，舌淡，脉细。

【制用方法】水煎服，1 日 1 剂，1 日 3 次。

中心性视网膜脉络膜炎

验方一

【药物组成】柴胡 18 克、当归 15 克、白芍 15 克、茯苓 15 克、甘草 10 克、薄荷（后下）10 克、丹皮 18 克、栀子 18 克、菊花 15 克、赤芍 15 克、生地黄 15 克、川芎 12 克、桃仁 12 克、红花 12 克、夏枯草 20 克。

【适应证】适用于肝郁气滞，情志不舒，胸胀胁痛，黄斑区色较暗红，口苦咽干，脉弦。

【制用方法】水煎服，1 日 1 剂，1 日 3 次。

验方二

【药物组成】郁李仁 20 克、薏苡仁 20 克、茺蔚子 30 克、白蒺藜 30 克、谷精草 60 克。

【适应证】适用于湿浊上犯，胸闷腹胀，纳呆便溏，头昏呕恶，黄斑部混浊水肿，舌苔厚腻，脉濡。

【制用方法】水煎服，1 日 1 剂，1 日 3 次。

验方三

【药物组成】熟地黄 30 克、山药 15 克、茯苓 18 克、泽泻 12 克、谷精草 60 克、丹皮 12 克、山茱萸 30 克、杭菊花 15 克、茺蔚子 20 克。

【适应证】适用于肝肾阴虚，眼内干涩，头晕耳鸣，遗精腰酸，舌红苔薄，脉细。

【制用方法】水煎服，1 日 1 剂，1 日 3 次。

验方四

【药物组成】人参 5 克、巴豆霜 3 克（研末冲服）、炮姜 2 克、肉桂 5 克、柴胡 8 克、川椒（炒令汗出，去子）8 克、白术 8 克、炒厚朴（秋冬季用 35 克）15 克、苦楝子（酒蒸）15 克、茯苓 15 克、砂仁（后下）15 克、制川乌 24 克、知母（一半炒用，一半酒洗，秋冬不用）20 克、吴茱萸（洗 7 次）25 克、黄连（秋冬用量减 9 克）30 克、煨皂角 30 克、紫菀 30 克、炒酸枣仁 90 克、煅石膏 30 克、炙甘草 10 克、生姜 3 片、茯神 30 克、大枣 1 枚。

【适应证】适用于心肾不交，心烦头昏，失眠梦多，怔忡健忘，患眼不舒，脉细弱。

【制用方法】水煎服，1 日 1 剂，1 日 3 次。也可炼蜜为丸服。

验方五

【药物组成】莲子肉 20 克、薏苡仁 20 克、砂仁（后下）10 克、炒桔梗 10 克、茯苓 20 克、白扁豆（姜汁浸，微炒）15 克、人参 20 克、炙甘草 20 克、白术 20 克、山药 20 克、白豆蔻 10 克。

【适应证】适用于脾虚，视力恢复缓慢，气短懒言，肢软嗜卧，纳少便溏，脉濡弱。

【制用方法】水煎服，1 日 1 剂，1 日 3 次。

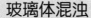

玻璃体混浊

验方一

【药物组成】猪苓 15 克、半夏 100 克、竹茹 100 克、车前子（布包）60 克、枳实（麸炒）100 克、陈皮 150 克、栀子 15 克、炙甘草 50 克、茯苓 80 克、决明子 60 克。

【适应证】适用于湿热郁蒸，头重胸闷，脘腹胀满，心烦口苦，舌质红，苔黄腻，脉濡数。（多见于炎症性混浊）

【制用方法】水煎服，1 日 1 剂，1 日 3 次。

验方二

【药物组成】桃仁 15 克、红花 15 克、柴胡 50 克、炒当归 50

克、白芍 50 克、白术 50 克、茯苓 50 克、炙甘草 25 克、薄荷（后下）10 克、炮姜 5 片，赤芍 18 克、生地黄 30 克、川芎 15 克、谷精子 60 克、决明子 60 克。

【适应证】适用于气滞血瘀，视物昏蒙，抑郁多怒，胁肋胀痛，舌有瘀斑，脉弦涩。（多见于出血性混浊）

【制用方法】水煎服，1 日 1 剂，1 日 3 次。

验方三

【药物组成】炒车前子 20 克、全当归 9 克、熟地黄 12 克、枸杞 10 克、楮实子 10 克、五味子 10 克、川椒（炒去汗，去子）10 克、菟丝子（酒炒）80 克、菊花 15 克、决明子 15 克、芜蔚子 30 克。

【适应证】适用于肝肾亏损，眼前黑花，萤星散乱，并有头晕耳鸣、腰膝酸软，舌红少苔，脉细弱。（多见于退变性混浊）

【制用方法】水煎服，1 日 1 剂，1 日 3 次。

验方四

【药物组成】全当归 18 克、赤芍 12 克、川芎 12 克、熟地黄 12 克、人参 12 克、茯苓 12 克、甘草 10 克、砂仁（后下）10 克、夜明砂 10 克、桑葚 20 克。

【适应证】适用于气血两亏，气短懒言，心悸头晕，唇舌俱淡，脉细数。

【制用方法】水煎服，1 日 1 剂，1 日 3 次。

视网膜色素变性

验方一

【**药物组成**】熟地黄 60 克、炒山药 30 克、枸杞（微炒）30 克、鹿角胶（兑服）30 克、菟丝子（酒蒸）30 克、杜仲（姜炒）30 克、山茱萸（微炒）18 克、当归（便溏勿用）18 克、肉桂 12 克、制黑附子（先煎 15 分钟）15 克、杭白菊 12 克、决明子 12 克。

【**适应证**】适用于命门火衰，腰膝酸冷，阳痿遗精，夜尿频繁，舌质淡，脉沉弱。

【**制用方法**】水煎服，1 日 1 剂，1 日 3 次。

验方二

【**药物组成**】熟地黄 60 克、炒山药 20 克、山茱萸 30 克、枸杞 20 克、菟丝子（酒蒸）20 克、鹿角胶（兑服）20 克、龟板胶（兑服）20 克、川牛膝（酒蒸）20 克、决明子 20 克、杭菊 20 克、玄参 10 克、五味子 15 克、紫背天葵子 20 克、砂仁(后下) 6 克。

【**适应证**】适用于肝肾阴虚，头昏目眩，耳鸣耳聋，腰膝酸软，夜热盗汗，舌红脉细。

【**制用方法**】水煎服，1 日 1 剂，1 日 3 次。

验方三

【**药物组成**】炙黄芪 15 克、炙甘草 10 克、人参 15 克、白术 15 克、当归 9 克、陈皮 10 克、升麻 7 克、柴胡 6 克、酒白芍 6 克、酒黄柏 6 克。

第五章 五官科

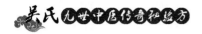

【适应证】适用于脾虚乏力，神疲气弱，声低，食少便溏，舌淡苔薄，脉虚。

【制用方法】水煎服，1日1剂，1日3次。

视神经萎缩

验方一

【药物组成】熟地黄25克、山茱萸25克、山药15克、泽泻12克、牡丹皮12克、茯苓15克、枸杞20克、菊花30克、生地黄18克、白蒺藜（炒黄去刺）30克、白芍17克、五味子6克、当归15克、柴胡9克。

【适应证】适用于肝肾两虚，约束无权，视物模糊，舌苔淡白，脉沉缓无力。

【制用方法】水煎服，1日1剂，1日3次。

验方二

【药物组成】吴茱萸（洗7次）20克、炮姜20克、木香10克、化橘红10克、肉桂10克、丁香10克、人参10克、当归10克、制黑附子（先煎15分钟）30克、桂枝15克、白术15克、炙甘草15克、陈皮15克、茯苓30克。

【适应证】适用于脾肾阳虚，形寒肢冷，神疲乏力，夜尿频繁，纳少便溏或五更泄泻，舌淡苔白，脉沉细无力。

【制用方法】水煎服，1日1剂，1日3次。

验方三

【药物组成】白芍（半生半炒）150克、当归50克、陈皮50克、黄芪 50 克、桂心 50 克、人参 50 克、煨白术 50 克、炙甘草 50 克、熟地黄 35 克、五味子 35 克、茯苓 35 克、远志（炒，去心）25 克、白蒺藜 20 克、芫蔚子 30 克、生姜 3 片、大枣 2 枚。

【适应证】适用于心血不足，眩晕心烦，怔忡健忘，梦扰难眠，脉细弱。

【制用方法】水煎服，1 日 1 剂，1 日 3 次。

验方四

【药物组成】柴胡 30 克、当归 25 克、白术 25 克、茯苓 18 克、甘草 6 克、薄荷（后下）9 克、香附子 12 克、菊花 12 克、川芎 7 克。

【适应证】适用于肝气郁结，情志不舒，头晕目眩，胸胁满闷，口苦咽干，脉弦细稍数，舌苔淡黄。

【制用方法】水煎服，1 日 1 剂，1 日 3 次。

验方五

【药物组成】当归 30 克、赤芍 30 克、生地黄 30 克、川芎 30 克、桃仁 21 克、红花 21 克、大黄（后下）8 克。

【适应证】适用于气滞血瘀，头部刺痛，或头部外伤，手术后痛固定不移，舌色瘀暗，脉涩。

【制用方法】水煎服，1 日 1 剂，1 日 3 次。

耳疖耳疮

验方

【药物组成】黄连 15 克、金银花 30 克、连翘 30 克、黄芩 15 克、蒲公英 20 克、紫花地丁 20 克、败酱草 20 克、萆薢 20 克、柴胡

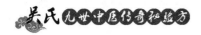

21克、龙胆草15克、茯苓60克。

【适应证】适用于热毒上行的耳疖耳疮，舌苔黄红，脉数。

【制用方法】水煎服，1日1剂，1日3次。

化脓性中耳炎

验方一

【药物组成】蔓荆子25克、生地黄18克、赤芍15克、菊花15克、桑白皮12克、木通9克、麦冬12克、升麻15克、柴胡30克、前胡12克、炙甘草10克、赤茯苓21克、龙胆草12克、黄连15克、黄芩15克、栀子12克、车前子（布包）20克、蒲公英30克、紫花地丁30克。

【适应证】适用于化脓性中耳炎急性发作期。

【制用方法】水煎服，1日1剂，1日3~5次。

验方二

【药物组成】人参9克、川芎9克、白芍9克、黄芪18克、白术9克、茯苓15克、当归21克、金银花30克、白芷9克、甘草3克、桔梗9克、皂角刺9克、败酱草30克、土贝母15克。

【适应证】适用于慢性化脓性中耳炎。

【制用方法】水煎服，1日1剂，1日3次。

验方三

【药物组成】血余炭、冰片、枯矾、黄连、精制炉甘石、制孩儿茶、麝香各少许。

【制用方法】共研极细末，先清洗耳内脓汁，擦干后，取少许药粉吹入耳内，1日2次。

神经性耳鸣耳聋

验方一

【药物组成】龙胆草15克、柴胡35克、黄芩12克、炒栀子12克、泽泻12克、关木通9克、盐炒车前子18克、酒炒当归15克、生地黄15克、炙甘草9克、川芎9克、薄荷（后下）9克、菖蒲60克、老葱叶6支。

【适应证】适用于肝火旺盛型，症见耳鸣如闻潮声，或风雷声，耳聋时轻时重，动怒后加重，耳胀痛，头痛，目赤，口苦，烦躁等。

【制用方法】水煎服，1日1剂，1日3次。

验方二

【药物组成】陈皮15克、瓜蒌仁15克、黄芩15克、茯苓15克、枳实15克、杏仁15克、胆南星20克、法半夏20克、炙甘草10克。

【适应证】适用于痰火郁结型，症见两耳蝉鸣不断，有时闭塞如聋，听音不清兼头重，胸闷脘满，涎多，苔黄腻。

【制用方法】水煎服，1日1剂，1日3次。

验方三

【药物组成】补骨脂（盐炒）30克、熟地黄30克、炒山药15克、山茱萸15克、枸杞15克、制菟丝子15克、鹿角胶（兑服）15

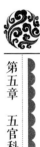

克、龟板胶（兑服）15 克、川牛膝（酒蒸）10 克、炒胡桃肉 30 克、石菖蒲 30 克。

【适应证】适用于阴虚火旺型，症见耳鸣耳聋，腰膝酸软，五心烦热。

【制用方法】水煎服，1 日 1 剂，或研末炼蜜为丸，1 日 3 次。

验方四

【药物组成】黄芪 9 克、人参 9 克、升麻 45 克、葛根 15 克、蔓荆子 9 克、白芍 7 克、酒炒黄柏 7 克、炙甘草 10 克、柴胡 6 克、白术 9 克、石菖蒲 15 克。

【适应证】适用于脾胃虚弱型，症见耳鸣耳聋，劳而更甚，耳内有突然空虚或发凉的感觉，倦怠乏力，纳少腹胀。

【制用方法】水煎服，1 日 1 剂，1 日 3 次。

验方五

【药物组成】巴豆（去皮心）5 枚、石菖蒲 10 克、磁石 10 克、细辛 5 克、杏仁 10 克、通草 12 克、当归 10 克、川芎 10 克、白芷 10 克、防风 10 克、麝香 1 克。

【适应证】适用于各种原因的耳鸣耳聋。

【制用方法】共研极细末，以黄蜡、鲤鱼脑捣匀成泥，做成黄豆大小丸，以纱布包之，塞耳内，3 日更换 1 次。

鼻前庭炎

验方一

【药物组成】 黄芩 30 克、金银花 30 克、桑白皮 30 克、栀子 15 克、黄连 15 克、紫花地丁 30 克、七叶一枝花 15 克、蒲公英 30 克、鱼腥草 60 克、野菊花 30。

【适应证】 适应于热毒内行而致的鼻前庭炎。

【制用方法】 水煎服，1 日 1 剂，1 日 3 次。亦可同时用此药汁外洗。

验方二

【药物组成】 黄连、冰片、枯矾、青黛、紫草、芙蓉叶各适量。

【适应证】 适用于各种类型的鼻前庭炎。

【制用方法】 共研细末，麻油调之，外敷，1 日数次。

鼻渊（慢性鼻炎）

验方一

【药物组成】 人参 5 克、荆芥 5 克、细辛 5 克、诃子 7 克、甘草 7 克、桔梗 15 克、黄芪 10 克、薄荷（后下）6 克、辛夷花 20 克、白芷 6 克、鱼脑石（先煎或研末冲服）20 克、白术 9 克、云茯苓 10 克、炒苍耳子 10 克。

【适应证】 适用于慢性鼻炎，久治不愈者。

【制用方法】水煎服，1 日 1 剂，1 日 3 次。

验方二

【药物组成】百草霜、灯芯灰、冰片、甘草、薄荷叶、川芎、细辛、鹅不食草、辛夷、青黛、牛黄、黄连各等分。

【适应证】适应于急慢性鼻炎。

【制用方法】共研极细末，吹鼻，1 日 3 次。

验方三

【药物组成】辛夷花 30 克、当归 15 克、白芷 25 克、细辛 12 克、苍耳子 15 克、桔梗 20 克、金银花 60 克、鱼脑石 60 克、鹅不食草 15 克、柴胡 15 克、甘草 12 克、薄荷（后下）15 克、大蓟 15 克、百合 15 克、生地炭 20 克、砂仁（后下）10 克、焦三仙各 20 克。

【适应证】适用于脑漏、鼻渊、衄血（相当于鼻窦炎、慢性鼻炎、鼻前庭炎、萎缩性鼻炎等），症见鼻塞流涕，不闻香臭，流鼻血，鼻流青、黄、绿色等脓水，或伴头痛等症，久治不愈者。特效。

【制用方法】水煎服，饭后 40 分钟服用，1 日 3 次，2 日 1 剂。

萎缩性鼻炎

验方一

【药物组成】桑叶 15 克、煅石膏 12 克、炒杏仁 5 克、人参 9 克、甘草 5 克、炒胡麻仁 7 克、阿胶（烊化）6 克、麦冬 8 克、枇杷叶（去毛蜜炙，布包）3 克、玄参 9 克、桔梗 15 克、当归 7 克、炒白芍 7 克、百合 15 克、贝母 7 克、熟地黄 15 克、辛夷花 20 克、天冬 10 克、黄芪 20 克、生地黄 10 克。

【制用方法】水煎服，1 日 1 剂，1 日 3 次。

验方二

【药物组成】苍耳子 60 克、芙蓉叶 60 克。

【制用方法】煎汁加冰片少许，以鼻吸其蒸气，1 日数次。

鼻窦炎

验方一

【药物组成】辛夷花 30 克、苍耳子 15 克、白芷 50 克、薄荷（后下）3 克、全藿香 25 克、天花粉 10 克、芦根 35 克。

【适应证】适用于涕黄或黏白量多，鼻塞，嗅觉减退，鼻黏膜及鼻甲红肿等。

【制用方法】水煎服，1 日 1 剂，1 日 3 次。

验方二

【药物组成】黄芩 15 克、龙胆草 15 克、柴胡 15 克、滑石（布包）15 克、猪苓 15 克、茯苓 15 克、大腹皮 10 克、白豆蔻 5 克、通草 5 克、车前草 15 克、马鞭草 10 克、金银花 30 克。

【适应证】适用于涕黄稠如脓样，有臭味，头痛及鼻窦部位剧痛。

【制用方法】水煎服，1 日 1 剂，1 日 3 次。

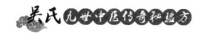

验方三

【药物组成】人参 4 克、百合 6 克、生地黄 10 克、熟地黄 10 克、玄参 9 克、白芍 9 克、白术 15 克、黄芪 15 克、杏仁 6 克、麦冬 6 克、制麻黄 3 克、连翘 3 克。

【适应证】适用于病久不愈，涕白黏稠，鼻塞，嗅觉减退，鼻黏膜淡红、肿胀，鼻甲肥大，遇风症重。

【制用方法】水煎服，1 日 1 剂，1 日 3 次。

验方四

【药物组成】马兜铃（蜜制）25 克、辛夷花 25 克、麻黄 15 克、防风 6 克、前胡 18 克、天花粉 10 克、薏苡仁 35 克、桔梗 16 克、甘草 4 克。

【适应证】鼻窦炎。

【制用方法】水煎服，1 日 1 剂，1 日 3 次。

流鼻血

验方一

【药物组成】生地黄 120 克、檵木 15 克、地骨皮 30 克、黄芩 25 克、丹皮 15 克、栀子 15 克、阿胶（烊化）60 克、甘草 60 克、鲜柏叶 15 克、血余炭（冲服）30 克。

【适应证】各种原因引起的鼻出血。

【制用方法】水煎服，1 日 1 剂，1 日 3 次。

验方二

【药物组成】冬桑叶 60 克、菊花 60 克、生地黄 60 克、止血草 150 克、柏叶炭 30 克、白茅根 30 克。

【适应证】各种原因引起的鼻出血。

【制用方法】水煎服，1 日 1 剂，1 日 3 次。

鼻息肉

验方一

【药物组成】辛夷花 14 克、甘草 3 克、煅石膏 6 克、栀子 6 克、黄芩 6 克、麦冬 9 克、百合 15 克、知母 6 克、升麻 3 克、枇杷叶（去毛蜜炙，布包）3 片、白芷 9 克、通草 2 克、薏苡仁 60 克。

【适应证】鼻息肉。

【制用方法】水煎服，1 日 1 剂，1 日 3 次。

验方二

【药物组成】硇砂 5 克、轻粉 1 克、雄黄 1 克、冰片 2 克、通草 2 克、细辛 2 克、白芷 3 克、苍术 6 克、莪仁 2 克、皂荚（去皮、子）2 克、枯矾 3 克、九龙胆 4 克。

【适应证】鼻息肉。

【制用方法】共研极细末。另取白芷、细辛、薄荷各等分，煎汁，与药粉和匀如稀泥状，涂点息肉，1 日 1 ~ 3 次。本药有毒，切勿入口。

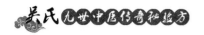

急慢性咽炎

验方一

【药物组成】金银花60克、连翘60克、犀角（研末冲服，可用羚羊角代替）10克、栀子10克、黄连10克、牛蒡子10克、玄参15克、人中黄9克、马勃25克、薄荷（后下）18克、板蓝根35克、绿豆皮15克、桔梗18克、荆芥穗15克、僵蚕15克、炙香附子30克、防风9克、肿节风30克、甘草3克。

【适应证】适用于外邪壅结咽喉，咽部干燥灼热、微红肿、疼痛，暗哑，纳食不利，继则红肿加剧，喉间如物阻塞，咳嗽痰多黏稠，伴风热或风寒表证。

【制用方法】水煎服，1日1剂，1日5~8次。可配合外治法一起使用。外治法：水硼散或冰麝散吹喉，1日5~8次。

验方二

【药物组成】天冬9克、生地黄9克、麦冬9克、玄参9克、牡丹皮9克、桔梗30克、赤芍8克、浙贝母12克、薄荷（后下）9克、甘草6克、栀子9克、黄连9克、白芍3克、连翘15克、马勃15克、肿节风30克。

【适用证】适用于阴虚火旺的慢性咽炎，咽肿干痛，反复发作，伴鼻子干、口干，咽痛，吞咽不利，夜间尤甚，兼颧赤，干咳，盗汗，消瘦，腰酸耳鸣，手足心热，舌质红，脉细。

【制用方法】水煎服，1日1剂，1日3次。

验方三

【药物组成】熟地黄60克、牛膝12克、炙甘草5克、泽泻8克、肉桂7克、炙附子（先煎15分钟）10克、姜黄连3克、炒桔梗16克、僵蚕10克、肿节风30克。

【适应证】适用于元阳亏损，咽喉肿痛，干涩，面白乏力，纳少，便溏，时有颧浮红如涂脂粉，舌质淡，脉细弱，两尺尤微。

【制用方法】水煎服，1日1剂，1日3次冷服。

验方四

【药物组成】僵蚕30克、大黄（后下）20克、朴硝（烊化）20克、甘草20克、栀子仁10克、薄荷叶（后下）10克、黄芩10克、连翘120克、淡竹叶15克、炒黄连7克、防风3克、荆芥穗5克、当归尾9克、陈皮3克、煅石膏20克、桔梗60克、香附子15克、肿节风20克。

【适应证】适用于胃府积热，咽肿痛，干涩口臭，龈肿，渴喜冷饮，嗳腐冷饮，胃脘不舒，大便秘结或酸腐热臭，苔黄腻，脉滑数。

【制用方法】水煎服，1日3次，1日3次。

验方五

【药物组成】肿节风30克、射干9克、桔梗9克、炒黄连6克、栀子仁3克、生地黄17克、麦冬9克、玄参9克、马勃12克、威灵仙3克、甘草3克、金银花15克、连翘15克、荆芥叶15克、薄荷叶（后下）15克、板蓝根21克、山豆根18克、天冬9克、赤芍4

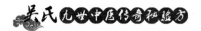

克、炒香附子 19 克。

【适应证】慢性咽炎。

【制用方法】水煎服，1 日 1 剂，1 日 3 次。

扁桃体周围脓肿（喉痛）

验方一

【药物组成】金银花 60 克、连翘 60 克、牛蒡子 12 克、紫花地丁 30 克、桔梗 38 克、土贝母 18 克、荆芥 10 克、防风 10、制没药 6 克、黄芩 12 克、黄连 9 克、大青叶 21 克、马勃 30 克、僵蚕 30 克、天花粉 15 克、犀角（研末冲服，可用羚羊角代替）18 克。

【适应证】适用于火热毒邪结聚而致乳蛾红肿不消，咽痛剧烈牵及耳部，吞咽痛甚，张口障碍，口渴口臭，发热等。

【制用方法】水煎服，1 日 1 剂，频服。

验方二

【药物组成】金银花 60 克、连翘 60 克、板蓝根 60 克、青黛（冲服）30 克、紫花地丁 60 克、七叶一枝花 25 克、当归尾 21 克、赤芍 15 克、草河车 35 克、天花粉 20 克、皂角刺 15 克、黄芪 10 克、白芷 15 克、甘草 10 克、黄连 15 克、黄芩 15 克。

【适应证】适用于咽部肿甚，脸耳受连，成脓期痛剧等。

【制用方法】水煎频服，1 日 1 剂。

喉痹（扁桃体炎）

验方一

【药物组成】连翘 38 克、犀角（研末冲服，可用羚羊角代替）18 克、牛蒡子 18 克、荆芥 15 克、防风 15 克、栀子 15 克、桔梗 15 克、玄参 15 克、黄连 15 克、金银花 30 克、黄芩 15 克、薄荷（后下）15 克、甘草 10 克、大黄（后下）10 克、朴硝（烊化）10 克、板蓝根 21 克、马勃 30 克、炒僵蚕 9 克、紫花地丁 21 克、浙贝母 15 克。

【适应证】适用于急性乳蛾高肿而根脚收束，表面高低不平，呈深红色，有时出现白色或黄白色小星点，也可见黄白色脓样膜状物，易于拭破，拭去后不出血，灼热疼痛，吞咽困难，可兼见外感表证。

【制用法】水煎服，1 日 1 剂，频服。

验方二

【药物组成】熟地黄 60 克、知母 15 克、天冬 15 克、黄柏 15 克、炒枳壳 15 克、生地黄 30 克、麦冬 15 克、茵陈 15 克、石膏（煅，先煎）15 克、黄芩 15 克、板蓝根 15 克、丹皮 15 克、射干 13 克、桔梗 33 克、肿节风 30 克、僵蚕 15 克。

【适应证】适用于阴虚火旺喉核微肿、微红、微痛，哽哽不利，午后甚，口干舌燥，不喜多饮，面红，烦热，手足心热，舌红，脉细数。

【制用方法】水煎服，1 日 1 剂，1 日 3 次。

验方三

【药物组成】金银花 20 克、桔梗 20 克、当归 7 克、郁金 18 克、赤芍 8 克、板蓝根 10 克、生地黄 12 克、玄参 12 克、赤茯苓 12 克、山豆根 6 克、荆芥 4 克、牡丹皮 4 克、川贝母 6 克、甘草 3 克、灯芯 15 克、石斛 5 克、僵蚕 10 克、肿节风 15 克、香附子 30 克。

【适应证】适用于气郁痰结，双侧喉核肿大，色淡不红或现苍白，质地实而不柔，表面亦多光滑，无明显疼痛，兼情志抑郁，心烦易怒，口苦胁痛，或兼胃脘不舒，嗳腐吞酸，口干口渴，大便干秘者，也有喉核触之硬实者。

【制用方法】水煎服，1 日 1 剂，频服。

验方四

【药物组成】桔梗 60 克、金银花 60 克、重楼 30 克、连翘 60 克、山豆根 18 克、牛蒡子 20 克、荆芥 9 克、玄参 200 克、升麻 9 克、防风 12 克、甘草 6 克、僵蚕 20 克、黄连 18 克、淡竹叶 10 克、肿节风 30 克、黄芩 18 克。

【适应证】适用于一切类型急慢性扁桃体炎（中医称为喉痹、乳蛾）。特效。

【制用方法】水煎服，2 日 1 剂，1 日 3～5 次，饭后 30 分钟温服。

【提示】此方剂量是成人量，凡小儿服用，依此方剂量减少 1/4 即可。

【禁忌】服药期间不喝酒，不抽烟，不能劳累，不能熬夜，不能吃辛辣、麻辣等刺激性食物，不吃生冷、油炸、油腻食物。

急性喉头水肿

验方一

【药物组成】生石膏（先煎）180克、生地黄30克、犀角（可用羚羊角代替，研末冲服）30克、黄连25克、栀子15克、桔梗15克、黄芩15克、知母15克、赤芍15克、玄参15克、紫花地丁25克、连翘15克、金银花25克、竹叶10克、甘草5克、牡丹皮15克、牛黄（兑服）3克、煅硼砂（冲服）15克、大黄（后下）8克、冰片（冲服）3克、蟾酥（研末冲服）3克、珍珠（研末冲服）9克、薄荷（后下）15克、板蓝根60克、浙贝母21克、野菊花30克。

【适应证】适用于邪毒内侵外攻而致咽喉发干，咽部一侧或双侧突然肿胀疼痛，吞咽不利，发展急速，灼热不适，数小时内肿痛可波及咽喉全部，呈紫红色，继而颈、颌、腮、龈等处迅速漫肿，甚则肿连胸前，颈项强直，如蛇缠绕伴麻痒，悬雍垂亦明显肿胀，痛剧，有堵塞感，紧涩，汤水难下，强饮则呛，痰涎壅盛，语言不清，呼吸困难或牙关拘急，口噤难开，兼腐烂口臭，病情危重。

【制用方法】水煎或研末冲服，频服，并以药漱口。

验方二

【药物组成】鲜蒲公英50克、鲜紫花地丁50克、七叶一枝花50克、九龙胆50克、鲜野菊花50克、金银花50克、冰片100克、黄连50克、大黄50克、蟾酥15克。

【制用方法】共捣烂如泥，外贴，每日1换。此外，可含服冰麝散、梅花点舌丹、喉炎丸等。

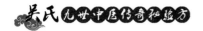

白喉、疫喉痧

验方一

【药物组成】金银花60克、玄参10克、生地黄10克、板蓝根60克、土牛膝根60克、草黄连20克、川贝母15克、薄荷（后下）18克、牡丹皮12克、黄芩12克、绿豆皮15克、竹叶30克、生石膏（先煎）30克、犀角（研末冲服，可用羚羊角代替）18克、重楼16克、山豆根15克、马勃21克、赤芍9克。

【适应证】适用于瘟毒攻咽，咽喉出现白膜，逐渐蔓延至喉关内外，呼吸受阻，白膜牢固，剥之则出血，很快又生新的白膜，甚则肿塞喉间，引起窒息等。

【制用方法】水煎频服并漱口。

验方二

【药物组成】荆芥穗10克、防风10克、杏仁10克、生石膏（先煎）60克、金银花30克、犀角（研末冲服，可用羚羊角代替）6克、鲜石斛45克、鲜生地黄45克、鲜薄荷叶（后下）12克、甘草5克、黄连10克、焦栀子10克、牡丹皮10克、赤芍10克、玄参18克、连翘壳18克、鲜淡竹叶10克、白茅根60克、鲜芦根160克、黄芩10克、枳壳10克、大青叶60克、桔梗3克、贝母9克、大黄（后下）6克、僵蚕30克。

【适应证】适用于疫毒内郁，发热，咽喉肿痛、溃烂，腐肉色微黄，易于剥离，剥脱后不出血，红肿腐烂甚者痛如刀割，汤水难下，全身痧斑等。

【制用方法】水煎频服并漱口。外治同上。

咽黏膜结核、喉口结核

验方

【药物组成】知母 15 克、黄柏 15 克、生地黄 15 克、熟地黄 20 克、麦冬 10 克、牡丹皮 10 克、泽泻 10 克、白芍 10 克、百合 10 克、山茱萸 10 克、云茯苓 10 克、沙参 10 克、山药 10 克、甘草 5 克、当归 9 克、川芎 9 克、赤芍 9 克、红花 9 克、金银花 19 克、板蓝根 18 克。

【适应证】适用于肾水下竭、相火上亢而致咽喉干燥，如有芒刺，微痛，颜色晦暗，有红白斑点或满绕红丝，日久渐腐烂，腐衣叠若虾皮，吞咽困难，疼痛，咽间干燥痒痛，夜甚，兼咳嗽咯血，音哑，咯痰不畅，潮热盗汗，身体消瘦，舌红，脉细数等。

【制用方法】水煎频服。

悬雍垂血肿

第五章 五官科

验方一

【药物组成】黄连 20 克、生地黄 10 克、玄参 10 克、紫花地丁 60 克、枳壳 10 克、桔梗 20 克、牛蒡子 10 克、防风 10 克、金银花 30 克、黄芩 15 克、穿山甲（先煎）6 克、牡丹皮 15 克、蒲公英 35 克、板蓝根 30 克、甘草 3 克、生石膏（先煎）30 克、马勃 15 克、桑叶 21 克、菊花 18 克、赤芍 12 克、栀子仁 15 克。

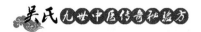

【适应证】适用于身体阳盛，脾胃积热而使口内忽生紫色血泡，迅速胀大，形似黄豆、桂圆，大者如桃、李，大小不一，胀痛难忍，妨碍饮食，舌不能伸，口不能言，头项强直等。

【制用方法】水煎频服。

验方二

外治法：速以消毒小刀或竹刺将血泡轻轻刺破，流出紫血，再用真麻油频服，后以冰麝散吹之或以六神丸、喉炎丸、喉症丸含化之。

喉息肉

验方一

【组成食物】桔梗 35 克、薏苡仁 60 克、金银花 15 克、当归 10 克、赤芍 12 克、山豆根 6 克、香附子（蜜炙）10 克、生地黄 20 克、玄参 20 克、赤茯苓 20 克、荆芥 5 克、牡丹皮 5 克、川贝母 3 克、甘草 3 克、马勃 9 克、射干 9 克、板蓝根 15 克、柴胡 9 克、郁金 12 克。

【适应证】喉息肉。

【制用方法】水煎服，1 日 1 剂，1 日 3～5 次。

验方二

【药物组成】冰片、麝香、牛黄、青黛、薄荷叶、马勃、雄黄、蟾蜍、黄连、硼砂、珍珠、栀子炭、紫草、硇砂各适量。

【适应证】喉息肉。

【制用方法】共研细末，吹患处，1 日 3～6 次。

咽部溃疡

验方一

【**药物组成**】芦荟 5 克、胡黄连 5 克、石膏（先煎）15 克、羚羊角（研末冲服，可用羚羊角代替）5 克、栀子 5 克、桔梗 17 克、牛蒡子 15 克、银柴胡 5 克、黄连 5 克、玄参 15 克、薄荷（后下）5 克、升麻 3 克、甘草 3 克、淡竹叶 6 克、生地黄 15 克、黄芩 7 克、牡丹皮 7 克、重楼 15 克。

【**适应证**】适用于咽喉或上腭出现豆样黄白色腐烂疮，或疮色红黄，或白头赤根，表面有污秽脓性物，周围红赤。初期喉关微痛，继而腐烂，多在一侧，大小不一，腐肉较厚，其色灰白，不易剥脱，气味恶臭，易出血。可伴有发热、便秘、纳呆。

【**制用方法**】水煎服，1 日 1 剂，频服。

验方二

【**药物组成**】荆芥 12 克、防风 12 克、牛蒡子 10 克、甘草 3 克、金银花 30 克、连翘 30 克、桑白皮 10 克、赤芍 10 克、桔梗 25 克、黄芩 15 克、天花粉 15 克、玄参 12 克、浙贝母 12 克、熟地黄 9 克、天冬 9 克、炒枳壳 9 克、茵陈 9 克、麦冬 9 克、石斛 9 克、生地黄 9 克。

【**适应证**】外感风热而致喉关外上腭或悬雍的两旁生疮，喉底部（咽后壁）极少发现。初起先有潮热疼痛或生水泡，继而腐烂，疼痛加剧。腐烂呈点状分散，多少、大小不一，周围有红肿的晕，食辛辣热汤则灼痛更甚。有并发口疮者。

【制用方法】水煎服，1 日 1 剂，1 日数次。

验方三

【药物组成】全当归 18 克、知母 9 克、白芍 9 克、川芎 9 克、熟地黄 18 克、生地黄 18 克、黄芩 9 克、玄参 18 克、黄柏 9 克、金银花 21 克、败酱草 21 克、牡丹皮 12 克、苦桔梗 15 克、草黄连 9 克、黄连 3 克、山萸肉 30 克。

【适应证】阴虚火旺，虚火客于咽喉，发疮色白，周围无明显红晕，咽燥不润，色暗，出气清冷，无口臭、口秽等内热之证。可兼口燥目涩，手足心热，盗汗健忘，夜寐不安，饮食咽痛。舌红，脉细数。

【制用方法】水煎服，1 日 1 剂，频服。

验方四

【药物组成】人参 9 克、当归 12 克、山药（酒炒）12 克、熟地黄 80 克、陈皮 5 克、炙甘草 5 克、升麻 3 克、柴胡 9 克、黄芪 15 克、黄精 9 克、土茯苓 60 克、山豆根 12 克、玄参 12 克、桔梗 15 克。

【适应证】咽疮经久不愈，疼痛，吞咽尤甚，妨碍饮食，体虚乏力，神疲多倦，舌淡苔薄，脉细弱。

【制用方法】水煎服，1 日 1 剂，频服。

验方五

【药物组成】土茯苓 50 克、钟乳石 25 克、琥珀 10 克、朱砂 10 克、珍珠 10 克、冰片 5 克、紫花地丁 30 克、乳香 50 克、没药 5 克、孩儿茶 5 克、当归 9 克、丁香 5 克、槐角 5 克、白芷 7 克、防风 3 克、轻粉（花椒 7 克煎水调取）4 克、紫草 15 克、金银花 60 克。

【适应证】咽疮经久不愈咽部溃疡。

【制用方法】共研细末，以土茯苓 450 克、肿节风 60 克，煎汁，冲服药粉，每次 3~5 克，每日 3 次。本病外治参考喉息肉。

喉 疔

验方

【药物组成】金银花 60 克、紫花地丁 60 克、牛黄（兑服）6 克、犀角（研末冲服，可用羚羊角代替）18 克、生地黄 30 克、连翘心 60 克、黄连 15 克、黄芩 15 克、败酱草 30 克、七叶一枝花 20 克、淡竹叶 15 克、甘草 10 克、紫背天葵子 30 克、蒲公英 30 克、赤芍 15 克。

【制用方法】水煎频服，同时用药汁时时漱口。

牙 痛

验方一

【药物组成】防风 3 克、升麻 60 克、白芷 6 克、枳壳 30 克、黄柏（青盐水炒）60 克、地骨皮 30 克、淡竹叶 15 克、薄荷（后下）21 克、当归尾 30 克。

【适应证】主治一切牙痛。

【制用方法】水煎服，1 日 1 剂，分 3~5 次服。

【加减变化】风热火旺者，加栀子 9 克、柴胡 12 克、大黄（后下）9 克、石膏（先煎）60 克、金银花 60 克；虚火上升者，

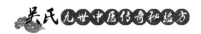

加玄参30克、知母15克、丹皮15克、黄柏15克、生地黄21克、山茱萸9克；痛甚，牙床肿胀，有脓者，加赤芍25克、黄连18克、金银花120克、连翘60克、黄芩15克、蒲公英30克、紫花地丁30克。

验方二

【药物组成】白蒺藜（去刺，炒黄）250克、补骨脂250克。

【适应证】牙齿动摇不固。

【制用方法】共研细末，取纯净肥肉，将肉切成片，与药粉拌匀后蒸熟，药肉同食，连吃7～15次，每日1次。

验方三

【药物组成】黄连15克、花椒30克、冰片（烊化）10克、五灵脂15克、白薇15克、骨碎补3克、细辛3克、蜂房30克、鹤虱10克。

【适应证】龋齿牙痛。

【制用方法】煎汁漱口，1日数次，切勿吞服。

口　疮

验方

【药物组成】黄柏15克、黄连15克、炉甘石10克、冰片5克、五倍子15克。

【适应证】口疮。

【制用方法】共研细末，擦涂口疮，1日数次。

口舌生疮

验方一（内服）

【药物组成】绿豆衣30克、生地黄60克、金银花120克、川黄连30克、桔梗30克、麦冬20克、升麻20克、马勃30克、僵蚕30克、香附子60克。

【适应证】适用于口舌生疮，赤烂疼痛难忍，口腔癌、舌癌早中期。症见口舌糜烂肿痛，口干舌燥，咽喉干裂，不能饮食，声音嘶哑等。特效，为千金不传之方。

【制用方法】水煎服，1日1剂，1日5次，每次100～150毫升，饭后40分钟服用。

验方二（外用）

【药物组成】人工麝香5克、天竺黄10克、天然牛黄1克、硼砂5克、孩儿茶10克、人中白10克、马勃10克、熊胆粉5克、炮姜15克、冰片10克、元明粉10克、犀角（研末冲服，可用羚羊角代替）3克、青黛15克、川黄连30克。

【适应证】口舌生疮。有特效。

【制用方法】共研极细末（200目以上），每次取1～2克含化，或用吸管吹于口腔和舌头上，1日3～6次。

验方三（外用）

【药物组成】苦荞面100克，吴茱萸20克，冰片15克，元明粉10克。

【适应证】主治同方一、方二。三方合用疗效神奇。

【制用方法】共研细末，温水调和如泥，于每日晚上贴双脚心，次日早上去掉，连贴 5～7 个晚上，特别严重者，连贴 30～60 日。

口 糜

验方

【药物组成】黄芪 6 克、半夏 6 克、炙甘草 6 克、柴胡 9 克、人参 9 克、白术 9 克、益智仁 9 克、当归尾 12 克、陈皮 12 克、升麻 12 克、苍术 20 克、薏苡仁 20 克、扁豆 20 克、云茯苓 20 克、金银花 20 克。

【适应证】口腔黏膜发生白色糜点如粥样，不融合成片，口有异味。

【制用方法】水煎服，1 日 1 剂，1 日 3 次。

鹅口疮

验方

【药物组成】生地黄 21 克、甘草 15 克、桔梗 15 克、泽泻 10 克、木通 8 克、防风 6 克、栀子 9 克、薄荷（后下）9 克、麦冬 9 克、玄参 9 克、水灯草 30 克、竹叶 10 克、金银花 60 克、炒牛蒡子 9 克、茯苓 30 克、苍术 30 克、黄连 18 克、黄芩 15 克。

【适应证】湿热引起的鹅口疮，症见口腔内黏膜白屑满布，白腐膜状物扩大联合成片，不易拭除，强拭则出血，随后又生。

【制用方法】水煎服，1 日 1 剂，1 日 3 次。

【特注】外治可用冰硼散或口疮外用方。

剥脱性唇炎

验方

【**药物组成**】防风 18 克、荆芥 18 克、当归 18 克、酒白芍 18 克、连翘（去心）18 克、土炒白术 18 克、川芎 8 克、薄荷（后下）18 克、麻黄 18 克、栀子 18 克、黄芩 30 克、煅石膏 60 克、桔梗 45 克、甘草 75 克、滑石（布包）120 克、蝉蜕 21 克、柴胡 15 克、赤芍 10 克、白鲜皮 21 克、黄连 18 克、金银花 60 克。

【**适应证**】唇部红肿、疼痛，日久破裂流水，可见嘴唇不时跳动。

【**制用方法**】水煎服，1 日 1 剂，1 日 3 次。

第五章 五官科

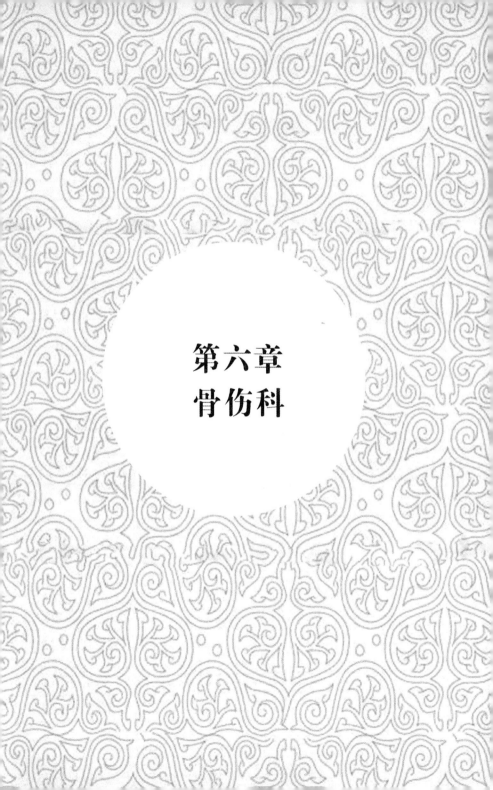

第六章
骨伤科

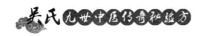

风湿骨病、跌打损伤

验方一

【方名】太保救命十三汤（家传）。

【药物组成】乌药9克、苏木9克、红花9克、三棱16克、当归尾（酒浸洗）16克、骨碎补（酒浸蒸）16克、桃仁（去皮、尖）16克、香附子（酒、醋各半浸炒）11克、赤芍11克、蓬术（黄土炒微焦黄）11克、元胡11克、木香6克、砂仁（研末冲服）5克、散血丹9克、见肿消12克、郁金12克、羌活9克、苍耳子9克。

【适应证】专治一切跌打损伤，为穴位点伤救命专用方，古代为师传徒之绝技方。江湖上虽也有本方流传，但均不是正宗，今据家传明朝秘本，经与多种版本对比、实践、观察、考证后，证实本方为正宗秘传真方，为继承、挖拓、整理传世于后，今将原方抄录于此，以供同道及武学者参考研修。

【制用方法】以陈年老酒与水各半煎服，覆被取汗，3日即愈。

【加减变化】新伤，加刘寄奴、青皮各7克；伤重者，加地鳖虫9克、三七（研末冲服）6克；伤于上部者，加当归身18克；伤于下部者，加杜仲18克；陈旧性伤痛者，加虎骨18克；伤于四肢，加牛膝18克。

验方二

【方名】天王救命酒（家传）。

【药物组成】全当归（5年以上，酒浸3日）25克、川续断13克、

298

牡丹皮 13 克、陈皮 13 克、杜仲 13 克、川牛膝 13 克、制川乌 13 克、制草乌 13 克、防风 13 克、荆芥 13 克、桔梗 13 克、红花 13 克、血竭 13 克、煅自然铜 13 克、秦艽 13 克、骨碎补（酒蒸）13 克、防己 13 克、人参 13 克、桑寄生 13 克、紫茄皮 25 克、生地黄 25 克、甘松 25 克、川芎 9 克、柴胡 9 克、肉桂 9 克、朱砂 15 克、虎骨 30 克、鲜桑枝 150 克。

【适应证】一切跌打损伤、骨折、伤筋，苦不堪言，痛不可忍者。配服天龙救命丹，其效如神。

【制用方法】共研细末，用布包之，好白酒 5 000 克，先浸泡 5 日，再隔水煎沸后，小火煎 60 分钟，起锅，埋藏土下，深 2 米，共 7 日 7 夜。取出后，每日两小杯。特效。

验方三

【方名】天龙救命丹（家传）。

【药物组成】朱砂 18 克、肉桂 18 克、桂枝 18 克、羌活 18 克、独活 18 克、秦艽 18 克、五灵脂 18 克、刘寄奴 18 克、赤芍 18 克、枳实 18 克、蒲黄 18 克、乌药 18 克、青皮 18 克、土狗 18 克、贝母 18 克、韭菜子 18 克、破故纸 18 克、胎骨 25 克、苏木 25 克、三棱 25 克、元胡 25 克、香附子 25 克、葛根 9 克、陈皮 6 克、前胡 6 克、麝香 3 克、莪术 30 克、当归尾 30 克、杜仲 30 克、桃仁 30 克、木香 35 克、地鳖虫 45 克、紫茄皮 45 克、硼砂 45 克、血竭 45 克、煅自然铜 45 克、山奈 18 克、卷柏 12 克。

【适应证】一切跌打损伤、伤筋肌肿、穴位点伤等。

【制用方法】共研细末，装入瓷瓶内密封，伤重者每次服 3 克，轻者每次服 2 克，陈年老酒冲服，3 次即愈。

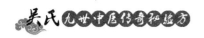

验方四

1. 上部受伤方

【药物组成】生地黄7克、白芷7克、血竭7克、虎骨7克、朱砂（研末冲服）18克、骨碎补14克、细辛14克、制乳香3克、制没药3克、桂枝9克、郁金9克、川芎9克、当归尾9克、羌活12克、青皮12克、苎麻（炙灰存性）12克、藁本6克、天花粉15克、赤芍15克、陈皮10克、紫茄皮10克、防风13克、蔓荆子13克。

【适应证】一切跌打损伤、伤筋肌肿，伤在上部者。

【制用方法】水、酒各半煎服，覆被取汗，1剂即愈。注：血竭、朱砂、乳香、没药另包，研末冲服。

2. 中部受伤方

【药物组成】生地黄12克、猴骨12克、地鳖虫6个、甘草4克、紫茄皮6克、秦艽6克、川芎6克、川续断6克、血竭6克、元胡12克、柴胡12克、杜仲12克、当归12克、赤芍12克、桃仁12克、炮山甲（研末冲服）12克、紫苏12克、补骨脂12克、红花6克、制乳香3克、制没药3克、赤茯苓13克。

【适应证】一切跌打损伤、伤筋肌肿，伤在中部者。

【制用方法】水、酒各半煎服，1日1剂，分3次服。血竭、乳香、没药另包，研末冲服。

3. 下部受伤方

【药物组成】生地黄12克、紫茄皮7克、怀牛膝7克、川芎7克、秦艽7克、防己7克、赤芍7克、五灵脂7克、肉桂7克、香樟木

7 克、木瓜 7 克、南蛇 7 克、炒杜仲 7 克、骨碎补 7 克、煅自然铜 7
克、独活 17 克、当归尾 17 克、姜黄 17 克、陈皮 17 克、紫苏 17 克、
海风藤 17 克、千年健 17 克。

【适应证】一切跌打损伤、伤筋肌肿，伤在下部者。

【制用方法】水、酒各半煎服，1 日 1 剂，分 3 次服。

【加减变化】肿甚不消，加三棱 9 克；脚肿不消者，紫茄皮用
至 12 克，牛膝用至 15 克。

4. 左边受伤方

【药物组成】制乳香 3 克、制没药 7 克、元胡 7 克、赤芍 7 克、
赤茯苓 7 克、红花 12 克、陈皮 7 克、半夏 7 克、五灵脂 7 克、杏仁 7
克、桃仁 17 克、甘草 12 克、郁金 12 克、莪术 6 克、三棱 6 克、菟丝
子 6 克、龙胆草 6 克、何首乌 14 克、大枣 3 枚。

【适应证】一切跌打损伤、伤筋肌肿，伤在左侧者。

【制用方法】水、酒各半煎服，1 日 1 剂，分 3 次服。

5. 右边受伤方

【药物组成】当归尾 9 克、红花 9 克、元胡 9 克、丹皮 9 克、郁
金 9 克、五灵脂（醋炒）9 克、怀牛膝 9 克、龙骨（先煎）9 克、木香 9
克、羌活 9 克、苏木 9 克、厚朴 5 克、甘草 5 克、蒲公英 5 克、桃仁 15
克、香附子 19 克、制何首乌 8 克。

【适应证】一切跌打损伤、伤筋肌肿，伤在右侧者。

【制用方法】水、酒各半煎服，1 日 1 剂，分 3 次服。

6. 全身受伤方

【药物组成】丹皮 8 克、陈皮 8 克、上桂 8 克、羌活 8 克、红花

12 克、当归身 8 克、明皮药 6 克、桔梗 6 克、川厚朴 6 克、木通 6 克、枳壳 5 克、甘草 5 克、生地黄 12 克、怀牛膝 12 克、制乳香 6 克、白芷 6 克、威灵仙 6 克、刘寄奴 9 克、台乌药 6 克、川芎 5 克、血竭 10 克、琥珀 10 克、青木香 10 克、地鳖虫 10 克、炙山甲 10 克、连翘 10 克、柴胡 10 克、补骨脂 10 克、桃仁 10 克、大黄 10 克、天花粉 10 克、杜仲 10 克、制没药 10 克。

【适应证】一切跌打损伤、伤筋肌肿，全身受伤者。

【制用方法】水、酒各半煎服，1 日 1 剂，分数次服。注：明皮药、制没药、琥珀、血竭、炙山甲、地鳖虫共研细末，另包冲服。

【加减变化】头部受伤加防风 6 克、羌活 6 克、藁本 9 克；小腹部受伤，小便不通，加生大黄 7 克、黑丑 10 克、桃仁 10 克；背部受伤，加秦艽 17 克、青皮 10 克，生香附子（研末冲服）7 克；腰部受伤，加破故纸 6 克、川续断 8 克、生杜仲 8 克；两胁部受伤，加龙胆草 12 克、红茜草 17 克；两手部受伤，加桂枝、羌活各 6 克（春、冬二季重用）；足部受伤，加牛膝 8 克、紫茄皮 8 克、木瓜 8 克；胁部受伤，加白芍 8 克、蔓荆子 5 克、白蒺藜 5 克；痛甚，加黄铜钱 3 枚。

验方五

【方名】吴氏保命接骨丹。

【药物组成】骨碎补（去毛，酒蒸）12 克，当归尾（酒洗）9 克、孩儿参 9 克、酸枣仁（去皮）9 克、大黄（酒浸，蒸 9 次、晒干）9 克、黄麻根（烧干）12 克、土鳖虫（用活者，浸入酒内，放火锹上炙焦，去头、足，研细末）10 克、麝香 10 克、乳香 11 克、雄黄 11 克、朱砂 11 克、血竭 11 克、自然铜（醋煅 7 次，大块为佳品）11 克、硼砂 5 克。

【适应证】一切跌打损伤、筋断骨折，伤重命危者。

【制用方法】共研极细末，装入瓷瓶内，用黄蜡封口。凡因跌损致伤而有微气者，以好酒冲服0.5~1克，过喉即活，连服即愈。

验方六

【方名】吴氏神效接骨丹。

【药物组成】桑枝（鲜品）5 000克（煎汤代水）、地鳖虫30克、白蔻（去壳）7克、煅自然铜25克、制乳香24克、制没药24克、红苏木24克、川续断24克、藏红花24克、当归身24克、新会陈皮24克、桑白皮24克、风茄花24克、元胡30克、骨碎补30克、月石骨24克、接骨木30克、接骨草30克、接骨藤24克、杏仁35克、紫茄皮37克、丹皮13克、青皮13克、乌药13克、制草乌13克、制川芎13克、赤芍13克、三七15克、前胡13克、炙甘草55克、虎骨55克、肉桂55克、炒杜仲55克、云耳7克、血竭30克、地龙15克、麝香5克。

【适应证】一切骨折筋伤、肌损血瘀。

【制用方法】共研细末，装入瓷瓶密封，遇骨折或伤筋动骨者，急以桑枝煎汤加入白酒冲服，每次3~5克。

验方七

【方名】吴氏神效接骨散。

【药物组成】麝香8克、樟脑5克、三棱30克、赤芍30克、僵蚕30克、生川乌30克、生草乌30克、羌活30克、生大黄30克、贯众30克、独活30克、当归30克、透骨丹30克、甜瓜子30克、川芎30克、生自然铜30克、白芷30克、金银花30克、生杜仲30克、散血丹30克、八里麻30克、祖师麻30克、荆芥30克、防风30克、五味皮30克、红根草30克、炙山甲30克、黄芩30克、川黄柏30克、官

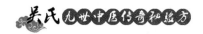

桂 30 克、皂角核 20 克、蝉蜕 20 克、龟板（先煎）20 克、制乳香 20 克、制没药 20 克、朱砂 20 克、连翘 20 克、五倍子 30 克、荠菜（春夏用鲜品）30 克、蜈蚣 8 条、鲜桑白皮 50 克、推车虫 27 克、苍山虎 27 克、韭菜根 27 克、人中白 27 克。

【适应证】一切骨折、跌打肿痛。

【制用方法】共研细末，装入瓷瓶密封。凡遇骨折肌肿、伤筋动骨，以鸡蛋清、黄酒调药粉，敷患处，每日换 1 次，3 日即愈。使用注意：皮肤破损、骨折没有复位者均不可用。

验方八

【方名】陈旧性跌打损伤方。

【药物组成】骨碎补（酒蒸）30 克、金毛狗脊（去毛，酒蒸）18 克、落得打 12 克、炒枳壳 12 克、白茯苓 15 克、炒杜仲 15 克、甜桔梗 15 克、藏红花 5 克、人参 18 克、煨木香 9 克、炒当归 16 克、酒制香附子 18 克、制没药 10 克、台乌药 10 克、炒青皮 10 克、炒丹皮 10 克、新会陈皮 8 克、五加皮 12 克、地骨皮 12 克、老秦艽 15 克、桃仁 15 克、杏仁 15 克、炒牛膝 15 克、煅自然铜 7 克、童木通 7 克、上桂 7 克、胡桃（去壳）30 个、虎骨 3 克、炒破故纸 9 克。

【适应证】一切陈旧性骨折、跌打损伤、肿痛。

【制用方法】共研细末，陈年小米酒冲服，7 日即愈。

验方九

【方名】吴氏跌打损伤药酒秘方。

【药物组成】路路通 18 克、生地黄 80 克、十大功劳 45 克、胡桃肉 250 克、龙眼肉 250 克、广三七 40 克、丹皮 40 克、骨碎补 45 克、川续断 40 克、虎骨 18 克、川牛膝 16 克、川红花 16 克、川芎 30 克、枸杞 30 克、白芍 30 克、杜仲 30 克、土鳖虫 15 克、制水蛭 10 克、郁金 120 克。

【制用方法】上药用好白酒 20 000 克浸泡密封，埋入地下 3 米，9 日后取出摇一摇，再密封 9 日取出，使用时，每日摇 3 次。内服每次 1 小杯，不可过量，重伤者 7～10 日即愈，一般轻伤 3 日即愈。

验方十

【方名】吴氏伤药酒方。

【药物组成】大生地 50 克、秦艽 30 克、虎骨 25 克、红花 27 克、牛膝 25 克、五加皮 26 克、泽泻 26 克、远志 26 克、台乌药 26 克、枸杞 26 克、茯苓 26 克、麦冬 26 克、杜仲 26 克、黄芪 26 克、丹皮 26 克、全当归 35 克、川续断 18 克、桂枝 15 克、香附子 15 克、枳壳 15 克、破故纸 15 克、白茄根 180 克、人参 180 克、胡桃肉 180 克、大枣肉 180 克、甘草 10 克。

【适应证】一切劳役累损、腰肌劳损、运动过度而伤者。

【制用方法】上药用白酒 15 000 克，文火煎沸 35 分钟，退火后速埋入地下 3 米，7 日后取出，1 日服 3 次，每次 1 小杯，一般 5～7 日即愈，严重者 10～20 日即愈。

验方十一

【方名】吴氏秘传跌打丸。

【药物组成】三七 120 克、金土鳖虫 120 克、桃仁 100 克、红花 100 克、赤芍 100 克、当归尾 250 克、制乳香 100 克、刘寄奴 175 克、续断 90 克、防风 90 克、枳实 90 克、姜黄 90 克、蒲黄 80 克、木通 75 克、大黄 30 克、穿山龙 85 克、毛姜 125 克、降真香 45 克、甜瓜子仁

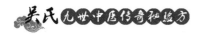

145 克、桔梗 90 克、血竭 95 克、郁金 300 克、甘草 30 克。

【适应证】主治一切跌打损伤、闪腰挫伤疼痛等。

【制用方法】共研细末，做水丸，每丸重 12 克，每次服 1 丸，每日 3 次。

痹证（风湿病）

验方一

【药物组成】黄芪 60 克、桂枝 30 克、五加皮 30 克、僵蚕 20 克、薏苡仁 90 克、桑枝 60 克、当归 20 克、独活 20 克、防风 20 克、茯神 20 克、黄松节 20 克、木瓜 20 克、生姜 20 克、骨碎补 20 克、焦三仙各 30 克、大枣 6 枚。

【适应证】适用于各种类型风湿病、类风湿病、湿痹，症见全身关节疼痛，步履艰难。

【制用方法】水煎，饭后 30 分钟温服，每日 3 次服，2 日 1 剂。

验方二

【药物组成】苍术 40 克、青皮 20 克、羌活 30 克、秦艽 30 克、薏苡仁 90 克、威灵仙 30 克、当归 40 克、川牛膝 20 克、续断 30 克、川芎 20 克、红花 10 克、制乳香 10 克、制没药 10 克、皂角刺 15 克、炮山甲（研末冲服）15 克、炙川乌 30 克、甘草 10 克、地龙 20 克、独活 30 克、金毛狗脊 30 克、白术 20 克、杜仲 30 克、仙灵脾 30 克、焦三仙各 30 克、大枣 6 枚。

【适应证】适用于各种类型风湿病、类风湿病、湿痹，症见腰腿（双腿或单腿）胀痛、麻木不仁等。

【制用方法】水煎，饭后30分钟温服，1日3次，2日1剂。

验方三

【药物组成】白花蛇30条、野党参40克、元胡40克、广木香40克、上油桂40克、焦杜仲40克、酒炒二丑40克、小茴香40克、白芥子40克。

【适应证】适用于各种类型风湿病、类风湿病、湿痹、骨结核，症见四肢关节疼痛、麻木不仁，陈旧性外伤疼痛等。

【制用方法】共研细末，饭后30分钟温水送服，1日3次，每次5~10克。

验方四

【药物组成】川牛膝40条、续断60克、杜仲40克、秦艽30克、木瓜60克、桑枝40克、豹骨40克、海风藤30克、松节30克、上官桂30克、熟地黄50克、当归身60克、甘草10克、金毛狗脊50克。

【适应证】适用于因气血两虚所致各种类型风湿病、类风湿病、湿痹、骨结核，症见四肢关节疼痛、麻木不仁，关节肿大变形，陈旧性外伤疼痛，不能行走。

【制用方法】水煎服，饭后30分钟温水送服，1日3次，3日1剂。

验方五

【药物组成】桃仁18克、红花20克、赤芍30克、黄芪90克、酒炒地龙18克、川牛膝40条、石决明（先煎）60克、杜仲40克、土鳖虫30克、僵蚕60克、天麻20克、豹骨40克、豨莶草30克、钩藤（后

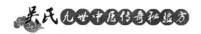

下）30 克、细辛 30 克、熟地黄 50 克、酒炒当归 60 克、全蝎 18 克、白花蛇（研末冲服）1 条、益母草 150 克。

【适应证】适用于因气血两虚（高血压）所致的中风偏瘫（半身不遂），各种类型风湿病、类风湿病、湿痹、骨结核，症见四肢关节疼痛、麻木不仁，关节肿大变形，陈旧性外伤疼痛，不能行走等。

【制用方法】水煎服，饭后 30 分钟温水送服，1 日 3 次，3 日 1 剂。

类风湿关节炎

验方一

【方名】吴氏风湿药酒。

【药物组成】制首乌 80 克、紫荆皮 55 克、钻地风 12 克、丹皮 50 克、续断（盐水炒）50 克、五加皮 50 克、虎骨 40 克、郁金 60 克、乌药 52 克、桑寄生 30 克、茯苓 45 克、川芎 50 克、元胡 55 克、全当归 75 克、肉桂 30 克、独活 35 克、防风 25 克、人参 70 克、制乳香 30 克、制没药 30 克、白花蛇 10 条、生莲子 50 克、桔梗 17 克、豨莶草 60 克、羌活 22 克、制草乌 30 克、制香附子 55 克、老君须 50 克、焦白术 45 克、牛膝 30 克、橘红 40 克、威灵仙 80 克、秦艽 45 克、松节 40 克、桂枝 25 克、透骨草 120 克、制川乌 30 克、鸡血藤 150 克、制白附子 50 克、麻黄 30 克、雷公藤 30 克、海风藤 60 克、木香 15 克、独一味 30 克、制马钱子 20 克。

【适应证】类风湿关节炎、风湿关节炎、肩周炎、坐骨神经痛、骨质增生、颈椎病等关节筋骨不利、酸痛、活动受限。

【制用方法】上药用好白酒 25 000 克，装入瓷罐内，煎 45 分钟，迅速埋入地下 3 米深，3 日后取出，每日服 3 次，每次 1 小杯，一般 7 日即愈，特别严重者也仅需 10~20 日。

验方二

【药物组成】炙川乌 15 克、全蝎（清水蝎，另研细末备用）10 克、人参 6 克、乌梢蛇（另研细末备用）15 克、甲珠（另研细末备用）15 克、土鳖虫（另研细末备用）10 克、白花蛇（另研细末备用）6 克、炙黄芪 15 克、蜈蚣（另研细末备用）3 条、地龙 12 克、鸡血藤 30 克、青风藤 30 克、秦艽 15 克、雷公藤 6 克、羌活 9 克、桂枝 15 克、酒炒白芍 20 克、当归 20 克、甘草 10 克、细辛 6 克、松节 8 克。

【适应证】类风湿病、风湿病，风湿虚寒，症见下雨、天气冷、遇风而全身或局部关节疼痛加剧，久不愈者。

【制用方法】除药末外，其他药物水煎取汁，以汁冲服所有药末，1 日 3 次，连服 30 日。

验方三

【药物组成】金银花 30 克、忍冬藤 30 克、蒲公英 30 克、黄柏 15 克、苍术 15 克、制南星 15 克、防己 20 克、桂枝 20 克、鸡矢藤 12 克、威灵仙 15 克、桃仁 15 克、红花 15 克、羌活 15 克、川芎 15 克、白芷 15 克、白芍 15 克、地龙 20 克、青风藤 30 克、全蝎 10 克、知母 15 克、生石膏（先煎）30 克、乌梢蛇 15 克。

【适应证】风湿热痹，症见遇热、行走、饮酒后关节局部红肿、发热。

【制用方法】水煎服，2 日 1 剂，1 日 3 次。

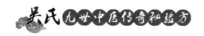

验方四

【药物组成】全蝎 10 克、乌梢蛇 15 克、牛膝 15 克、土鳖虫 10 克、黄芪 30 克、忍冬藤 30 克、细辛 17 克、雷公藤 3 克、当归 25 克、熟地黄 20 克、酒白芍 15 克、生白芍 15 克、石斛 20 克、甘草 15 克、杜仲 15 克、桂枝 15 克、川芎 15 克、防风 15 克、羌活 15 克、独活 15 克、寄生 15 克、透骨草 15 克、苍耳子 15 克、白毛藤 25 克。

【适应证】风、热、湿、寒痹，久治不愈，遇天气变化而关节疼痛加重，愈后复发者。

【制用方法】水煎服，2 日 1 剂，1 日 3 次。

验方五

【方名】吴氏天麻通圣丹。

【药物组成】全蝎（炒）50 克、羌活 50 克、杭白菊 50 克、野生天麻 50 克、防风 50 克、白花蛇（酒浸炙去皮）50 克、白芷 50 克、虎骨（醋炙）50 克、制白附子（炮制 9 次）75 克、肉桂 50 克、杜仲（盐水浸炒）50 克、山药（去皮炒）50 克、全当归（酒浸 1 夜）50 克、木香（醋炒）50 克、炙甘草 50 克、威灵仙 50 克、细辛 50 克、白芍（酒炒）50 克、秦艽（酒浸 1 夜）50 克、荆芥 50 克、两头尖 50 克、草薢（酒浸泡 1 夜）50 克。

【适应证】一切新旧风寒湿痹，症见关节变形、手足抖颤、腰腿酸软无力、步行艰难、精神疲倦、不思饮食、口眼㖞斜、痰涎壅盛、筋脉肌肉麻木、皮肤瘙痒、面肿头痛、耳鸣目眩等。

【制用方法】共研细末，每次服 10 克，温热水或白酒送服，1 日 3 次，一般 5 日即愈，严重者也不过 10 ~ 20 日。奇效经验方。

验方六

【药物组成】人参20克，细辛30克，制黑附子（先煎15分钟）20克，桂枝、白芍、知母、白术、防风各10克，豨莶草（酒炒）60克，甘草、麻黄各6克，生姜3片。

【适应证】一切新旧风寒湿痹，症见关节变形、手足抖颤、腰腿酸软无力、步行艰难、精神疲倦、不思饮食、口眼㖞斜、筋脉肌肉麻木、面肿头痛等。

【制用方法】水煎服，1日1剂，1日3次。

【加减变化】指关节肿痛变形者，加川芎60克；趾踝部肿痛变形严重者，加牛膝60克；游走不定者，加羌活30克、独活30克，重用防风；肿胀明显者，加薏苡仁120克；腰痛明显者，加续断60克、木瓜15克。

【特注】本方已临床应用140余年，对风湿性关节炎、类风湿性关节炎、坐骨神经痛属寒者具有神奇疗效，总有效率高达100％，治愈率98％以上，实为一大奇方。

坐骨神经痛

验方一

【药物组成】全当归25克、人参25克、白芍25克、草果仁25克、槟榔25克、山楂25克、钻地风25克、千年健25克、肉苁蓉25克、荆芥25克、防风25克、白术23克、云茯苓23克、木瓜35克、大伸筋35克、小伸筋35克、透骨草35克、海风藤35克、追风藤35克、寻风藤36克、川续断35克、制川乌35克、制草乌35克、夏天无

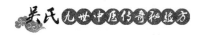

35 克、炒杜仲 36 克、川牛膝 35 克、马钱子（油炒黄煳色，去皮毛）35 克、麝香 10 克、鹿茸 25 克、虎骨 10 克、驼茸 18 克、刘寄奴 18 克、川芎 15 克、苍术 18 克、白花蛇 20 条。

【适应证】坐骨神经痛、麻痹、瘫痪等，久治不愈。

【制用方法】共研细末，用高粱酒 15 000 克煎 25 分钟，退火后密封 9 日。1 日服 2 ~ 3 次，每次 5 ~ 10 毫升。轻者 10 日，重者 20 ~ 30 日即愈。对风湿性关节炎、类风湿性关节炎、骨质增生也有特殊效果。

验方二

【药物组成】秦艽 15 克、独活 15 克、防风 15 克、桑寄生 15 克、白人参 15 克、怀牛膝 15 克、炒杜仲 15 克、甘草 15 克、透骨草 15 克、卷柏 15 克、七叶莲 35 克、生姜 3 片、川芎 13 克、茯苓 12 克、酒白芍 12 克、熟地黄 12 克、肉桂 10 克、细辛 5 克、当归 18 克、海风藤 17 克。

【适应证】坐骨神经痛、三叉神经痛、腰腿痛。

【制用方法】水煎服，1 日 1 剂，1 日 3 次。

骨质增生

验方一

【药物组成】麻黄 30 克、红花 16 克、闹羊花 20 克、当归 15 克、防风 10 克、木瓜 15 克、艾叶 9 克、伸筋草 31 克、透骨草 31 克、羌活 9 克、独活 9 克、杜仲 15 克、牛膝 12 克、桑枝 24 克、桂枝 15 克、苍术 12 克、苍耳子 9 克、细辛 30 克、干姜 24 克、木贼草 31 克、鸡矢藤 24 克。

【适应证】骨质增生、关节炎、半身不遂、脚后跟疼痛等。

【制用方法】上药水、酒各半煎沸，以蒸汽对准患部，蒸疗和外洗结合，每次 30~60 分钟，每日 1~2 次。

验方二

【方名】吴氏骨痨方。

【药物组成】龟板（先煎）30 克、鳖甲 30 克、虎骨 10 克、龙骨 120 克、地鳖虫 60 克、参三七 50 克、大力牛 35 克、雪莲花 30 克。

【适应证】主治骨质增生、骨瘤。

【制用方法】共研细末，以新鲜牛血调和如泥，阴干后密封，或装入胶囊。内服，每日 3 次，每次 3~5 克。

腰 痛

验方一

【药物组成】精制马钱子 150 克、麻黄 30 克、细辛 20 克、蛤蚧 1 对、僵蚕 20 克。

【适应证】一切久治不愈腰痛（尿毒症、肾衰竭者不可服）。

【制用方法】共研极细末，将药放入米酒内（甜酒），10 日后服用，每日 3 次，每次少许温服。有特效。

验方二

【药物组成】杜仲（盐炒）30 克、川续断 60 克、枸杞 15 克、金毛狗脊（酒炒，去毛）30 克、黑老虎 60 克、牛蒡根 30 克、锁阳 15 克、巴戟天 15 克、仙灵脾 30 克、肉苁蓉 20 克、仙茅 20 克、黄柏

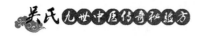

（酒炒）15 克、九香虫（研末冲服）15 克、制马钱子（研末冲服）3
克、人参 15 克、红花 60 克。

【适应证】一切久治不愈腰痛。

【制用方法】水煎服，2 日 1 剂，1 日 3 次。

腰腿痛

验方

【药物组成】桑寄生 80 克、伸筋草 30 克、酒炒牛膝 45 克、杜
仲 30 克、独活 30 克、炙川乌 15 克、木瓜 10 克、千年健 60 克、金毛
狗脊 60 克、续断 30 克、黑老虎 15 克、酒炒土鳖虫 15 克、鹿角片 15
克、鹿衔草 18 克、酒炒白芍 20 克、制马钱子（研末冲服）3 克、焦
三仙各 20 克、生姜 30 克、大枣 6 枚。

【适应证】腰椎间盘突出、腰椎骨质增生、腰椎管狭窄、坐
骨神经痛、膝关节骨质增生、股骨头坏死、强直性脊柱炎等所致
的腰腿痛，下肢麻木不仁或下肢无力。

【制用方法】水煎服，1 日 3 ~ 4 次，3 日 1 剂，连服 7 ~ 10
剂，饭后 30 分钟服用。特别严重者连服 15 ~ 20 剂。

麻木不仁、瘫痪

验方

【方名】吴氏起瘫丸。

【药物组成】豨莶草（酒炒 9 次）90 克、生黄芪 150 克、白蒺藜

（炒黄去刺）30克、熟地黄30克、天麻30克、大伸筋25克、甘草6克、当归30克、川芎25克、赤芍30克、生白芍15克、酒白芍15克、藏红花15克、桃仁18克、一枝蒿10克、地龙30克、鸡血藤30克、炒白术25克、山茱萸20克、红人参30克、天龙10克、地龙（酒炒）30克、蜈蚣80克、炙山甲20克、土贝母18克、白花蛇30克、黑蚂蚁30克。

【适应证】主治风、寒、湿、虚所致的肢体麻木不仁，关节僵硬变形，半身不遂，瘫痪。

【制用方法】共研细末，炼蜜为丸，每丸重15克，每次服1丸，每日3次。

风湿热

验方

【药物组成】当归15克、羌活15克、红花15克、桃仁15克、白术15克、没药（制）15克、苏木15克、乳香（制）15克、海马5条、白花蛇3条、黄连10克、全蝎10克、制水蛭10克、五味子30克、远志10克、生地黄10克、三七10克、黄芪50克、刘寄奴35克、甘草3克、半枝莲30克、忍冬藤60克、秦艽30克、鳖甲30克。

【适应证】全身关节流注走痛，四肢僵硬、麻木不仁，心脏病等。

【制用方法】共研细末，装入0号胶囊，每次服3~5粒，严重者5~10粒，每日3次。

【特注】本方临床应用50年，疗效极为显著。

脑震荡后遗症

验方

【药物组成】柴胡12克、川芎6克、红花9克、桃仁9克、当归15克、土鳖虫10克、牡丹皮10克、丹参10克、制半夏10克、天麻10克、赤芍10克、羚羊角（研末冲服）3克、杭白菊12克、泽兰15克、细辛9克、薄荷（后下）8克、蔓荆子30克、黄连5克、甘草5克。

【适应证】脑震荡、脑挫伤引起的头痛、头晕、恶心呕吐等症。

【制用方法】水煎服，1日1剂，1日3次。

【加减变化】头剧痛伴发热者，加钩藤（后下）30克、蝉蜕15克、黄芩15；健忘失眠者，加合欢皮15克、夜交藤30克、炒酸枣仁60克、龙眼肉15克；头晕甚者，加生牡蛎（先煎）20克、生龙骨（先煎）20克、防风15克；久治不愈者，加全蝎15克、蜈蚣10克、广三七12克（研末冲服）、人参15克。

【禁忌】禁食鸡肉、牛肉、羊肉、大蒜。

落　枕

验方

【药物组成】党参30克、葛根15克、黄芪30克、蔓荆子18克、黄柏8克、姜黄15克、川芎60克、红花10克、独活30克、白芍12克、升麻6克、炙甘草5克。

【适应证】严重落枕，颈部活动受限，颈、头胀痛。

【制用方法】水煎服，1日1剂，1日3次。

腓肠肌痉挛

验方

【药物组成】柴胡9克、黄芪30克、桑寄生18克、丹参15克、金银花60克、川红花10克、蒲公英30克、紫花地丁30克、三棱9克、莪术9克、制乳香9克、制没药9克、板蓝根30克、伸筋草60克。

【制用方法】水煎服，1日1剂，1日3次。

【禁忌】禁食一切辛燥食物。

肥大性脊柱炎

验方

【药物组成】威灵仙15克、全蝎10克、炮山甲10克、豨莶草30克、红茜草30克、川续断15克、毛姜15克、牛膝12克、乌梅10克、黄芪60克、金毛狗脊（去皮毛）50克、七叶莲21克、桑寄生30克、雪山莲花9克、透骨草60克、金银花60克、红花30克。

【适应证】腰痛，沿坐骨神经牵引下肢痛，转侧或俯仰困难，并伴头晕、耳鸣、下肢麻木无力等。

【制用方法】水煎温服，2日1剂，1日3次。

【禁忌】服药期间禁过性生活。

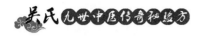

强直性脊柱炎

验方一

【方名】吴氏腰痛丸。

【药物组成】豹骨 50 克、黑蚂蚁 50 克、人参 60 克、炮山甲 50 克、全蝎 50 克、制水蛭 50 克、藏红花 100 克、川续断 60 克、制马钱子 30 克、一枝蒿 30 克、雪莲花 50 克、金毛狗脊（酒蒸、去皮毛）120 克、枸杞 60 克、黄芪 60 克、当归 50 克、炒山药 30 克、熟地黄 50 克、盐杜仲 75 克、山茱萸 75 克、甘草 30 克、丹参 40 克、制乳香 50 克、制没药 50 克、牛膝（酒炒）60 克、红景天 60 克、焦三仙各 50 克、砂仁 60 克、独活 60 克、桑寄生 60 克、桃仁 60 克、赤芍 100 克、两头尖 60 克、九香虫 60 克、元胡（醋炒）70 克、炒白术 50 克、黑老虎 80 克、海马 120 克、巴戟天 50 克、冬虫夏草 60 克、鹿茸 70 克、白马骨 70 克、雪里开 70 克、铁棒锤 10 克。

【适应证】强直性脊柱炎。腰痛，沿坐骨神经牵引下肢痛，转侧或俯仰困难，并伴头晕、耳鸣、下肢麻木无力。亦适用于风湿性关节炎、类风湿性关节炎、腰椎间盘突出、骨质增生、阳痿、早泄等。

【制用方法】共研细末，每日 3 次，每次 5 克（最大剂量 10 克），白开水送服。也可炼蜜做成丸药，每丸重 10 克，1 日 3 次，每次 1 丸。

【特注】临床运用本方治愈强直性脊柱炎患者 1 300 多例，有特效。

验方二

【药物组成】桑寄生 60 克、白花蛇（研末冲服）6 条、制川乌 30 克、两头尖（醋炒）30 克、鹿衔草 18 克、鹿角片 18 克、杜仲（青盐水炒去丝）60 克、全当归（酒炒）20 克、金毛狗脊（去皮毛，酒炒）30 克、细辛 60 克、制附子（先煎 15 分钟）120 克、路路通 30 克、人参 15 克、红花 60 克、砂仁（后下）12 克、焦三仙各 20 克、生姜 12 片、大枣 6 枚。

【适应证】适用于强直性脊柱炎、腰椎狭窄、骨质增生、风湿性关节炎、腰椎弯曲引起的腰腿痛等。

【制用方法】水煎服，1 日 1 剂，1 日 3 次。

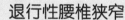

退行性腰椎狭窄

验方

【药物组成】豹骨（研末冲服）6 克、黄芪 80 克、丹参 21 克、鹿角片 18 克、紫参 20 克、炒杜仲 30 克、全当归 24 克、赤芍 10 克、地龙 10 克、苏木 10 克、泽兰 12 克、金毛狗脊（去皮毛）26 克、细辛 13 克、路路通 35 克、人参 10 克、红花 30 克。

【适应证】适用于退行性腰椎狭窄引起的腰腿痛、骨质增生、风湿性关节炎等。

【制用方法】水煎服，1 日 1 剂，1 日 3 次。

肋软骨炎

验方

【药物组成】瓜蒌皮 18 克、连翘 18 克、白芍 18 克、地骨皮 18 克、败酱草 18 克、老桑枝 30 克、老槐枝 30 克、丝瓜络 10 克、郁金 10 克、金铃子 10 克、元胡 20 克、金银花 30 克、红花 15 克、桔梗 15 克、炒枳壳 9 克、佛手 14 克。

【适应证】肋软骨炎，症见胸胁部肿胀疼痛，胸闷，深呼吸、咳嗽时加剧，局部隆起、压痛。

【制用方法】水煎服，1 日 1 剂，1 日 3 次。另以热药汁敷患处。

肱骨外上髁炎

验方

【药物组成】麻黄 8 克、白芥子 12 克、僵蚕 9 克、当归 21 克、丹参 25 克、透骨草 36 克、制白附子（先煎 40 分钟，去沫）10 克、制川乌 10 克、制草乌 10 克、制乳香 9 克、制没药 9 克、鸡血藤 30 克、白芍（酒炒）21 克、香附子（酒炒）15 克、元胡 12 克、桂枝 36 克、细辛 7 克、制山甲（先煎）10 克、黄芪 60 克、红花 20 克。

【适应证】俗称网球肘，症见肘关节外侧疼痛并向前臂外侧远方放射，握物无力，但痛处不红肿，活动基本正常。

【制用方法】水煎服，1 日 1 剂，1 日 3 次。另用药汁敷患处。

【加减变化】红肿热痛者，加丹皮 10 克、败酱草 30 克、金银花 60 克；久治不愈关节肿大变形者，加全蝎 15 克、乌梢蛇 30 克、土鳖虫 20 克。

股骨头骨骺无菌性坏死

验方

【药物组成】虎骨（研末冲服，可用狗骨代替）6 克、全当归（酒洗）30 克、毛姜（酒蒸）30 克、海马（研末冲服）30 克、元胡 12 克、陈皮 12 克、郁金 12 克、白芷 12 克、肉桂 12 克、续断 12 克、筋骨草 12 克、独活各 18 克、金毛狗脊（酒蒸）18 克、怀牛膝 6 克、鹿角片 6 克、威灵仙 12 克、黄芪 30 克。

【适应证】股骨头骨骺无菌性坏死，髋部疼痛。

【制用方法】水煎服，2 日 1 剂，1 日 3 次。

骨与关节结核

验方一

【药物组成】续断 15 克、菟丝子（酒蒸）15 克、黄连 15 克、毛姜 35 克、三七（研末冲服）10 克、白芥子 10 克、补骨脂（酒蒸）35 克、泽漆（醋炒）35 克、蜈蚣 5 条、甘草 9 克、透骨草 30 克。

【适应证】骨与关节结核。发病早期，脓肿尚未形成，患部肌肉疼痛、痉挛，腰膝酸软，耳鸣头昏，舌苔腻或黄腻，质红厚，脉沉细数。

【制用方法】水煎服，1 日 1 剂，1 日 3 次。

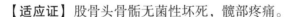

第六章 骨伤科

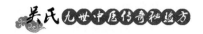

验方二

【药物组成】金银花 60 克、连翘 60 克、败酱草 30 克、黄连 20 克、黄柏 21 克、人参 20 克、生黄芪 30 克、炒白术 10 克、龙眼肉 10 克、泽漆 30 克、蜈蚣 3 条、甘草 9 克。

【适应证】气虚湿热型脊柱结核，脓肿已形成，或有瘘管，脓液质稀气秽，面色㿠白，倦怠无力，舌质红，苔薄白，脉细数无力。

【制用方法】水煎服，1 日 1 剂，1 日 3 次。

验方三

【药物组成】制马钱子 60 克、白芥子 60 克、制黑附片 60 克、炮山甲 60 克、土鳖虫 60 克、全蝎 60 克、青蒿 36 克、鳖甲 30 克、黄芪 150 克、知母（酒炒）50 克、黄连 46 克、鹿茸 12 克、生地黄 180 克、白花蛇 50 条、泽漆 100 克、人参 200 克、大蜈蚣 90 条、红花 80 克、金银花 270 克、紫花地丁 300 克、甘草 75 克。

【适应证】骨与关节结核。疾病后期久治不愈，脓口久不收口，脓液混浊，伴潮热盗汗，手足心灼热，关节肌肉萎缩，活动受限，形体瘦弱等。

【制用方法】共研细末，炼蜜为丸，每丸重 6 克，每次服 1 丸，1 日 3 次。

关节炎

验方

【药物组成】 甜酒、生姜、仙人掌（去皮刺）、独头蒜、生半夏、生南星各等分。

【适应证】 适用于踝、膝、腕、肘、肩关节炎，肿痛者。

【制用方法】 研末共捣烂如泥，外贴患处，每日更换 1 次。特效。

肩周炎

验方

【药物组成】 桑枝（酒炒）180 克、伸筋草 60 克、当归（酒炒）45 克、僵蚕（酒炒）30 克、羌活 30 克、独活 30 克、薏苡仁 60 克、制附子（先煎 15 分钟）60 克、忍冬藤 60 克、红花（酒炒）60 克、一枝蒿 15 克、白芍（酒炒）120 克、白术 15 克、焦三仙各 20 克、生姜 30 克、大枣 6 枚。

【适应证】 重症肩周炎，痛不可忍，屈伸不利，手臂麻木不仁。

【制用方法】 水煎，饭后 40 分钟温服，1 日 4 次，2 日 1 剂，连服 7～10 剂，特别严重者连服 10～20 剂。

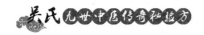

中风偏瘫

验方一

【方名】吴氏起瘫丸1号方。

【药物组成】白蒺藜（去刺，炒黄）500克、豨莶草（酒炒）500克、白术250克、人参120克、半夏（姜制）40克、黄芪2 500克、地龙（酒炒）150克、制南星60克、伸筋草175克、茯苓75克、炙甘草15克、制白附子（先煎15分钟）25克、陈皮15克、藏红花75克、细辛45克、全当归750克（酒炒）。

【适应证】中风偏瘫。半身不遂后遗症。

【制用方法】共研细末，炼蜜为丸，每丸重18克、每次服1丸，每日3次。

验方二

【方名】吴氏起瘫丸2号方。

【药物组成】豨莶草（酒浸炒）500克、白蒺藜（去刺、炒黄）500克、熟地黄500克、酒白芍250克、柴胡15克、天花粉75克、全当归350克、藏红花75克、细辛45克。

【适应证】中风偏瘫。半身不遂后遗症。

【制用方法】共研细末，炼蜜为丸，每丸重15克，每次服1丸，每日3次。

【加减变化】血压高，头晕脑胀，脑血管阻塞不通者，用菊花30克、毛冬青30克、钩藤（后下）30克、牛膝30克、草决明30克，煎水服药丸；语言不利，神志不清者，用莲子芯30克、连翘芯 30 克、石菖蒲 60 克、远志肉 20 克，煎水服药丸；上肢偏瘫者，用桂枝 60 克、桑枝 150 克，煎水服药丸；下肢偏瘫者，用牛膝 60 克、川续断 100 克、独活 30 克，煎水服药丸。

【特注】1 号方主治男人右偏瘫，女人左偏瘫；2 号方主治男人左偏瘫，女人右偏瘫。

痛 风

验方一

【方名】吴氏扫风镇痛汤。

【药物组成】当归（酒炒）25 克、赤芍（酒炒）13 克、苍术（3 岁以下童便浸泡 12 小时，阴干）15 克、熟地黄 15 克、萆薢 15 克、金毛狗脊（去皮毛）20 克、川芎 13 克、羌活 18 克、秦艽 18 克、独活 15 克、五加皮 20 克、黄连（姜制）15 克、全蝎 10 克、黄柏（酒炒）15 克、红花（酒炒）14 克、黄芩（酒炒）18 克、黄芪（酒炒）20 克、人参 20 克、牛膝（酒炒）18 克、杜仲（用小茴香 10 克煎汁，用此汁化青盐水，用盐水炒杜仲）50 克、甘草 12 克、灯芯 3 克、野桃树枝 7 枝（每枝长 5 厘米）。

【适应证】一切痛风，久治不愈。

【制用方法】水煎服，2 日 1 剂，1 日 3 次。

验方二

【方名】吴氏扫风镇痛丸。

【药物组成】全蝎 100 克、白花蛇 50 克、黄柏（酒炒）100 克、苍术（3 岁以下童便浸泡 12 小时，阴干）100 克、天南星（生姜汁制）100 克、桂枝 13 克、羌活 13 克、汉防己 25 克、白芷 25 克、桃仁 25

克、龙胆草（酒炒）50克、川芎50克、焦神曲50克。

【适应证】一切痛风，久治不愈。

【制用方法】共研细末，做成水丸，每丸重6克，1日3次，每次1丸。

【加减变化】变天下雨而疼痛加重者，加防风（酒炒）15克、天麻15克、升麻（酒炒）15克；午后夜里疼痛加重者，加升麻5克、丹皮7克；午前疼痛加重者，加连翘30克、沉香15克、竹茹15克、乳汁10克；疼痛特别严重者，重用羌活、红花、黄芩；湿热下注疼痛者，加牛膝30克。

【禁忌】禁酒、面食、鲤鱼、虾、羊肉、鹅肉、香菜、香椿菜。

【特注】本方为家传绝密方。痛风诊断秘诀：痛如割者为寒，肿满剜痛者为湿，痛无定处者为风。

验方三

【方名】吴氏止痛酒。

【药物组成】闹羊花30克、细辛30克、生川乌30克、生草乌30克、当归30克、生南星30克、生半夏30克、红花60克、樟脑50克、三七50克、生马钱子80克、生木鳖子（去壳）80克、蜈蚣80克、姜黄80克、羌活70克、杜仲70克、川牛膝70克、夏天无70克、祖师麻70克、生地黄70克、冰片150克、荜拨120克、由跋120克、雷公藤120克、一枝蒿120克、花椒80克、丁香70克、吴茱萸90克、肉桂90克。

【适应证】风湿关节炎、骨质增生、痛风、癌症疼痛。

【制用方法】取60度以上白酒25 000克，将上药共研细末泡入酒内，密封，7日后外用。涂擦、按摩疼痛处，1日1～3次。还可以用药泥外贴痛处。

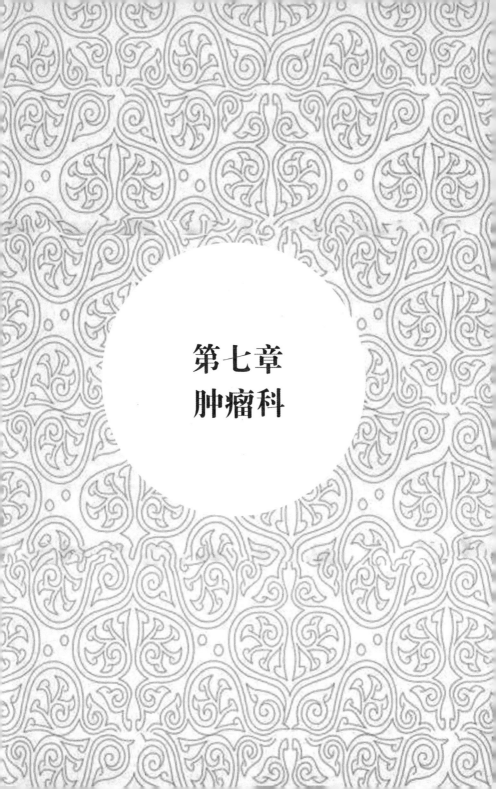

第七章
肿瘤科

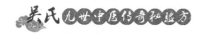
　　癌症是一种严重威胁人类健康的危重疾病，发病率高，死亡率高，西医治疗癌症通常以化疗、放疗、手术为主，但是治愈率极低。中医治疗癌症的历史悠久，最早用"癌"字为病名的图书是宋代东轩居士著的《卫济宝书》。中医治疗癌症有绝对优势，充分利用辨证论治体系，对证施治，没有创伤，没有明显毒副作用，在彻底治愈癌症、延长患者生命、提高生活质量、减轻病人痛苦、降低医疗成本、减轻病人医药费用等方面都有显著优势，而且疗效可靠，特别是在晚期癌症病人身上可充分得到体现。中医治疗癌症值得深入研究、总结经验、开发利用，对国家、社会、患者及其家庭都有益处。而患者自发现癌症后，尽早选择中医治疗，绝大多数是可以彻底治愈的。

　　笔者 30 年来临床接诊各类癌症患者 38 000 余例，经过多年潜心研究，在治疗癌症方面积累了一些经验，也成功治愈了一大批患者，相信本书介绍的这些验方能给临床工作者和广大患者带来福音。

子宫肌瘤

验方一

【**药物组成**】当归 9 克、赤芍 9 克、红花 60 克、牡蛎（先煎）30 克、山楂 30 克、郁金 30 克、七叶一枝花 15 克、白花蛇舌草 30 克、炒香附子 9 克、浙贝母 9 克、莪术 7 克、煅瓦楞子 30 克。

【**适应证**】年轻体壮、身体肥胖女性子宫肌瘤。

【**制用方法**】水煎服，1 日 1 剂，1 日 3 次。

验方二

【药物组成】柴胡 50 克、赤芍 15 克、桃仁 15 克、红花 35 克、白芍 15 克、制水蛭 150 克、桂枝 30 克、云茯苓 30 克、煅瓦楞子 30 克、泽泻 40 克、三棱 30 克、莪术 30 克、白花蛇舌草 250 克、石见穿 250 克、黄连 50 克、黄芪 150 克、七叶一枝花 150 克、枳壳 150 克、黄药子 45 克、八月柞 45 克、当归 75 克。

【适应证】子宫肌瘤。

【制用方法】共研细末，炼蜜为丸，每丸重 9 克，1 日 3 次，1 次 1 丸。

【加减变化】气虚者，加人参 60 克，重用黄芪；白带多者，加芡实 75 克、草薢 45 克。

验方三

【选穴】肾俞、关元、气海、中极、三阴交、内关、太溪、百会、足三里、阴陵泉、膀胱俞、太白、京骨。

【适应证】子宫肌瘤。

【方法】针刺疗法，平补平泻。

验方四

【药物组成】猪排骨 200 克、莪术 10 克、木瓜（去皮、子）200 克、大米 50 克、香米 50 克。

【适应证】子宫肌瘤。

【制用方法】先将排骨、莪术、木瓜煮熟，再放入大米、香米，将大米、香米煮烂后调入少量食盐，即可食用。

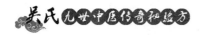

验方五

【药物组成】金银花、野菊花、葛花、鸡蛋花、槐米花、木棉花各 20 克，土茯苓、薏苡仁各 30 克，甘草 10 克，何首乌 6 克，女贞子 8 克。

【适应证】子宫肌瘤。

【制用方法】熬水当茶饮。

验方六

【药物组成】乌鸡肉 500 克、何首乌 60 克、枸杞 30 克、生地黄 30 克、女贞子 20 克、生姜 20 克。

【适应证】子宫肌瘤。

【制用方法】煮熟食肉喝汤。

验方七

【药物组成】仙鹤草 30 克、旱莲草 30 克、女贞子 30 克。

【适应证】子宫肌瘤。

【制用方法】沸水冲泡当茶饮。

鼻咽癌

鼻咽癌属于中医的鼻渊、脑漏、脑崩、脑砂等范畴。华佗《中藏经》说："肝气逆则头痛、耳聋、颊赤。"《医学入门》说："有流臭黄水者，甚则脑亦作痛，俗名脑砂，有虫食脑中。"《吴氏医方类编》说："鼻与咽相同于耳，鼻咽有变必应于耳，多为痰气阻滞。"《医宗金鉴》说："石疽生于颈项旁，坚硬如石色照常，肝郁凝结于经络，溃后法依瘰疬疮。"《难经》称为真头痛。《明医杂著》亦有记载。

本病早期多属肺热肝郁证，因肺开窍于鼻，肺气通于鼻，肺气不和则上焦热盛，迫血离经出现鼻衄。若气血凝滞、津液壅塞停结，则变生疮疽。瘀血不散，肝郁气逆，胆必受累，肝胆毒热，可移于脑，形成渊，又名脑崩、脑漏，出现头痛、耳聋。若痰火客于少阳经（三焦经、胆经）则凝结而成失荣、石疽。

验方一

【药物组成】芦苇笋 120 克、沙参 15 克、玉竹 15 克、九节茶 30 克、旋覆花（布包）12 克、代赭石 45 克、昆布 21 克、海藻 21 克、三棱 21 克、莪术 21 克、炙鳖甲（研末冲服）21 克、夏枯草 120 克、白花蛇舌草 120 克、白茅根 120 克、山豆根 30 克、半边莲 120 克。

【适应证】鼻咽癌。

【制用方法】水煎 3 次，将药汁合为一处，频频服饮。

验方二

【药物组成】鸭血 300 克、白鹅血 750 克、蜂蜜 250 克（备用）、冰片 50 克、麝香 10 克、白花蛇舌草 500 克、石见穿 500 克、贝母 300 克、制马钱子 175 克、硇砂 75 克。

【适应证】鼻咽癌。

【制用方法】上药共研极细末，与鸭血、白鹅血及蜂蜜和匀成丸如大豆大，含化服，每日数次。

验方三

【药物组成】紫草 30 克、冰片 30 克、麝香 3 克、牛黄 3 克、黄连6克、山豆根10克、珍珠3克、辰砂3克、凤凰衣3克。

【适应证】鼻咽癌。

【制用方法】共研极细末，吹于患处，可以少量服用。

验方四

【选穴】肺俞、风池、下关、上星、合谷、列缺、迎香、鼻通、印堂、内庭、少商。

【适应证】鼻咽癌。

【方法】针刺疗法，平补平泻。

验方五

【药物组成】雪梨1个、银耳30克、红枣10个、百合30克。

【适应证】鼻咽癌。

【制用方法】煮熟食之。

验方六

【药物组成】猕猴桃（去皮）6个、银耳30克。

【适应证】鼻咽癌。

【制用方法】煮熟食之。

验方七

【药物组成】海带30克、银耳30克、鸡蛋2个、灵芝10克、冰糖（兑化）10克。

【适应证】鼻咽癌。

【制用方法】煮熟食之。

恶性淋巴瘤（癌）

恶性淋巴瘤属于中医的石疽、阴疽、瘰疬、恶核、失荣等范畴。根据其病变部位不同而分成上、中、下三种，由表入里，侵犯全身。《医宗金鉴》记载："此疽生于颈项两旁，形如桃李，皮色如常，坚硬如石。""此证初小渐大，难消难溃，即溃难敛，皮顽之证也。""失荣证，生于耳之前后及肩项，其证初起，状如痰核，推之不动，坚硬如石，皮色如常，日渐长大。""日久难愈，形气渐衰，肌肉消瘦，愈溃愈硬，色现紫斑，腐烂浸淫，渗流血水，疮口开大，胬肉高突，形似翻花瘤证。古今虽有治法，终属败症。但不可弃而不治。"《外科正宗》说："失荣者，……其患多生肩之以上，初起微肿，皮色不变，日久渐大，坚硬如石，推之不移，按之不动，半载一年，方生隐痛，气血渐衰，形容瘦削，破烂紫斑，渗流血水，或肿翻如莲，秽气熏蒸，昼夜不歇，平生疙瘩，愈久愈大，越溃越坚，犯此俱为不治。"《外科全生集》说："阴毒之证，皮色皆同，然有肿有不肿，有痛有不痛，有坚硬难移，有柔软如绵，不可不为之辨……坚硬如核，初起不痛，乳岩瘰疬也，不痛而坚，形大如拳，恶核失荣也。……不痛而坚如金石，形如升斗，石疽也。……如其初起疼痛者易消，重按不痛而坚者，毒根深固，消之难速。""（石疽）初起如恶核，渐大如拳，……迟至大如升斗，乃如石硬不痛。""（恶核）与石疽初起相同，然其寒凝甚结，毒根最深。"《外科大成》说："疽之发于五脏，为里为阴，为冷为虚。""瘰疬，此由三焦肝胆怒火风热血燥而生，或肝肾二经风热亏损所致。"

以上论述的石疽、阴疽、瘰疬、恶核、失荣之病的病因是

"风热血燥"或"寒痰凝滞",其中"寒凝甚结,毒根最深";病机是"发于五脏,为里为阴""肝肾二经风热亏损所致,三焦、肝、胆三经怒火风热血燥而成";主症是"坚硬如石,难消难溃";发展是"日久难愈,行气渐衰,肌肉瘦削";预后是"愈久愈大,越溃越坚,犯此俱为不治",说明此病的发病根源与治疗难度及其预后善恶。

验方一

【药物组成】连翘 30 克、三棱 18 克、莪术 18 克、炙山甲片(研末冲服)10 克、山慈姑 15 克、黄芪 21 克、党参 15 克、生半夏 6 克、炒白术 12 克、玄参 15 克、九龙胆 9 克、夏枯草 20 克、当归 16 克、浙贝母 30 克、海浮石 50 克、制狼毒 10 克、陈皮 10 克、牡蛎(先煎)50 克、炙鳖甲(研末冲服)60 克、炙甘草 8 克。

【适应证】脾虚体弱,痰湿凝聚之恶性淋巴瘤,颈部淋巴结肿大,按之质硬无疼痛,面黄食少等。

【制用方法】水煎服,1 日 1 剂,1 日 3 次。

验方二

【药物组成】熟地黄 30 克、紫背天葵子 30 克、肉桂 4 克、麻黄 3 克、鹿角胶(兑服)15 克、白芥子 12 克、炮姜 6 克、玄参 12 克、土贝母 15 克、牡蛎(先煎)30 克、猫爪草 60 克、夏枯草 16 克、甘草 3 克。

【适应证】适用于颈项、耳下肿核或腋下硬结,不痛不痒,皮色不变,肿块推之可移动,坚硬如石,不发热,时有神疲乏力,面色不华,小便清冷,舌淡苔白,脉细沉等。

【制用方法】水煎服,1 日 1 剂,1 日 3 次。

【加减变化】偏气虚者，贝母、玄参用量减少，加黄芪 30 克、党参 21 克；偏血虚者，少用牡蛎、白芥子，加全当归 30 克、白芍 12 克、川芎 17 克；阴寒甚者，加制黑附片 30 克；腰腿酸软者，加炒杜仲 20 克、怀牛膝 20 克；饮食少者，加山楂 18 克，焦谷芽、麦芽各 15 克；睡眠不佳者，加酸枣仁（炒）25 克、龙齿 45 克。

验方三

【药物组成】川郁金 60 克、胆南星 12 克、生半夏 6 克、瓜蒌仁 10 克、夏枯草 28 克、生牡蛎（先煎）30 克、陈皮 10 克、杏仁 12 克、浙贝母 12 克、黄芩 10 克、枳实 10 克、半枝莲 50 克、土茯苓 60 克、猫爪草 60 克。

【适应证】适用于痰热互结，时有寒热，颈部有肿结而不红、不痛，质硬，大便干秘，小便黄，舌红苔黄，脉滑而数有力。

【制用方法】水煎服，1 日 1 剂，1 日 3 次。

【加减变化】热毒甚者，加连翘 25 克、金银花 60 克、白花蛇舌草 60 克；大便燥结者，加生大黄（后下）8 克、芒硝（另包化服）9 克；午后低热者，加银柴胡 15 克、青蒿 20 克、知母 12 克；痰核连续且多者，加海藻 20 克、黄药子 16 克、生鳖甲（先煎）30 克。

验方四

【药物组成】生蒲黄 12 克、五灵脂 15 克、苦桔梗 30 克、山楂 10 克、桃仁 10 克、红花 20 克、当归尾 21 克、川芎 6 克、生地黄 20 克、枳壳 10 克、制鳖甲（先煎）30 克、赤芍 60 克、郁金 60 克、山慈姑 15 克。

【适应证】适用于颈、腋、腹股沟等处肿核，质硬，局部固定性疼痛，少数伴肝脾肿大，舌质紫，边有瘀点，苔薄黄，脉弦而微数。

【制用方法】水煎服，1日1剂，1日3次。

【加减变化】痛甚者，加元胡 60 克、木香 15 克；腹部积块明显者，加三棱 15 克、莪术 15 克、丹参 30 克；大便带血者，加仙鹤草 60 克、地榆炭 50 克、三七（研末冲服）15 克。

验方五

【药物组成】炒白术 12 克、炒山药 30 克、生地黄 18 克、山茱萸 12 克、枸杞 15 克、云茯苓 15 克、牡丹皮 10 克、玄参 24 克、泽泻 10 克、菊花 10 克、牡蛎（先煎）18 克、制鳖甲（先煎）45 克、夏枯草 20 克、炙石斛 12 克。

【适应证】适用于痰核累累，坚硬无色，潮热盗汗，腰酸腿软，软肋痛，舌红，苔薄黄，脉弦细数。

【制用方法】水煎服，1日1剂，1日3次。

【加减变化】阴损伤阳者，加制乌附片 16 克、肉桂 8 克、巴戟天 12 克；大便干燥秘结者，加肉苁蓉 15 克、火麻仁（去壳）25 克；饮食差者，加焦山楂 30 克、神曲 15 克；睡眠差者，加炒酸枣仁 35 克、夜交藤 20 克；盗汗甚者，加浮小麦 10 克、五味子 22 克、麻黄根 10 克。

验方六

【药物组成】皂角刺 10 克、地丁 20 克、川贝母 12 克、黄药子 15 克、牡丹皮 10 克、山慈姑 10 克、炮甲珠 10 克、川郁金 30 克、海藻 15 克、昆布 15 克、白芥子 25 克、黄芪 60 克。

【适应证】适用于淋巴瘤。

【制用方法】水煎服，1 日 1 剂，1 日 3 次。

验方七

【药物组成】大玄参（酒蒸）25 克、连翘（酒炒）30 克、生半夏 6 克、七叶一枝花 30 克、猫爪草 15 克、僵蚕 20 克、土鳖虫 30 克。

【适应证】适用于淋巴瘤。

【制用方法】水煎服，1 日 1 剂，1 日 3 次。

验方八

【药物组成】孩儿茶 27 克、冰片 60 克、硇砂 50 克、木鳖子（去壳炒黄）120 克、马钱子 80 克、蓖麻子仁 18 克、蟾酥 24 克、黄柏 50 克、万年青（去皮刺）160 克、仙人掌（去皮刺）160 克、金果榄 50 克、重楼 50 克、轻粉 15 克、生大黄（鲜者佳）100 克、麝香 10 克。

【适应证】适用于淋巴瘤。

【制用方法】生鲜大黄捣烂如泥，余药共研细末，用陈年米醋将生大黄泥和药末调成糊状，外涂于患部，每日 2 ~ 4 次。

验方九

【选穴】天井、间使、关元俞、肩井、少海、阳辅、手三里。

【适应证】适用于淋巴瘤。

【方法】针刺疗法，平补平泻。

验方十

【药物组成】牛奶 300 克、燕麦片 50 克、枸杞 10 克。

【适应证】适用于淋巴瘤。

【制用方法】小火煮开 10 分钟即可食用。

验方十一

【药物组成】大米 100 克、枸杞 10 克、生麦芽 30 克、生山楂 15克、陈皮 5 克。

【适应证】适用于淋巴瘤。

【制用方法】煮粥食用。

肝 癌

　　肝癌属于中医的积聚、癥瘕、胁痛、痞块范畴。中医认为，肝居胁下，为足厥阴经所系，因肝与胆相表里，故足少阳胆经也循行于胁下。肝位于右，其气行于左。《医学入门》说："脾积胃脘稍右，曰痞气，言阳气为湿所蓄也，令人黄疸倦怠，饮食不为肌肤。"《诸病源候论》说："诊得肝积脉，弦而细。两胁下痛，邪走心下，足胫寒，胁下痛引小腹，男子积疝也，女子病淋也，身无膏泽，喜转筋，爪甲枯黑，春瘥秋剧，色青也。"又说："气、水、饮停滞，结聚成癖。因热气相搏，则郁蒸不散，故胁下满痛，而身发黄，名为癖黄。"《圣济总录》说："心间烦闷，腹中有块。痛如虫咬，吐逆喘粗。此是血黄。""如齿及鼻黑，发直者死。"对于肝脏肿块《圣济总录》也有描述："积气在腹中，久不瘥，牢固，推之不移者癥也，此由寒温失宜，饮食不节，致腑脏气虚弱，食饮不消，按之其状如杯盘牢结，久已，令人身瘦而腹大，至死不消。"由此可见，肝癌是因脏腑失调，正气虚弱，气滞血瘀，邪凝毒聚而成。

验方一

【药物组成】柴胡（醋炒）10克、生柴胡6克、生白芍9克、炒枳壳9克、香附子（酒、醋各半炒）24克、陈皮10克、炒川芎8克、生甘草5克、薏苡仁28克、炒白术9克、炒山药9克、生黄芪18克、云茯苓10克、金钗灵芝叶3克。

【适应证】胁肋胀闷不适，痛如刺或胀满，善太息，食少伴腹泻，可见胁下痞块，舌淡红，苔白微腻，脉弦。

【制用方法】共研细末冲服，每日3次，每次9克。也可水煎内服，1日1剂，1日3次。

【加减变化】气滞甚胁肋胀痛明显者，加郁金18克、元胡20克；食少消化不良，加炒麦芽30克；腹胀甚者，加厚朴9克。

验方二

【药物组成】元胡16克、五灵脂（醋炒）15克、石见穿15克、当归尾15克、川芎10克、桃仁15克、牡丹皮10克、赤芍10克、乌药10克、甘草15克、醋炒香附子8克、香附子（蜜糖炒）8克、生香附8克、红花15克、枳壳8克。

【适应证】适用于右胁下或脘腹部痞块巨大，痛处固定、拒按，痛引肩背，夜甚，脘腹胀满，食少乏力，大便不调等，舌紫暗有瘀斑点或瘀条状，脉弦涩。

【制用方法】水煎服，1日1剂，1日3次。

【加减变化】痞块巨大，气血痰热毒瘀者，加三棱10克、莪术15克、蚤休15克、白花蛇舌草30克；中气不足，脾虚泄泻者，加党参15克、炒白术10克、黄芪20克。

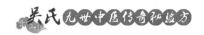

验方三

【药物组成】半枝莲60克、茵陈50克、垂盆草50克、金钱草60克、生大黄15克、栀子25克、龙胆草15克、黄芩10克、柴胡10克、白花蛇舌草50克、生地黄10克、车前草30克、泽泻10克、木通9克、虎杖15克、甘草3克、当归9克。

【适应证】适用于右胁痞块增大较快，且疼痛加重，口干苦，心烦易怒，身目泛黄，潮热，胸腹满闷，溲黄，大便干，舌红，苔黄腻，脉滑数或弦滑。

【制用方法】水煎服，1日1剂，1日3次。

【加减变化】本方伤胃、肝之阴，故不宜久服。如长期服用，务必将茵陈、栀子、大黄用量减半，再加生龟板（先煎）10克、生鳖甲（先煎）15克。胁肋刺痛甚者，加水红花子30克、厚朴15克、郁金30克。

验方四

【药物组成】全当归15克、半边莲15克、龙胆草15克、栀子15克、黄连10克、生大黄8克、黄柏10克、黄芩15克、车前草30克、芦荟15克、柴胡12克、青黛10克、木香6克、制鳖甲（先煎）30克、水红花子20克、川芎15克、半枝莲30克。

【适应证】适用于胁下痞块巨大，质硬，腹胀痛，按之如囊裹水，面黄或晦暗，小便短少，舌质暗淡或有瘀斑，苔白腻滑，脉沉濡。

【制用方法】水煎服，1日1剂，1日3次。

【加减变化】胁肋痛甚者，加元胡30克、青皮15克；小便短少者，加木通10克、车前子（布包）30克；病情重者，加商陆 15 克、甘遂（研末吞服）1 克；食少腹胀者，加炒山楂 9 克、炒鸡内金（研末冲服）9 克、炒麦芽 9 克、姜厚朴 30 克。

验方五

【药物组成】生地黄 45 克、沙参 15 克、半边莲 20 克、半枝莲 60 克、枸杞 30 克、麦冬 15 克、当归 15 克、川楝子（去皮、核）9 克、牡丹皮 10 克、水红花子 18 克、生龟板（先煎）10 克、生鳖甲（先煎）15 克、草蜈蚣 30 克。

【适应证】适用于胁肋疼痛，五心烦热，心悸少寐，头晕，食少，腹大如鼓，青筋暴露，甚者呕血、黑便等。舌红少苔，脉细而数。

【制用方法】水煎服，1 日 1 剂，1 日 3 次。

【加减变化】食少腹胀满，消化不良者，加焦三仙各 15 克、八月柞 30 克、厚朴 9 克、砂仁 30 克；痛甚，加元胡 25 克、郁金 20 克。

验方六

【药物组成】山甲草 30 克、百里香 20 克、翻天子 30 克、大蓟 20 克、百部 20 克、金钱草 30 克、满天星 30 克、龙须草 30 克、草蜈蚣 60 克、白花蛇舌草 60 克。

【适应证】适用于各型肝癌、肝硬化伴腹水。

【制用方法】以鲜品水煎，当茶饮，1 日数次。

验方七

【方名】吴氏救肝汤。

【药物组成】川郁金 60 克、草蜈蚣 50 克、乌骨藤 30 克、十大功

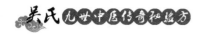

劳根 30 克、八月柞 30 克、龙葵 30 克、白花蛇舌草 120 克、救肝草 120
克、重楼 30 克、制水蛭（另包）50 克、牛樟芝 30 克、炙山甲片（另
包）30 克、全蝎 30 克、沙棘果 60 克、金果榄 60 克、三七（另包）60
克、血竭（另包）20 克、川贝母 20 克、壁虎（另包）20 克、牛黄（另
包）3 克、麝香（另包）1 克、九节茶 60 克、人参 6 克。

【适应证】适用于中晚期各型肝癌。

【制用方法】水煎 3 次，将药汁和匀分 12 次服，将另包的药
研末，在服药时吞服。并可共研细末，装入胶囊，每次服 6 粒，
大剂量 8～15 粒。

【加减变化】有腹水者，加泽泻 9 克、腹水草 30 克、车前子
（布包）60 克、大腹皮 30 克；胁下痛剧，加金玲子 3 克、元胡
30 克、白芍 12 克、制乳香 9 克、制没药 9 克、徐长卿 30 克；腹
胀食少者，加炒麦芽 18 克、炒神曲 12 克、大腹皮 20 克、砂仁
12 克、槟榔 15 克、厚朴 30 克；小便短少而黄者，加滑石（布
包）10 克、通草 10 克、白茅根 60 克。

验方八

【方名】吴氏救命阴阳散之阴丹方。

【药物组成】阴间草 775 克、白花蛇舌草 150 克、半枝莲 150
克、半边莲 150 克、仙鹤草 150 克、草蜈蚣 250 克、九节茶 150 克、
龙葵 150 克、牛黄 15 克、天龙 150 克、重楼 250 克、三七 120 克、麝
香 5 克、血竭 60 克、蜈蚣 50 条、制乳香 30 克、制没药 30 克、川贝
母 170 克、全蝎 50 克、女贞子 60 克、金钱草 200 克、土鳖虫 100 克、
黄连 120 克、山豆根 120 克、三棱 100 克、莪术 100 克、制水蛭 100
克、生大黄 50 克、孩儿茶 60 克、硼砂 80 克、冰片 50 克、雄黄 50
克、枯矾 30 克、露蜂房 50 克、郁金 185 克、炒僵蚕 90 克、炙马钱

子 60 克、蟾酥 35 克、当归 165 克、白芍 150 克、砂仁 100 克、硇砂 50 克、乌骨藤 120 克、十大功劳根 150 克、金果榄 120 克、沉香 60 克、草河车 125 克。

【适应证】适用于肝癌。

【制用方法】共研细末，装入 0 号胶囊，内服，每次服 3 粒，每日 3 次，并逐步增加剂量。若配合外贴肝区，服用阳丹，效果更佳。

验方九

【方名】吴氏救命阴阳散之阳丹方。

【药物组成】阳间草 250 克、人参 150 克、西洋参 150 克、鹿茸 50 克、紫河车 150 克、枸杞 150 克、柴胡 120 克、鸡内金 175 克、生龟板（先煎）上、下各 50 克、生鳖甲（先煎）125 克、太子参 185 克、麦冬 175 克、云茯苓 250 克、无花果 165 克、山茱萸 175 克、佛手 125 克、黄芪 200 克、海马 100 克。

【适应证】适用于肝癌。

【制用方法】共研细末，装入 0 号胶囊，内服，每次 5 ~ 10 粒，每日 3 次。配合阴丹效果互补。服用时间：0 点服阴丹，早晨 5 ~ 7 点服阳丹，中午 12 点服阴丹，下午 5 点服阳丹，夜 9 点服阴丹，如此反复循环。

验方十

【药物组成】荔枝肉 150 克、活蛇肉 300 克、草果仁 15 克、肉桂 3 克、半枝莲（布包）150 克。

【适应证】适用于肝癌。

【制用方法】上药加清水共煮，吃肉喝汤，1 日数次。

验方十一

【选穴】肝俞、胆俞、太冲、内关、外关、公孙、足三里。

【适应证】适用于肝癌。

【方法】针刺疗法，平补平泻。

验方十二

【药物组成】新鲜猕猴桃根 300 克、瘦猪肉 500 克。

【适应证】适用于肝癌。

【制用方法】炖熟吃肉喝汤。

验方十三

【药物组成】斑蝥 10 克、鸡蛋 6 枚。

【适应证】适用于肝癌。

【制用方法】先将斑蝥煮 10 分钟，再放入鸡蛋一起煮，将鸡蛋煮九成熟的时候将鸡蛋外壳敲裂，然后接着煮 1 分钟即可吃鸡蛋，1 次 1 枚。

验方十四

【药物组成】女贞子 10 克、白芍 30 克、薏苡仁 100 克、冬瓜 100 克。

【适应证】适用于肝癌。

【制用方法】先将女贞子、白芍水煎取汁，然后与薏苡仁、冬瓜同煮为粥，每日食用。

胃癌、食道（管）癌

　　胃癌属于中医的伏梁、胃脘痛、噎膈、胃反等的范畴。《素问》说："病有少腹盛，上下左右皆有根……病名曰伏梁。……裹大脓血，居肠胃之外，不可治，治之每切按之致死。……此下则因阴，必下脓血，上则迫胃脘，生膈，侠胃脘内痛，此久病也，难治。"又说："身体髀股胻皆肿，环脐而痛。"《难经》说："心之积，名曰伏梁，起脐上，大如臂，上至于心，久不愈，令人病烦心。"《济生方》说："伏梁之状，起于脐下，其大如臂，上至心下，犹梁之横架于胸膈者，是为心积……其病腹热面赤，咽干心烦，甚则吐血，令人食少肌瘦。"此外，《金匮要略》《本草纲目》《医宗金鉴》等都有记载。

　　食道癌属于中医的膈中、噎膈、食噎等范畴。《灵枢·邪气脏腑病形篇》说："脾脉……微急为膈中，食饮入而还出，后沃沫。"巢元方将噎分为气、忧、食、劳、思五噎，描述了气噎和食噎的症状；在《食噎候》一文中讲："此由脏气冷而不理，津液涩少而不能传行饮食，故饮食入，则噎塞不通……胸内痛不得喘息，食不下，是故噎也。"《千金方》说："食噎者，食无多少，唯胸中苦塞常痛，不得喘息。"《济生方》说："其为病也，令人胸膈痞闷，呕逆噎塞，妨碍饮食，胸痛彻背，或胁下支满，或心悸善忘，噎咽气不舒。"《诸病源候论》说："忧恚则气结，气结则不宣流，使噎。噎者，噎塞不通也。"《医门法律》说："滚酒从喉而入，日将上脘烧灼，渐有热腐之象，而生气不存，窄隘有加，只能饮水不能纳谷者有之，此所以多成膈证也。"还有部分医家将噎膈分为气膈、血膈、痰膈、火膈、食膈五种。噎膈病因

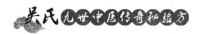

主要由忧思气结，酒色伤阴，饮食过于辛辣，纳食温度过高、过快、过急，忧愁思虑过度，情绪不调，日久阴伤精枯，气不行，血不运，久则必生噎膈。

验方一

【药物组成】柴胡 15 克、川芎 15 克、白芍 15 克、郁金 15 克、当归 15 克、无花果 20 克、砂仁（后下）15 克、茯苓 15 克、白花蛇舌草 30 克、生姜 10 克、代赭石（布包）20 克、旋覆花（布包）12 克、法半夏 18 克、甘草 6 克、乌梅 10 克。

【适应证】适用于胃脘痞满，时时作痛，串及两胁，嗳气频繁或进食发噎，苔薄白或薄黄，舌质红，脉弦。

【制用方法】水煎服，每日 1 剂，1 日 3 次。

【加减变化】便秘燥结，腑气不通者，加瓜蒌仁 15 克、郁李仁 10 克、火麻仁 30 克；口苦口干，胃脘痞胀伴灼热感，去当归、柴胡、生姜，加吴茱萸 6 克、黄连 10 克、黄芩 10 克；经加减后大便仍不畅通者，去半夏、茯苓、生姜，加生大黄（后下）12 克、芒硝 10 克（药汁内溶化）；若嗳腐吞酸，矢气臭，胃内停食者，加山楂 15 克、神曲 20 克、连翘 20 克、炒麦芽 16 克、厚朴 6 克、炒莱菔子（打碎）15 克。

验方二

【药物组成】生薏苡仁 60 克、黄芪 30 克、肉桂 3 克、砂仁（后下）12 克、草果仁 3 克、茯苓 15 克、白术 12 克、人参 12 克、甘草 6 克、陈皮 15 克、云芝 20 克、法半夏 15 克、炮姜 10 克、熟附子（先煎 15 分钟）15 克、吴茱萸 10 克。

【适应证】适用于胃脘急痛，绵绵不断，喜按喜暖，食生冷痛剧，进热食则舒，时呕清水，大便溏薄，或朝食暮吐，暮食朝吐，面色无华，神疲肢冷，舌淡而胖有齿痕，苔白滑润，脉沉细或沉缓。

【制用方法】水煎服，1日1剂，1日3次。

【加减变化】脾肾阳虚，便溏泄泻者，加山药12克、芡实12克、鸡内金（研末冲服）12克、孩儿茶12克、补骨脂12克、制肉豆蔻12克；脘胀嗳气，呕恶，苔白厚腻，寒湿内盛者，减人参量，加藿香20克、苍术10克、草果仁10克。

验方三

【药物组成】蚤休15克、金银花20克、白花蛇舌草35克、半边莲25克、沙参20克、知母15克、生地黄20克、玉竹20克、麦冬20克、西洋参12克、山药30克、石斛10克、甘草6克。

【适应证】胃痛日久，郁热伤阴而致胃脘嘈杂灼热，痞满吞酸，食后痛胀，口干喜冷饮，五心烦热，便结尿赤，舌苔黄糙，或剥苔，或无苔，舌质红绛，脉细数，

【制用方法】水煎服，1日1剂，1日3次。

【加减变化】呕吐恶心，唾吐痰涎兼痰气上逆者，去知母，加法半夏15克、黄连6克、白蔻10克；脘痛腹胀，气血不和者，加木香15克、大腹皮15克、元胡15克；大便秘结者，加生大黄（后下）10克。

验方四

【药物组成】草蜈蚣30克、铁树叶30克、土鳖虫12克、生地黄15克、元胡15克、乌药15克、红花10克、桃仁10克、莪术12克、半枝莲60克、生蒲黄10克、五灵脂10克、露蜂房15克、白花

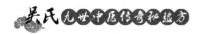

蛇舌草 60 克。

【适应证】脘痛剧烈或向后背放射，上腹肿块，肌肤甲错，眼眶暗黑，舌质暗紫或瘀斑，舌下脉络紫胀，脉弦涩。

【制用方法】水煎服，1日1剂，1日3次。

【加减变化】服药出现神疲乏力者，去莪术、土鳖虫，加黄芪 30 克、党参 20 克；服药泛恶纳减者，加神曲 15 克、藿香 12 克。

验方五

【药物组成】平盖灵芝 30 克、法半夏 20 克、白花蛇舌草 60 克、太子参 25 克、生薏苡仁 30 克、白术 12 克、陈皮 15 克、夏枯草 45 克、半边莲 35 克、草蜈蚣 30 克、薤白 15 克、枳实 15 克、海藻 30 克、浙贝母 12 克、茯苓 20 克。

【适应证】脘腹痞闷，呕吐痰涎，进食发噎不利，口淡纳呆，大便时溏时结，苔白厚腻，舌体胖大有齿痕，脉滑。

【制用方法】水煎服，1日1剂，1日3次。

【加减变化】气短乏力者，加黄芪 30 克、党参 15 克；呕恶频繁者，加生姜 12 克、藿香 15 克。

验方六

【药物组成】红参 10 克、白术 20 克、黄芪 30 克、阿胶（烊化）18 克、女贞子 15 克、甘草 9 克、当归 15 克、茯苓 12 克、白芍 15 克、白扁豆 15 克、川芎 15 克、熟地黄 15 克、无花果 30 克、云芝 30 克、藤梨根 30 克。

【适应证】神疲乏力，面色无华，气少懒言，动则气促、自汗，消瘦贫血，舌苔薄白，舌质淡白，舌边有齿痕，脉沉细无力或虚大无力。

【制用方法】水煎服，每日1剂，1日3次。

【加减变化】服药后脘腹发胀，减少熟地黄、黄芪用量，加法半夏12克、砂仁10克；服药后咽干、烦热者，加知母12克、麦冬15克、鳖甲（先煎）20克、玄参15克，以生地黄代熟地黄，去川芎，当归减量；畏寒肢冷者，加桂枝12克，重者，加制黑附子（先煎15分钟）12克；面浮肢肿，血浆白蛋白低者，加猪苓15克、泽泻20克、生姜9克，黄芪用量加至50~60克。

验方七

【药物组成】制黑附子（先煎15分钟）12克、党参30克、白术10克、法半夏12克、陈皮10克、草豆蔻7克、干姜6克、川芎6克、猪苓15克、补骨脂15克、白蔻6克。

【适应证】胃脘隐痛，喜温喜按，朝食暮吐，暮食朝吐，完谷不化，便溏，甚者滑脱不禁，小便不利，面浮足肿，苍白无华，畏寒喜暖，肢冷神疲，舌淡胖有齿痕，苔薄滑润，脉细。

【制用方法】水煎服，1日1剂，1日3次。

【加减变化】寒凝血瘀者，加鸡血藤10克、桃仁10克、红花10克、泽兰10克；寒凝气滞者，加乌药10克、木香10克；肾阳虚甚者，加肉苁蓉10克、杜仲15克；水湿内停者，加茯苓15克、泽泻15克、车前子（布包）18克；病情重甚者，加九节茶30克、白花蛇舌草30克、半枝莲90克。

验方八

【药物组成】栀子仁（姜汁炒）30克、沉香15克、五灵脂15克、丁香5克、生白术15克、炒白术15克、木香6克、砂仁（后

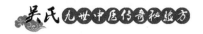

下）16 克、陈皮 10 克。

【适应证】胃脘胀痛，舌苔白，脉弦细等。

【制用方法】水煎服，1 日 1 剂，1 日 3 次温服。

验方九

【药物组成】怀牛膝 10 克、无花果 20 克、高丽参 20 克、丁香 6 克、沉香 9 克、柿蒂 15 克、元胡 30 克、白术 15 克、白蔻 15 克、茯苓 15 克。

【适应证】适用于初期食道癌、胃癌，症见饮食困难，食后呕吐、呃逆，胃痛，舌苔白腻，脉细数无力等。

【制用方法】水煎服，1 日 1 剂，1 日 3 次温服。

验方十

【药物组成】广木香 19 克、白蔻仁 25 克、佛手 12 克、白及 19 克、乌梅 19 克、紫硇砂 10 克、麝香 3 克、柿霜 30 克、玫瑰花 12 克、丁香 9 克、沉香 12 克、西洋参 9 克、硼砂 19 克、黄丹 6 克、雄黄 6 克、冰片 6 克。

【适应证】适用于初、中期食道癌、贲门癌、胃癌。

【制用方法】上药共研 300 目细末，炼蜜为丸，如绿豆大，每次 5～10 丸，每日 3 次，饭前开水服或含化。

验方十一

【方名】吴氏秘传开膈丸。

【药物组成】牛黄 5 克、火硝 15 克、蟾酥 5 克、硼砂 25 克、人参 30 克、青礞石 20 克、柿霜 60 克、丁香 5 克、麝香 3 克、狗宝 6 克、白豆蔻仁 30 克、沉香 15 克、白及 15 克、紫硇砂 20 克、朱砂 5

克、赤石脂（醋煅）5 克、冰片 5 克、松香 5 克、白花蛇舌草 50 克、七叶一枝花 50 克、血竭 15 克、麦冬 20 克、高丽参 50 克、黄连 30 克。

【适应证】食道癌、贲门癌、胃癌。

【制用方法】上药共研 300 目细末，炼蜜为丸，如梧子大，每次开水服或含化 5～20 丸，每日 3 次。

验方十二

【方名】吴氏家传救命丸。

【药物组成】人参 50 克、白术 25 克、沙参 25 克、茯苓 35 克、荷叶蒂 60 克、川贝母 30 克、丹参 45 克、郁金 75 克、白花蛇舌草 75 克、平盖灵芝 30 克、石见穿 150 克、三七 35 克、冰片 10 克、天龙 45 克、牛黄 5 克、硼砂 25 克、蜣螂 25 克、紫硇砂 20 克、麝香 5 克、天花粉 50 克、黄连 50 克、桃仁 45 克、藏红花 45 克、西瓜霜 30 克、柿霜 60 克、白毛藤 40 克。

【适应证】食道癌、贲门癌、胃癌及其他癌症。

【制用方法】上药共研 300 目细末，炼蜜为丸，如黄豆大，每次于饭前服 5～10 丸，含化也可，1 日 3 次。

验方十三

【药物组成】无花果 50 克、白花蛇舌草 60 克。

【适应证】适用于各种癌症。

【制用方法】煎水当茶饮。

验方十四

【药物组成】野猕猴桃根 50 克、向日葵杆心 150 克、白花蛇舌草 60 克。

【适应证】适用于食道癌、贲门癌、胃癌等。

【制用方法】煎水当茶饮。

验方十五

【药物组成】鲜韭菜叶（捣烂取汁）适量，冰片、明矾各少许。

【适应证】适用于食道癌、胃癌。

【制用方法】将冰片、明矾研细末后加入韭菜汁内，每日 3 次，每次 50～100 毫升。

验方十六

【选穴】脾俞、胃俞、足三里、太白、冲阳、合谷、膈俞、条口、丰隆、膻中、内关。

【适应证】适用于食道癌、胃癌。

【方法】针刺疗法，平补平泻。

验方十七

【药物组成】薏苡仁 100 克、冰糖 30 克。

【适应证】适用于食道癌、胃癌。

【制用方法】将薏苡仁煮化后加入冰糖，当茶水饮，每日数次。

验方十八

【药物组成】白扁豆 100 克、大米 200 克。

【适应证】适用于食道癌、胃癌。

【制用方法】煮化后当茶水饮，1 日数次。

验方十九

【药物组成】 紫茄 3 个、大蒜泥 30 克、香油少许、盐少许。

【适应证】 适用于食道癌、胃癌。

【制用方法】 将茄子切片，加上大蒜泥、香油、盐，隔水蒸熟食之。

验方二十

【药物组成】 黄花鱼 1 条（去脏器，约 250 克）、荜拨 3 克、砂仁 3 克、陈皮 3 克、白胡椒粉 3 克、干姜粉 1 克、香油少许。

【适应证】 适用于食道癌、胃癌。

【制用方法】 将荜拨、砂仁、陈皮、白胡椒粉、干姜粉研粗粉，加水煮汁，用汁炖黄花鱼至熟，加入盐、香油，再煮 5 分钟即可食用。

验方二十一

【药物组成】 香菇 50 克，青鱼（去脏器，约 300 克）1 条，香菜 30 克，紫菜 30 克，香油、盐、葱、生姜、蒜各适量。

【适应证】 适用于食道癌、胃癌。

【制用方法】 将香菇、青鱼煮熟，加入所有佐料，再煮 3 分钟，即可食用。

验方二十二

【药物组成】 海带 30 克、山药 100 克、大蒜 30 克。

【适应证】 适用于食道癌、胃癌。

【制用方法】 煮熟食之。

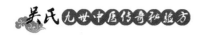

验方二十三

【药物组成】鸦胆子 30 克、桃仁 60 克、代赭石 120 克、鸡蛋 10 枚。

【适应证】适用于食道癌、胃癌。

【制用方法】先将 3 味中药熬取汁，用药汁煮鸡蛋，食鸡蛋，1 日 2 次，每次 1 枚。

肺 癌

肺癌是最常见的恶性肿瘤，发病率及死亡率位居癌症之首！肺癌属于中医的肺积、息贲、肺疽、肺痈、肺痿、肺花疮等范畴。《难经》说："肺之积，名曰息贲，在右胁下，覆大如杯，久不已，令人洒淅寒热，喘咳，发肺痈。"《济生方》《圣惠方》等亦均有记载。

肺癌分多种，由于发病部位及转移部位的不同，其阴阳、虚实、寒热也有所不同，故而用药也不同。因此，在临床辨证中必须精准无误，合理用药，才能取得好的疗效。如肺鳞癌、小细胞癌多属湿、热、火，用药当寒凉；肺腺癌多属寒湿气滞；骨转移多属血瘀夹热；肾上腺转移多为脏寒；肺癌转移到胸膜、心包多为阳虚；全身多处广泛转移多为气血阴阳两虚，元气亏损；淋巴结及胰腺转移者多为阴虚湿寒。

肺癌的主要病因病机是脾、肺、肾三脏虚损，风、寒、暑、湿、燥、火等外因乘虚侵入肺脏，日久不散，瘀毒化热，痰湿、血瘀阻络，导致痰蕴、血瘀、络阻、癌毒的形成，以致肺癌发生。肺癌的主要病因是：

1. 毒邪袭肺：自然界六淫（风、寒、暑、湿、燥、火）侵袭肺脏，肺气失司，气滞血瘀，瘀久化热，而成毒瘤。

2. 痰凝毒聚：脾、肺、肾功能失调，阳气不宣，水湿不化，津液不布，升降失常，凝结成痰，痰湿蕴结，着于肺经而成阴毒，结于体表而成瘰疬。

3. 阴阳失调：各种原因引起阴阳亏损、脾虚不运、肾气不足等脏腑病变，皆可导致肺气失调，气机不舒，血行不畅，留滞客邪而成肿瘤。

验方一

【方名】吴氏救肺汤。

【药物组成】炙黄芪15克、炙甘草30克、干姜30克、百合30克、蒸百部30克、防风9克、川贝母15克、还阳草30克、灵芝草15克、金银花25克、忍冬藤15克、桔梗18克、煅海浮石30克、煅青礞石60克、七叶一枝花30克、西洋参15克、金沸草15克、杏仁9克。

【适应证】肺癌、鼻咽癌、肺结核、肺气肿等。

【制用方法】水煎服，1日1剂，分5次温服。

验方二

【方名】吴氏救肺丹。

【药物组成】炙枇杷叶150克、蒸百部30克、还阳草150克、天冬50克、天花粉50克、杏仁50克、桔梗150克、西洋参100克、冬虫夏草75克、炙款冬花75克、炙紫菀75克、川贝母120克、麝香3克、炮山甲片50克、阿胶75克、七叶一枝花150克、金蝉花50克、仙鹤草150克、蛤蚧（去头足）10对，桃儿七90克、海马75克、牛黄 10 克、黄连 50 克、山豆根 75 克。

【适应证】肺癌、鼻咽癌、肺结核。

【制用方法】上药共研 300 目细末，以鲜藕、鲜梨、鲜萝卜、鲜鱼腥草、鲜荸荠各等分，捣烂取汁，入药末、蜂蜜，做成梧子大丸药，每次服 10 ~ 60 丸，或含化，每日 3 次。

【禁忌】大蒜、辣椒、韭菜、带鱼、牛羊肉、烟、酒等荤腥助热及辛燥刺激性食品。

验方三

【药物组成】白花蛇舌草 60 克、半枝莲 60 克、全蝎 18 克、蜈蚣 13 条、韩信草 60 克、鲜藕片 60 克、川贝母 30 克、鱼脑石 60 克、七叶一枝花 25 克、金银花 160 克、芦根 120 克。

【适应证】肺癌、鼻咽癌、肺结核。

【制用方法】水煎服，1 日 1 剂，分 5 次温服。

验方四

【药物组成】冬虫夏草 20 克、海马 15 克、七叶一枝花 60 克、金蝉花 60 克、川贝母 30 克、仙鹤草 60 克、还阳草 30 克、山豆根 30 克、牛黄 10 克、麝香 5 克。

【适应证】肺癌、鼻咽癌等。

【制用方法】共研细末，炼蜜为丸，每丸重 3 克，每日 3 次，每次 1 ~ 3 丸。

验方五

【药物组成】紫草 30 克、冰片 30 克、麝香 3 克、牛黄 3 克、黄连 6 克、山豆根 10 克、珍珠 3 克、辰砂 3 克、凤凰衣 3 克。

【适应证】肺癌、鼻咽癌等。

【制用方法】共研极细末，吹于患处，亦可以少量服用。

验方六

【选穴】肺俞、肾俞、脾俞、关元、气海、太渊、太白、丰隆、风池、下关、上星、合谷、列缺、迎香、鼻通、印堂、内庭、少商。

【适应证】肺癌。

【方法】针刺疗法，平补平泻。

验方七

【药物组成】冰糖（兑化）30 克、雪梨 1 个、杏仁 15 克、银杏仁 10 克。

【适应证】肺癌。

【制用方法】煮熟食之。

验方八

【药物组成】猪瘦肉 100 克、紫菜 30 克、新鲜鱼腥草 100 克、杏仁 10 克。

【适应证】肺癌。

【制用方法】煮熟食之。

验方九

【药物组成】冬虫夏草（研末冲服）20 克、老雄鸭半只、杏仁 10 克。

【适应证】肺癌。

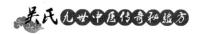

【制用方法】煮熟食之。

验方十

【药物组成】新鲜大白菜 300 克、猪肺 200 克、白萝卜 100 克、胡萝卜 100 克、大枣 10 个。

【适应证】肺癌。

【制用方法】煮熟食之。

验方十一

【药物组成】老南瓜 300 克、小米 100 克、新鲜百合 30 克。

【适应证】肺癌。

【制用方法】煮熟食之。

肠　癌

肠癌、肛门癌属于中医的积聚、锁肛痔、肠覃等范畴。《灵枢·水胀篇》说："肠覃何如？岐伯曰：寒气客于肠外，与卫气相搏，气不得荣，因有所系，癖而内着，恶气乃起，息肉乃生，其始生也，大如鸡卵。"本病多因久坐湿地，饮食不节，内痔、外痔、混合痔久治不愈并反复出血，久痢久泻而致脾虚失运，气机不调，湿热内生，下迫大肠，蕴毒为瘤。"邪之所凑，其气必虚"，正气不足，毒邪踞之，蕴结大肠，凝聚成积，热伤肠络，湿毒滞肠，下侵肛门，而成肠疽，里急后重，便中带血，并含黏液，积块增大，肛道狭窄而成锁肛痔，致使便难便细，大便变形，腹痛胀满，流脓便血，恶臭难闻。清阳不升，浊气不降，毒气不泄，阴阳失调，形体羸瘦，面色失华，青筋暴露，胸闷气短，神离气脱，阴阳离决，精气乃决。

验方一

【药物组成】白花蛇舌草60克、槐角12克、白头翁18克、马尾莲18克、山药30克、小米30克、薏苡仁36克、地榆18克、元胡30克、马齿苋50克、败酱草50克、苦参12克、全瓜蒌12克、土茯苓12克、龙葵120克、五倍子12克、孩儿茶12克、半枝莲150克、蜀阳泉50克。

【适应证】各种肠癌。

【制用方法】水煎服，每日1剂，1日3次。

验方二

【药物组成】翻白草120克、浙贝母25克、木鳖子（蒸熟去壳）15克、白头翁30克、朱砂10克、露蜂房20克、盘龙七30克、阿魏20克、鸡内金60克、重楼60克、制乳香20克、制没药20克、黄连25克、黄药子（肝病禁用）25克、甘草15克、白花蛇舌草120克、天仙藤35克、蟾蜍9克、三棱15克、莪术15克、禹余粮120克、石榴皮30克、桃仁30克、元胡45克、栀子仁（生姜汁炒）30克。

【适应证】各种肠癌，症见大便不畅，腹痛。

【制用方法】共研细末，炼蜜为丸，如大豆状，每次5～10粒，每日3次。

验方三

【选穴】脾俞、胃俞、足三里、太白、冲阳、合谷、百会、大肠俞、手三里、大椎、长强、膈俞、条口、丰隆、膻中、内关。

【适应证】各种肠癌。

【方法】针刺疗法，平补平泻。

验方四

【药物组成】丝瓜 200 克，洋葱 30 克，木耳 10 克，盐、香油各适量。

【适应证】各种肠癌。

【制用方法】煮熟食之。

验方五

【药物组成】芋头（去皮）100 克，山药 60 克，瘦猪肉 100 克，姜、香油、盐、葱各适量。

【适应证】各种肠癌。

【制用方法】小火炖熟后食之。

验方六

【药物组成】薏苡仁 100 克、冰糖 30 克。

【适应证】各种肠癌。

【制用方法】将薏苡仁煮烂后加入冰糖，当茶水饮，每日数次。

验方七

【药物组成】白扁豆 100 克、大米 200 克。

【适应证】各种肠癌。

【制用方法】煮化后当茶水饮，1 日数次。

验方八

【药物组成】紫茄 3 个，大蒜泥 30 克，香油、盐少许。

【适应证】各种肠癌。

【制用方法】将茄子切片，加上大蒜泥、香油、盐，隔水蒸熟食之。

验方九

【药物组成】黄花鱼（去脏器，约250克）1 条、荜拨 3 克、砂仁 3 克、陈皮 3 克、白胡椒 3 克、干姜 1 克、盐少许、香油少许。

【适应证】各种肠癌。

【制用方法】将荜拨、砂仁、陈皮、白胡椒粉、干姜研粗粉，加水煮汁，用汁炖黄花鱼至熟，加入盐、香油，再煮 5 分钟即可食用。

宫颈癌、阴道癌

中医将子宫称为女子胞、胞宫，把子宫颈称为胞门、子门。虽然称呼不同，但对宫颈癌病变的病因病机基本一致，认为病机属肝肾经络失调，受冲、任、督、带奇经影响。因督脉起于下极；任脉起于中极之下，循腹内上关元；冲脉起于气冲，挟脐上行；带脉起于季肋，约束诸经，对妇科疾病有密切关系。宫颈癌发病虽在局部，但与整体密切相关。《金匮要略·妇人杂病脉证并治》中说："妇人之病，因虚、积冷、结气，为诸经水断绝。至有历年，血寒积结胞门，寒伤经络，凝坚在上。呕吐涎唾，久成肺痈，形体损分。在中，盘结，绕脐寒疝，或两胁疼痛，与脏相连，或结热中，痛在关元。"又说："在下，未多，经候不匀，冷阴掣痛，少腹恶寒，或引腰脊，下根气街，气冲急痛，膝胫疼烦，奄忽眩冒，状如厥癫，或有郁惨，悲伤多嗔，此皆带下，非

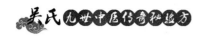

有鬼神。久则羸瘦，脉虚多寒，三十六病，千变万端。"从上述可以得知病因是正虚，病机是积冷、结气寒伤经络，经水断绝而致血寒积结胞门，病久不愈而引起"千变万端"。凝坚在上、中、下三焦部位不同而病变各异，可成肺痈，可成寒疝，或结热于中，痛在关元，但是"经候不匀""此皆带下""久则羸瘦"成恶病质状态。尽管"千变万端"，然而"此皆带下"为共有症状，说明带下是本病的主症，本病属于带下范畴。《备急千金要方·妇人方下》说："崩中漏下，赤白清黑，腐臭不可近，令人面黑无颜色，皮骨相连，月经失度，往来无常，小腹弦急，或苦绞痛，上至心，两胁肿胀，食不生肌肤，令人偏枯，气息乏少，腰背痛连胁，不能久立，每嗜卧困懒。"由此文可以看到这种恶臭的赤白带下、小腹弦急现象，就是宫颈癌晚期的局部症状。朱丹溪病案中曾描述一妇人："糟粕出前窍，溲尿出后窍，六脉皆沉涩""三月必死"。生动描述了宫颈癌晚期局部浸润的病变，宫颈前方穿透膀胱后壁形成阴道膀胱瘘；宫颈后方穿透直肠前壁形成阴道直肠瘘，膀胱与直肠通过阴道瘘前后相通，所以造成"糟粕出前窍"而"溲尿出后窍"的严重后果。"六脉皆沉涩"，说明脏腑衰竭，气血亏虚。

验方一

【药物组成】仙鹤草100克、草河车25克、旱莲草20克、淮山药20克、生地黄15克、半边莲60克、薏苡仁160克、元胡30克、七叶一枝花15克、知母9克、土茯苓120克、黄柏6克、莪术30克、白花蛇舌草60克、泽泻12克。

【适应证】宫颈癌、阴道癌。

【制用方法】水煎服，2日1剂，1日6~8次。

【加减变化】气虚者，加黄芪 15 克、人参 9 克；出血者，加三七粉（冲服）9 克、小蓟 45 克、血余炭 40 克、黄芩炭 20 克、棕芯炭 20 克、断血流 30 克；疼痛者，加续断 25 克、白术 12 克、金毛狗脊 12 克、桑寄生 25 克；黄带者，加土茯苓 20 克、蒲公英 15 克、苦参 10 克、瞿麦 10 克、黄柏 6 克；白带者，加薏苡仁 60 克、茯苓 21 克；大便秘结者，加瓜蒌 18 克、大黄 8 克；小便不畅或热者，加车前子（布包）60 克；食欲不振者，加谷芽 15 克、炒麦芽 15 克、山楂 12 克、鸡内金（研末冲服）12 克、神曲 12 克；血压高者，加怀牛膝 45 克、夏枯草 40 克、菊花 12 克、鬼针草 90 克。

验方二

【药物组成】三七 20 克、孩儿茶 9 克、重楼 15 克、乳香 7 克、没药 7 克、血竭 7 克、冰片 12 克、九龙丹 6 克、蛇床子 3 克、轻粉 6 克、麝香 3 克、硼砂 15 克、紫硇砂 30 克、砒石 10 克、黄连 15 克、蟾蜍 6 克、雄黄 8 克、明矾（另包）30 克。

【适应证】宫颈癌、阴道癌。

【制用方法】共研细末，将明矾用开水溶化，加入药粉，制成硬币大小药片，放于患处，每日换 1 次。

验方三

【选穴】肾俞、关元、气海、中极、三阴交、内关、太溪、百会、足三里、阴陵泉。

【适应证】宫颈癌、阴道癌。

【方法】针刺疗法，平补平泻。

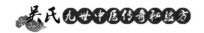

验方四

【药物组成】猪排骨 200 克，莪术 10 克，木瓜（去皮、子）200 克，大米、香米各 50 克，盐少许。

【适应证】宫颈癌、阴道癌。

【制用方法】先将排骨、莪术、木瓜煮熟，再放入大米、香米，将大米、香米煮烂后调入少量盐即可食用。

验方五

【药物组成】金银花、野菊花、葛花、鸡蛋花、槐米花、木棉花各 20 克，土茯苓、薏苡仁各 30 克，甘草 10 克，何首乌 6 克，女贞子 8 克。

【适应证】宫颈癌、阴道癌。

【制用方法】熬水当茶饮。

验方六

【药物组成】乌鸡肉 500 克、何首乌 60 克、枸杞 30 克、生地黄 30 克、女贞子 20 克、生姜 20 克。

【适应证】宫颈癌、阴道癌。

【制用方法】煮熟食肉喝汤。

喉癌

喉癌属于中医喉菌、喉瘤、喉痹、缠喉风、烂喉风等范畴。喉司呼吸，属于肺，为音之府。肝、肾经络循行所过。喉部疾患，影响发音和呼吸。《医宗金鉴》说："喉瘤郁热属肺经，多语损气相兼成，形如元眼红丝裹，或单或双喉旁生。"如因外邪侵入，多以风热为主，内因发热，以阴虚阳亢、痰火毒聚为主。

验方一

【药物组成】熊胆粉10克、牛黄5克、薄荷25克、山豆根25克、琥珀5克、青黛20克、冰片5克、硼砂8克、麝香3克、珍珠10克、血竭25克、孩儿茶15克、煅龙骨15克、煅五倍子15克、马勃60克、黄连12克。

【适应证】喉癌。

【制用方法】上药共研300目细末，吹入患处，1日数次。

验方二

【药物组成】白花蛇舌草60克、肿节风30克、威灵仙15克、山豆根15克、苦桔梗18克、马勃30克、薄荷（后下）18克、胖大海12克、香附子30克、射干12克、金银花60克、重楼15克、连翘30克、牛蒡子10克、僵蚕20克、当归10克、黄芪10克、紫花地丁30克。

【适应证】喉癌。

【制用方法】水煎服，1日1剂，1日3次。

验方三

【药物组成】肿节风120克、开喉剑30克、僵蚕30克、重楼20克、生地黄60克、山豆根30克、金银花120克、射干30克、川黄连30克、桔梗30克、麦冬20克、升麻20克、马勃50克、天竺黄20克、黄柏30克、黄芩30克、香附子60克。

【适应证】适用于喉癌早、中期，症见咽喉肿痛，口干舌燥，

咽喉干裂，饮水不能缓解，饮食受阻，声音嘶哑等。特效，为千金不传之方。

【制用方法】水煎服，1日5次，每次100～150毫升，饭后40分钟服用。

验方四

【药物组成】天然麝香10克、天竺黄30克、天然牛黄10克、川贝母30克、硼砂20克、孩儿茶20克、胆矾10克、人中白10克、煅胆南星20克、射干20克、马勃30克、山豆根30克、肿节风90克、熊胆粉15克、生石膏30克、冰片10克、犀角（可用羚羊角代替）10克、青黛20克、川黄连30克。

【适应证】适用于喉癌早、中、晚期，症见咽喉肿痛，口干舌燥，咽喉干裂，饮水不能缓解，饮食受阻，声音嘶哑等。亦可用于治疗舌癌、口腔癌、食道癌。为千金不传之方。

【制用方法】共研极细末（200目以上），每次取1～2克含化，或用吸管吹于咽喉肿大部位，1日6次。

验方五

【药物组成】斑蝥10克、草珊瑚50克、冰片50克、乳香30克、没药30克、全蝎30克、玄参30克、地龙30克、血竭30克、麝香3克、硼砂30克、七叶一枝花100克、人中白30克、黄连60克。

【适应证】适用于喉癌早、中期。

【制用方法】共研细末，用香油、醋调和如泥，外贴颈部，2～6小时1换，10日为1个疗程。

验方六

【药物组成】硼砂15克、明矾3克、火硝3克、黄柏3克、明腰黄 3 克、蒲黄 3 克、白芷 2 克、草珊瑚 15 克、冰片 3 克、薄荷 6 克、牛黄 3 克、甘草 2 克、七叶一枝花 6 克、黄连 3 克、犀角（可用羚羊角代替）3 克。

【适应证】适用于喉癌早、中期。

【制用方法】共研极细末（300 目以上最佳），每次取 0.1 克药粉，吹入喉中患处，1 日 3~6 次。

验方七

【选穴】肺俞、肝俞、肾俞、少商、尺泽、合谷、陷谷、关冲、太溪、照海、鱼际。

【适应证】适用于喉癌。

【方法】针刺疗法，平补平泻。

验方八

【药物组成】西瓜（去皮、子）800 克、西米（洗净，用水浸泡 1 小时）150 克、冰糖 20 克。

【适应证】适用于喉癌。

【制用方法】先将西米煮至透明，捞出，用清水漂洗 3 次，将胶质洗净，然后放入锅中煮熟至烂，加入西瓜、冰糖，小火再煮 3 分钟即可食之。

验方九

【药物组成】海带 100 克，滑子菇 50 克，苦瓜 50 克，鸡蛋 1 个，番茄 100 克，盐 3 克，香油、葱、胡椒粉、盐各少许。

【适应证】适用于喉癌。

【制用方法】将番茄洗净去皮、蒂，切块；鸡蛋打散；苦瓜洗净，切块；海带洗净，泡发剪断；滑子菇洗净。锅内加水煮沸，放入海带、滑子菇、番茄、苦瓜，炖 8 分钟，倒入鸡蛋液，撒入葱、胡椒粉，加入香油、盐，即可食用。

验方十

【药物组成】柴胡 20 克、郁金 60 克、赤芍 15 克、炒牛蒡子 9 克、射干 12 克、天竺黄 15 克、僵蚕 30 克、桔梗 30 克、连翘 35 克、当归 24 克、马勃 18 克、七叶一枝花 25 克、天花粉 15 克、威灵仙叶 30 克、灵芝草 30 克、还阳草 30 克。

【适应证】适用于喉癌。

【制用方法】水煎服，1 日 1 剂，1 日 5 次服。

验方十一

【方名】吴氏开喉丹。

【药物组成】天竺黄 30 克、朱砂 25 克、牛黄 10 克、雄黄 15 克、雌黄 15 克、山豆根 60 克、马勃 150 克、白胶香 18 克、生草乌 18 克、生南星 18 克、五灵脂 45 克、地龙 18 克、木鳖子仁 18 克、制乳没各 45 克、当归 45 克、硼砂 45 克、硇砂 12 克、麝香 15 克、冰片 30 克、蟾酥 30 克、黄连 60 克、薄荷叶 120 克、香墨炭 9 克、白花蛇舌草 175 克、川贝母 9 克、桔梗 90 克。

【适应证】适用于喉癌。

【制用方法】共研极细末，糯米粉打糊做成玉米大丸，含化，每次 1 丸，每日 3～5 次。

上颌窦癌

上颌窦癌属于中医的颧疔、颧疽、鼻渊、鼻衄、龈漏等范畴，古人认为是一种难治的恶症。

验方一

【药物组成】黄连 15 克、黄芩 20 克、黄柏 20 克、栀子 20 克、生地黄 25 克、丹皮 38 克、丹参 40 克、生石膏（先煎）60 克、升麻 12 克、山豆根 24 克、骨碎补 22 克、苍耳子 12 克、白芷 15 克、野葡萄根 30 克、七叶一枝花 20 克、金银花 60 克、地骨皮 60 克。

【适应证】适用于早期上颌窦癌。

【制用方法】水煎服，2 日 1 剂，1 日 4 次。

验方二

【药物组成】金银花 90 克、土茯苓 120 克、连翘 60 克、天花粉 30 克、人参 20 克、土贝母 30 克、茜草 20 克、黄芪 60 克、苍耳子 15 克、露蜂房 20 克、山慈姑 20 克、粉葛根 15 克、当归 15 克、白术 15 克、羚羊角粉（另包冲服）15 克、牛黄（兑服）2 克。

【适应证】适用于中、晚期上颌窦癌。

【制用方法】水煎服，2 日 1 剂，1 日 4 次。

验方三

【选穴】肺俞、胃俞、脾俞、肝俞、外关、风池、太溪、行间、合谷、颊车、内庭、下关、印堂、足三里。

【适应证】上颌窦癌。

【方法】针刺疗法，平补平泻。

验方四

【药物组成】银耳30克、雪梨1个、冰糖（兑化）10克。

【适应证】上颌窦癌。

【制用方法】煮熟食之。

验方五

【药物组成】金银花50克、蒲公英30克、冰糖10克。

【适应证】上颌窦癌。

【制用方法】金银花、蒲公英熬水后加冰糖当茶饮，或漱口。

唇 癌

唇癌属于中医茧唇范畴。《寿世保元》说："盖燥则干，热则裂，风则肿，寒则揭。若唇肿起白皮，皱裂如蚕茧，名茧唇。"中医认为，本病属阳明经证，因过食煎炒炙煿，又兼思虑暴急，痰随火行，留驻于唇，初结似豆、渐大若蚕茧，乃由脾火结聚而成。

验方一

【药物组成】蜈蚣6条、全蝎15克、僵蚕20克、黄连18克、生石膏（先煎）30克、生地黄20克、丹皮20克、升麻12克、防风10克、栀子9克、半枝莲60克、甘草10克。

【适应证】适用于中、晚期唇癌患者。

【制用方法】水煎服，1日1剂，1日4次。

验方二

【药物组成】麝香 3 克、牛黄 12 克、密陀僧 12 克、赤芍 12 克、当归 9 克、乳香 6 克、没药 6 克、赤石脂 6 克、苦参 9 克、百草霜 30 克、桐油 10 克、香油 50 克、血竭 12 克、孩儿茶 20 克、大黄 30 克、朱砂 6 克、轻粉 6 克、蟾酥 3 克、雄黄 6 克、冰片 20 克。

【适应证】适用于中、晚期唇癌患者。

【制用方法】共研极细末，用桐油、香油调和成膏贴之，1 日 1 换。

验方三

【选穴】脾俞、胃俞、足三里、合谷、太白、太溪。

【适应证】唇癌。

【方法】针刺疗法，平补平泻。

验方四

【药物组成】猴头菇 50 克、乌梅 30 克、冰糖（兑化）30 克。

【适应证】唇癌。

【制用方法】煮熟食之。

验方五

【药物组成】蒲公英 50 克、金银花 50 克、冰糖（兑化）10 克、甘草 10 克。

【适应证】唇癌。

【制用方法】熬水漱口。

舌 癌

舌癌属于中医舌菌范畴。《疡科心得集》说："其证最恶，初如豆，后如菌，头大蒂小，又名舌菌。疼痛红烂无皮，朝轻暮重，……若失于调治，以致焮肿，突如泛莲，或状如鸡冠，舌本短缩，不能伸舒言语，时漏臭涎。再因怒气上冲，忽然崩裂，血出不止，久久烂延牙龈，即各牙岩。甚则颌肿结核，坚硬时痛，皮色如常，顶一点，色暗不红，破后时流臭水，腐如乱绵，其证虽破，坚硬肿痛，仍前不退，此为绵溃，甚至透穿舌腮，汤水漏出。"由此可见其症之恶。舌为心之苗，心开窍于舌，故舌病多与心脏有关。心脉系于舌根，肝脉络于舌本，脾脉络于舌旁，肾之津液出于舌下，故治疗本病当以心、肝、脾、肾为主，突出心脏。

验方一

【药物组成】犀角（研末冲服。可用羚羊角18克代替）6克、石斛30克、远志15克、生地黄20克、淡竹叶10克、天竺黄10克、木通10克、甘草10克、黄连10克、丹皮20克、山豆根30克、草河车30克、石菖蒲18克、丹参30克、栀子12克、蒲公英30克、紫花地丁30克、郁金15克、藤梨根60克、白花蛇舌草30克。

【适应证】适用于中、晚期舌癌患者。

【制用方法】水煎服，2日1剂，1日4次。

验方二

【药物组成】紫硇砂12克、人中白20克、麝香3克、黄连12

克、五倍子 10 克、雄黄 6 克、乳香 6 克、郁金 6 克、白蔹 8 克、瓦
上青苔 30 克、白及 30 克、青鸡屎 10 克、瓦松 9 克、冰片 10 克、牛
黄 6 克。

【适应证】适用于中、晚期舌癌。

【制用方法】共研极细末，用香油调和外敷患处。

验方三

【选穴】心俞、肝俞、肾俞、脾俞、印堂、人中、少商。

【适应证】舌癌。

【方法】针刺疗法，平补平泻。

验方四

【药物组成】苦瓜 100 克、海带 50 克、香油 30 克、食盐 3 克。

【适应证】舌癌。

【制用方法】煮熟食之。

验方五

【药物组成】西瓜皮 100 克、冰糖（兑化）30 克、苦瓜 50 克。

【适应证】舌癌。

【制用方法】煮熟食之。

验方六

【药物组成】蒲公英 50 克、金银花 50 克、明矾（后下）10 克。

【适应证】舌癌。

【制用方法】熬水漱口，1 日数次。

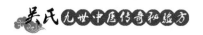

喉瘤（喉乳头状瘤等良性肿瘤）

验方

【药物组成】柴胡 15 克、马勃 15 克、当归 10 克、白芍 10 克、白术 10 克、茯苓 10 克、丹皮 12 克、栀子 12 克、甘草 6 克、薄荷（后下）18 克、桔梗 30 克、黄芩 12 克、浙贝母 15 克、麦冬 9 克、炒牛蒡子 9 克、连翘 30 克、赤芍 9 克、制大黄（后下）9 克、海藻 9 克、昆布 9 克、广郁金 30 克、蒲公英 30 克、蚤休 18 克、石见穿 36 克。

【适应证】喉瘤。

【制用方法】水煎服，1 日 1 剂，分 3 次服或频服。

【外治】参考喉息肉方。

失荣（颈项恶性肿瘤）

验方

【方名】吴氏消核汤。

【药物组成】浙贝母 15 克、海浮石 50 克、桃儿七 30 克、郁金 60 克、姜黄 6 克、柴胡 15 克、橘红 14 克、青皮 14 克、厚朴 14 克、山慈姑 20 克、鸡内金（研末冲服）30 克、栀子 9 克、三棱 9 克、莪术 9 克、牡蛎（先煎）18 克、炮山甲（研末冲服）24 克、乌药 9 克、白花蛇舌草 60 克、白芥子 24 克（去皮）、狼毒 20 克、黄芪 10 克、丹皮 12 克、九龙胆 15 克、夏枯草 30 克。

【适应证】 失荣。

【制用方法】 水煎服，1日1剂，1日3~5次。

可配合外治法。以吴氏开喉丹用水化后外贴，并含服之。

乳腺癌

乳腺癌属于中医的乳石痈、乳岩、妒乳、奶乳等范畴。《诸病源候论》描述乳石痈时说："石痈之状，微强不甚大，不赤微痛热。"乳中隐核，不痛不痒。""肿结皮强，如牛领之皮。""但结核如石。"陈自明《妇人良方大全》描述乳痈与乳岩时说："若初起，内结小核，或如鳌、棋子，不赤不痛，积之岁月渐大，巉岩崩破如熟石榴，或内溃深洞，此属肝脾郁怒，气血亏损，名曰乳岩。"此为阴证，最难治矣。窦汉卿《疮疡经验全书》对乳腺癌的病因和预后进行了论述："乳岩乃阴极阳衰，虚阳积而与，血无阳安能散，故此血渗于心经，即生此疾。""若未破可疗，已破难治，捻之内如石岩，故名之，早治得生，迟则内溃肉烂见五脏而死。"朱丹溪在《格致条论》中说："忧怒抑郁，朝夕积累，脾气消沮，肝气横逆，遂成隐核，如大棋子，不痛不痒，数十年后方可疮陷，名曰乳岩，以疮形似岩穴也，不可治矣。"陈实功在《外科正宗》中说："经络痞涩，聚结成核，初如豆大，渐如棋子，半年一年，二载三载，不痛不痒，渐渐而大，始生疼痛，痛则无解。日后肿如堆粟，或如覆碗，色紫气秽，渐渐溃烂，深者如岩穴，凸者若泛莲，疼痛连心，出血则臭，其时五脏俱衰，四大不救，名曰乳岩。凡犯此者，百人百必死。"吴杖仙在《吴氏医方类编》中说："乳病属胃络肝，初起治宜清胃解毒、解郁散结、通窍除烦；中期治宜补养气血、平肝行滞；晚期治宜当大补气血、通调五脏、温阳散寒、收敛顺气。"给出了治疗大法。以上论述可见，中医对于乳腺癌的病因病机、辨证论治、预后等早就有了广泛认识，比西医早了数百年。

验方一

【药物组成】当归尾（酒炒）18 克、皂角刺 20 克、赤芍 30 克、重楼 20 克、蒲公英 30 克、柴胡 15 克、炒枳壳 10 克、香附子 30 克、茯苓 12 克、桔梗 60 克、壁虎 30 克、红豆杉 10 克、喜树叶 20 克、荔枝核 10 克、橘核 10 克、山慈姑 20 克、紫花地丁 30 克、金银花 120 克、连翘 60 克、制鳖甲（先煎）90 克、狼毒 6 克。

【适应证】乳腺癌有红肿疼痛者。

【制用方法】水煎服，1 日 1 剂，1 日 4 次。

【加减变化】肿块明显者，加三棱 15 克、莪术 15 克、红花 30 克、桃仁 15 克；淋巴结转移者，加山慈姑 15 克、猫爪草 15 克、海藻 30 克；肝转移者，加白芍 15 克、半枝莲 90 克、金果榄 15 克；肺转移者，加黄芪 60 克、山海螺 30 克、海浮石 50 克、蟾皮 10 克、白英 30 克；骨转移者，加制鳖甲（先煎）60 克、制龟板（先煎）60 克、补骨脂 30 克、土鳖虫 15 克、骨碎补 30 克；脑转移者，加蜈蚣 6 条、僵蚕 30 克、地龙 20 克、全蝎 15 克、天麻 10 克、钩藤（后下）20 克。

验方二

【药物组成】黄芪 60 克、瓜蒌 15 克、桔梗 30 克、金银花 120 克、连翘 60 克、重楼 30 克、当归 30 克、制没药 15 克、皂角刺 30 克、䗪虫 10 克、牡蛎（先煎）30 克、炮山甲（研末冲服）15 克、夏枯草 30 克、白花蛇（研末冲服）3 条、黄连 10 克、元胡 15 克、薏苡

仁 50 克、紫花地丁 30 克、蒲公英 20 克、浙贝母 30 克、雪里开 20
克、僵蚕 20 克。

【适应证】乳腺癌晚期或已经手术但复发、转移、疼痛难
忍者。

【制用方法】水煎服，2 日 1 剂，1 日 4 次。

【加减变化】胸水，加葶苈子 15 克、冬瓜皮 20 克、赤小豆
10 克、泽漆 20 克、车前子（布包）15 克；咳嗽痰多，加川贝母
15 克、海浮石 50 克、杏仁 15 克、炙款冬花 20 克；高烧，加羚
羊角粉（冲服）12 克、生石膏（先煎）60 克、玄参 30 克；气短
乏力，加人参 15 克、冬虫夏草（研末冲服）6 克。

验方三

【药物组成】牛黄 10 克、麝香 6 克、黄连 10 克、砒石 6 克、黄
柏 10 克、冰片 30 克、炉甘石 10 克、三七 15 克、白及 10 克、雄黄 6
克、朱砂 6 克、孩儿茶 10 克、血竭 6 克、硼砂 10 克、蟾酥 10 克、珍
珠母 10 克、人指甲（烧灰存性）10 克、金银花 10 克。

【适应证】乳腺癌溃烂流脓，久不收口，疼痛难忍。

【制用方法】上药共研 300 目细末，用苦胆汁调和，外贴患
处，也可用茶水清洗溃烂伤口后，将药粉直接撒在患处，1 日
1 换。

验方四

【选穴】肝俞、脾俞、胃俞、心俞、乳根、肩井、膻中、三
阴交、少泽、足三里、合谷、内关、期门、梁丘、曲池。

【适应证】乳腺癌。

【方法】针刺疗法，平补平泻。

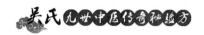

验方五

【药物组成】银耳 20 克，莲子 20 克，牡蛎肉 100 克，生姜（去皮）、香油、盐各适量。

【适应证】乳腺癌。

【制用方法】将食材一起放入锅内，加适量清水，煮熟后加入姜、油、盐，再煮 3 分钟即可食之。

验方六

【药物组成】甲鱼（去肠杂，洗净切块）1 只、当归 10 克、白花蛇舌草 30 克、佛手 10 克、半边莲 20 克、大枣（去核）20 枚。

【适应证】乳腺癌。

【制用方法】将当归、白花蛇舌草、佛手、半边莲、大枣用水浓煎 1 次（60 分钟），取汁 300 毫升，用药汁将甲鱼炖熟，吃肉喝汤。

验方七

【药物组成】大米 100 克，芋头 100 克，瘦猪肉 100 克，土豆 100 克，葱、料酒、香油、胡椒粉、盐各少许。

【适应证】乳腺癌。

【制用方法】将大米、芋头、瘦猪肉、土豆煮成稀粥后调入佐料，再煮 3 分钟即可食用。

脑瘤

颅内肿瘤属于中医的头痛、眩晕、脑鸣、脑胀、头风等范畴。脑为髓海，诸阳之会，脏腑清阳之气皆会于脑，其位高而属阳，有余或不足，内因七情或外因风邪火气皆能致脑病变而影响全身。内脏虚弱，清气不升或风寒侵袭，阳气郁滞，皆能出现虚寒病变，有虚有实，虚实夹杂，治疗较难，预后多不良。

验方一

【药物组成】炒川芎 60 克、土茯苓 30 克、菊花 20 克、地龙（酒炒）30 克、熟地黄 30 克、砂仁（后下）12 克、山茱萸 45 克、牡丹皮 18 克、泽泻 10 克、野黄芪 60 克、夏枯草 20 克、壁虎 30 克、蜈蚣 10 条、僵蚕 20 克、全蝎 15 克、红花 30 克、当归 15 克、土鳖虫（酒炒）15 克、钩藤（后下）30 克、陈皮 10 克、姜半夏 15 克、焦三仙各 20 克。

【适应证】各种脑瘤。

【制用方法】水煎服，2 日 1 剂，1 日 4 次。

【加减变化】肺转移，加知母 15 克、卷柏 30 克、重楼 20 克、川贝母 15 克、海浮石 50 克、百合 30 克、白英 60 克；肝转移，加半枝莲 90 克、白芍 30 克、沙棘果 30 克；骨转移，加补骨脂 30 克、制黑附子（先煎 15 分钟）30 克、白芥子 30 克、麻黄 10 克、土鳖虫 20 克、制龟板（先煎）30 克、制鳖甲（先煎）30 克、骨碎补 30 克。

验方二

【药物组成】麝香 6 克、明天麻 30 克、生地黄 30 克、白芍 30

克、重楼 60 克、天冬 36 克、羌活 28 克、牛黄 12 克、制马钱子 18 克、枸杞 30 克、菊花 38 克、制没药 30 克、骨碎补 30 克、制乳香 30 克、三七粉 38 克、煅磁石 30 克、僵蚕 60 克、熟酒曲 30 克、冰片 20 克、鱼脑石 60 克、牛膝 38 克、珍珠母 30 克、炮山甲 30 克、蜈蚣 30 条、薄荷脑 20 克、夜关门 60 克、代赭石 30 克、全蝎 38 克、法半夏 45 克。

【适应证】各种脑瘤。

【制用方法】共研细末，1 日 3 次，1 次 5～10 克，饭后 30 分钟服用。可装入胶囊或做成丸药。用以下药物煎水送服药粉或丸药：

珍珠母（先煎）60 克、灵芝 60 克、夏枯草 30 克、白花蛇舌草 60 克、半枝莲 120 克、钩藤（后下）15 克。水煎取汁，用此汁送服验方二药粉或胶囊、丸药。

【特注】以上验方成功治愈过 19 例脑癌患者，另有 20 余例皆长期带癌高质量生存 3～10 年以上。本方有安全可靠、疗效显著的优点。

验方三

【选穴】百会、通天、行间、上星、头维、合谷、后顶、天柱、昆仑、风池、足三里、脾俞、肝俞、气海、悬颅、内关、丰隆。

【适应证】各种脑瘤。

【方法】针刺疗法，平补平泻。

验方四

【药物组成】蜈蚣 30 条、益母草 300 克、红花 60 克、鸡蛋

20 枚。

【适应证】各种脑瘤。

【制用方法】先将蜈蚣、益母草、红花熬水，用此水将鸡蛋煮熟食之。1 日 3 次，每次吃 2 枚鸡蛋。

骨癌、骨髓瘤、骨肉瘤

骨癌、骨髓瘤、骨肉癌属于中医的痿痹、肾痨、肾虚、劳损、头痛、眩晕等范畴。头为人体最高部位，脏腑清阳之气上行于头，手、足三阳经脉均会于头，主一身之阳的督脉亦达巅顶，所以称为"诸阳之会"。因其位高而属阳，所以血虚、风邪和火气最容易引起头痛。所谓火性炎上，巅顶之上唯风可到，清气不升，血虚不充，阳气郁滞、毒邪聚留引起头痛，肝肾血虚，久虚生风，导致肝风内动，肝阳上亢，而致头痛、眩晕。脑为髓海，有余不足都能影响全身，如肿瘤破坏颅骨等部位，大多是毒邪侵犯肾经，肾主骨，骨生髓，髓通于海。肿瘤气滞血瘀，经络不通，肾气虚衰，寒湿毒邪循膀胱经而犯肾经，侵袭督脉，毒邪凝滞，经脉受阻，运行不畅，蕴结成瘤，阻遏督脉，脊痛腰痛；肝肾同源，肾阴虚，肝阳亢，必生头痛、眩晕。而毒邪泛滥，并无止境，深串入里，留驻肾经，腐骨伤髓，以致血亏，诸症丛生，出现骨骼疼痛、牵引串痛、偏瘫、截瘫、抽搐、痉挛、胁下痞块、发烧紫癜、贫血出血等恶象。

验方一

【药物组成】寻骨风（醋制）10 克、制鳖甲（先煎）30 克、乌骨藤 60 克、制龟板（先煎）30 克、熟地黄 60 克、山茱萸 30 克、土

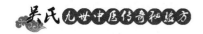

茯苓 30 克、守宫 30 克、全蝎 15 克、蜈蚣 6 条、藏红花 30 克、黄芪 30 克、骨碎补 60 克、补骨脂 30 克、砂仁（后下）15 克、麻黄 10 克、人参 30 克、盐杜仲 30 克、白芥子 15 克、土鳖虫 15 克、制黑附子（先煎 15 分钟）30 克。

【适应证】骨癌、骨髓瘤、骨肉瘤。

【制用方法】水煎服，2 日 1 剂，1 日 4 次。

【加减变化】疼痛甚者，加制川乌 30 克、制草乌 30 克、酒大黄 15 克、鼠妇虫 60 克、制粟壳 15 克；红肿明显者，加重楼 20 克、天花粉 20 克、夏枯草 20 克、金银花 60 克、桃儿七 15 克；部位在上肢者，加桑枝 120 克、桂枝 30 克；部位在胸者，加桔梗 30 克、姜黄 20 克；部位在脊柱者，加金毛狗脊 60 克、续断 60 克；部位在下肢者，加牛膝 30 克、鹿茸 15 克、独活 60 克。

验方二

【选穴】肾俞、大椎、肩井、委中、委阳、曲池、足三里、阳陵泉、阴陵泉、血海、气海。

【适应证】骨癌、骨髓瘤、骨肉瘤。

【方法】针刺疗法，平补平泻。

验方三

【药物组成】白屈菜 60 克、蜈蚣 20 条、鸡蛋 20 枚。

【适应证】骨癌、骨髓瘤、骨肉瘤。

【制用方法】先将白屈菜、蜈蚣熬水，再将鸡蛋放入药水里煮熟，食用鸡蛋，1 次吃 2 枚鸡蛋，1 日 2~3 次。

验方四

【药物组成】蕲蛇 30 克、全蝎 20 克、蜈蚣 20 条、鸡蛋 20 枚。

【适应证】骨癌、骨髓瘤、骨肉瘤。

【制用方法】将前 3 味中药熬水取汁，用药汁将鸡蛋煮熟食之，1 日 2 ~ 3 次，每次吃 2 枚鸡蛋。

肾 癌

肾癌属于中医的尿血（血淋）、腰痛、癥积、肾岩等范畴。《素问》说："胞移热于膀胱，则隆，溺血"，少阴"涩则病积溲血"。又说："腰者肾之府，转摇不能肾将惫矣。"《金匮要略》说："热在下焦者，则尿血，亦令淋秘不通。""肾着之病……腰以下冷痛，腹重如带五千钱。"《诸病源候论》说："血淋者，是热之甚盛者，则尿血，谓之血淋。"《医学入门》曰："溺血乃心移热于小肠。"《类证治裁》说："痛属火盛，不痛属虚。"《丹溪心法》说："腰痛为肾虚、瘀血、湿热、痰积。"《证治汇补》说："唯补肾为先，而后随邪之所见者以施治，标急则治标，本急则治本，初痛宜疏邪滞、理经隧。久痛宜补真元、养血气。"由上可见，肾癌多由肾虚所致。肾为水火之脏，主司阴阳，脾肾阳虚，气化失司，水湿停滞，日久化毒，耗伤肾之阴精，痰湿瘀毒缠绵不化，蕴蓄水道，发为肾癌。

验方一

【药物组成】半边莲 120 克、仙鹤草 120 克、猫须草 60 克、荠荠菜 60 克、茯苓 15 克、紫金藤 30 克、山药 20 克、十大功劳根 30 克、土茯苓 60 克、熟地黄 30 克、山茱萸 60 克、丹皮 15 克、泽泻 15 克、蜈蚣 6 条、人参 20 克、黄芪 30 克、壁虎 30 克、石韦（去毛）20 克。

【适应证】肾癌。

【制用方法】水煎服，1日1剂，1日6次。

【加减变化】尿少、尿蛋白高、血尿、肾功能不正常者，加白茅根60克、三七粉（冲服）15克、海金砂15克、小蓟30克、琥珀（研末冲服）12克、玉米须30克；肾虚，腰酸腿软者，加杜仲30克、枸杞10克、桑寄生30克；血瘀，肌肤甲错，周身串痛者，加全蝎10克、三棱10克、莪术10克、红花15克、桃仁15克；尿频者，加海马（研末冲服）6克、桑螵蛸60克。

验方二

【选穴】肾俞、膀胱俞、脾俞、太溪、京骨、太白。

【适应证】肾癌。

【方法】针刺疗法，平补平泻。

验方三

【药物组成】黑米100克、无花果20克、核桃肉30克、红枣肉20克、大米30克、枸杞10克、红糖10克。

【适应证】肾癌。

【制用方法】煮粥食用。

验方四

【药物组成】荠荠菜50克、枸杞10克、香油少许。

【适应证】肾癌。

【制用方法】煮熟食之。

验方五

【药物组成】猪肾1具、枸杞30克、核桃20克。

【适应证】肾癌。

【制用方法】蒸熟食之。

甲状腺癌

甲状腺癌属于中医的颈间生瘤、瘿瘤、瘿走黄等范畴。陈无择在《三因极一病证方论》（简称《三因方》）中说："坚硬不可移者，名曰石瘿；皮色不变者，名曰肉瘿；筋脉露结者，名曰筋瘿；赤脉交结者，名曰血瘿；随忧愁消长者，名曰气瘿。五瘿皆不可妄决，破则脓血崩溃，多致夭枉。"《外科正宗》《医宗金鉴》等皆有对瘿瘤的症状描述，治疗方法众多。其发病原因与肝、脾、肺、心有关，与痰、火、湿、气、郁、忧愁等有直接关系。古人分为"五瘿六瘤"来辨证治疗。此病不论善恶，皆不可手术治疗！

验方一

【药物组成】麦冬 120 克、生半夏 3 克、生地黄 30 克、生南星 3 克、沙参 30 克、当归 12 克、枸杞 10 克、僵蚕 15 克、浙贝母 20 克、海浮石 50 克、夏枯草 30 克、炒川楝子 10 克、黄芪 30 克、女贞子 20 克、薏苡仁 60 克、白英 60 克、龙葵 60 克、蜈蚣 3 条、全蝎 15 克、红花 30 克。

【适应证】甲状腺癌。

【制用方法】水煎服，2 日 1 剂，1 日 4 次。

【加减变化】晚期病人气虚明显者，加人参 20 克，重用黄芪；发热不退者，加金银花 60 克、羚羊角粉（冲服）9 克、青蒿 20 克、知母 30 克、玄参 30 克、生石膏（先煎）60 克；肿块明

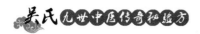

显者，加桃仁 20 克、土贝母 20 克、制鳖甲（先煎）60 克、牡蛎
（先煎）30 克；不思饮食者，加焦三仙各 30 克、炒谷芽 15 克、
砂仁 15 克。

验方二

【选穴】肝俞、心俞、肺俞、脾俞、大肠俞、三焦俞、足三
里、合谷、天容、神门、大迎、少海。

【适应证】甲状腺癌。

【方法】针刺疗法，平补平泻。

验方三

【药物组成】大米 100 克、海带丝 60 克、黄豆（黑豆也可）50
克、葱 8 克、盐 3 克。

【适应证】甲状腺癌。

【制用方法】先将黄豆浸泡 6 小时；大米洗净浸泡 30 分钟；
海带丝洗净。将清水烧开，先放入海带丝、黄豆，煮七成熟后再
放入大米，小火煮熟后放入葱、盐即可食用。

黑色素瘤

黑色素瘤属于中医的血滞、脱疽、历痈、血疔等病的范畴。
皮肤所生黑痣、红痣、青痣，全身皆可见，小者如黍，大者如
豆，比皮肤高起一线，有自幼而生，有中年而生，系由孙络之血
凝滞而成，无甚痛苦。恶性黑痣属脱疽、历痈、血疔之类病变。
《灵枢》说："发于足旁，名曰历痈，其状不大，初如小指，发，
急治之，去其黑者；不消辄益，不治，百日死。发于足趾，名曰

脱疽，其状赤黑，死不治；不赤黑，不死。治之不衰，急斩之，不则死矣。"《外科正宗》说："脱疽之发，脱者落也，疽者黑腐也。……多生手足。发在筋骨，初生如粟，色似枣形，渐开渐大，筋骨伶丁，乌乌黑黑，痛割伤心，残残败败，污气吞人，延至踝骨，性命将倾。……古人有法，截割可生。"由此可见，古人对于黑色素瘤的认识和预后已经有了丰富的经验，并认为此病难治，预后不良，与现代医学关于黑色素瘤的临床表现、鉴别诊断和治疗原则相符合。

验方一

【药物组成】熟地黄 200 克、土茯苓 30 克、牡丹皮 15 克、栀子（姜制）15 克、当归（酒炒）12 克、白芍 20 克、茯苓 40 克、白术 16 克、仙鹤草 60 克、旱莲草 30 克、女贞子 30 克、茜草 30 克、甘草 10 克、薏苡仁 60 克、䗪虫 10 克、蜈蚣 6 条、乌梢蛇 20 克、白花蛇（研末冲服）3 克、薄荷（后下）9 克、焦三仙各 15 克。

【适应证】黑色素瘤。

【加减变化】伤口血流不止者，加三七粉（冲服）15 克、白茅根 60 克、地榆炭 30 克、血余炭 15 克；疼痛明显者，加制乳香 10 克、元胡 30 克、血竭（研末冲服）6 克。

【制用方法】水煎服，1 日 1 剂，1 日 4 次。

验方二

【选穴】脾俞、肺俞、阴陵泉、足三里、大椎、外关、血海。

【适应证】黑色素瘤。

【方法】针刺疗法，平补平泻。

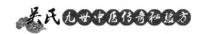

验方三

【药物组成】金银花60克、黄花10克、甘草10克。

【适应证】黑色素瘤。

【制用方法】沸水冲泡当茶饮。

验方四

【药物组成】石花10克、蒲公英10克、野菊花5克。

【适应证】黑色素瘤。

【制用方法】沸水冲泡当茶饮。

验方五

【药物组成】农吉利10克、蜈蚣20条、金银花200克、生大黄10克、苦参30克、鸡蛋20枚。

【适应证】黑色素瘤。

【制用方法】将前5味中药熬取浓汁，用药汁将鸡蛋煮熟，食用鸡蛋，每次2枚，1日2次。

验方六

【药物组成】珍珠粉30克、松花粉60克。

【适应证】黑色素瘤。

【制用方法】每日3次，每次5克，温开水送服。

验方七

【药物组成】血见愁10克、仙鹤草20克、冰糖（兑化）30克。

【适应证】黑色素瘤。

【制用方法】沸水冲泡当茶饮。

卵巢癌

卵巢癌属于中医的癥瘕、积聚、癥积、肠蕈等范畴。《灵枢》说："寒气客于肠外，与卫气相搏，气不得荣，因有所系，癖而内著，恶气乃起，息肉乃生。其始生也，大如鸡卵，稍以益大，至其成，如杯子之状。久者离岁，按之则坚，推之则移，月事以时下，此其候也。"《景岳全书》说："瘀血留滞作癥，唯妇人有之，其证则或由经期，或由产后，凡内伤生冷，或外受风寒，或恚怒伤肝，气逆而血留，或忧思伤脾，气虚而血滞，或积劳积弱，气弱而不行，总由血动之时，余血未净，而一有所逆，则留滞日积而渐成癥矣。"《医宗必读》说："积之成也，正气不足，而后邪气踞之。"《医学心悟》说："积者，推之不移，成于五脏，多属血病；聚者，推之则移，成于六腑，多属气病。"由此可以得知，此病的病因病机是脏腑虚损，正气先伤，七情郁结，木旺克土，水湿内聚，蕴而成积，毒邪瘀阻，痰湿互结所致。

验方一

【药物组成】白花蛇舌草 60 克、半边莲 60 克、炒枳实 15 克、厚朴 12 克、䗪虫 10 克、全蝎 10 克、蜈蚣 6 条、人参 20 克、白芍 10 克、白术 10 克、茯苓 15 克、元胡 30 克、红花 30 克、黄芪 30 克、甘草 6 克、仙鹤草 60 克、土茯苓 30 克、陈皮 10 克、姜半夏 14 克、薏苡仁 90 克。

【适应证】卵巢癌。

【制用方法】水煎服，1 日 1 剂，1 日 3 次。

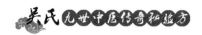

验方二

【选穴】肾俞、膀胱俞、脾俞、太溪、内关、足三里、京骨、太白、三阴交、中极、阴陵泉、关元。

【适应证】卵巢癌。

【方法】针刺疗法，平补平泻。

验方三

【药物组成】猪排骨200克，莪术10克，木瓜（去皮、子）200克，大米、香米各50克。

【适应证】卵巢癌。

【制用方法】先将猪排骨、莪术、木瓜煮熟，再放入大米、香米，将大米、香米煮烂后调入少量盐即可食用。

验方四

【药物组成】金银花、野菊花、葛花、鸡蛋花、槐米花、木棉花各20克，土茯苓、薏苡仁各30克，甘草10克，何首乌6克，女贞子8克。

【适应证】卵巢癌。

【制用方法】熬水当茶饮。

验方五

【药物组成】乌鸡肉500克、何首乌60克、枸杞30克、生地黄30克、女贞子20克、生姜20克。

【适应证】卵巢癌。

【制用方法】煮熟食肉喝汤。

验方六

【药物组成】仙鹤草 30 克、旱莲草 30 克、女贞子 30 克。

【适应证】卵巢癌。

【制用方法】沸水冲泡当茶饮。

验方七

【药物组成】冬瓜（连皮）200 克，干海带 30 克，苦瓜 30 克，盐 3 克、葱、香油适量。

【适应证】卵巢癌。

【制用方法】小火炖熟食之。

前列腺癌

前列腺癌属于中医的淋证、癃闭、痛证、血证等范畴。早在《内经》已有记载，《素问》说："胞移热于膀胱，则隆，溺血。"《灵枢》说："四时八风之客于经络之中，为瘤病者也。"又说："积之所生，得寒乃生，厥乃成积。"《诸病源候论》说："积聚者，由阴阳不和，脏腑虚弱，受于风邪，搏于脏腑之气所为也。"在论及尿血的成因时说："劳伤而生客热，血渗于胞故也。血得温而妄行，故因热流散，渗于胞而尿血。"《备急千金要方》载有以葱叶插入阴茎导尿之法，这是世界上最早使用导尿术治疗小便不通的记载。此外，《丹溪心法》《景岳全书》《外台秘要》《杂病源流犀烛》等都有关于类似于前列腺癌的记载，而明代名医申斗垣更有"癌发……四十岁以上，血亏气衰，浓味过多，所生十全一二"的描述。

过食五味、情志不畅、外感湿热是前列腺癌的主要病因，而肾脏亏虚是发病的条件。

验方一

【药物组成】薏苡仁 120 克、石韦（去毛）30 克、萹蓄 60 克、猪苓 30 克、茯苓 30 克、土茯苓 30 克、赤茯苓 30 克、丹参 20 克、当归 15 克、黄柏（姜制）10 克、黄芪 90 克、桃仁 15 克、红花 30 克、蜈蚣 6 条、全蝎 10 克、䗪虫 10 克、牛膝 15 克、制水蛭（研末冲服）10 克、白花蛇舌草 60 克、半边莲 30 克、车前草 30 克、鹿角霜 10 克。

【适应证】前列腺癌。

【制用方法】水煎服，1 日 1 剂，1 日 3 次。

验方二

【选穴】肾俞、膀胱俞、脾俞、太溪、内关、足三里、京骨、太白、三阴交、中极、阴陵泉、关元。

【适应证】前列腺癌。

【方法】针刺疗法，平补平泻。

验方三

【药物组成】荠荠菜 100 克、豆腐 200 克、干香菇 30 克、芦苇笋 30 克、香油 10 克、盐 3 克、淀粉少许。

【适应证】前列腺癌。

【制用方法】煮熟食之。

验方四

【药物组成】冬瓜 400 克，胡萝卜 150 克，芦苇笋 100 克，葱、姜、酱油、香油、盐各适量。

【适应证】前列腺癌。

【制用方法】煮熟食之。

验方五

【药物组成】白茅根 100 克、海金沙 50 克、蜣螂 30 克、鸡蛋
6 枚。

【适应证】前列腺癌。

【制用方法】先将前 3 味中药煎取汁，用此药汁将鸡蛋煮至
六成熟的时候，将鸡蛋壳敲碎，煮熟，食鸡蛋，每次 2 枚，1
日2 次。

膀胱癌

膀胱癌属于中医的溺血、血淋、湿毒下注等范畴。本病多属
于肾气不足，水湿不化，脾肾两伤，运化失职，毒热内生，蕴结
膀胱，灼烧经络，血热妄行，而溺血尿，经久不愈，气滞血瘀，
尿液潴留，毒邪腐肉，阻塞膀胱，导致排尿困难，产生尿疼、发
烧乃至贫血、衰竭征象。

验方一

【药物组成】马尾莲 10 克、白英 60 克、龙葵 60 克、仙鹤草 120
克、白花蛇舌草 30 克、石上柏 30 克、猪苓 30 克、琥珀（研末冲服）
15 克、三七（研末冲服）12 克、半边莲 60 克、皂角刺 30 克、炮山甲
（研末冲服）15 克、土茯苓 60 克。

【适应证】膀胱癌。

【加减变化】尿血者，加白茅根 60 克、小蓟 30 克、栀子炭 12 克；肾气虚，体质弱者，加鹿茸 6 克、人参 6 克、黄芪 30 克；肿块不消者，加红花 60 克、壁虎 30 克、三棱 20 克；小便不通者，加车前子（布包）30 克、通草 10 克、瞿麦 30 克、石韦（去毛）30 克；疼痛不止者，加元胡 30 克、蜈蚣 6 条、白屈菜 30 克；骨转移者，加续断 60 克、狗脊 30 克、枸杞 15 克、骨碎补 30 克、土鳖虫 15 克。

【制用方法】水煎服，1 日 1 剂，1 日 3 次。

验方二

【选穴】膀胱俞、肾俞、百会、三焦俞、气海、中极、行间、阴陵泉、三阴交。

【适应证】膀胱癌。

【方法】针刺疗法，平补平泻。

验方三

【药物组成】荠荠菜 100 克、豆腐 200 克、干香菇 30 克、芦苇笋 30 克、香油 10 克、盐 3 克、淀粉少许。

【适应证】膀胱癌。

【制用方法】煮熟食之。

验方四

【药物组成】冬瓜 400 克，胡萝卜 150 克，芦苇笋 100 克，葱、姜、酱油、香油、盐各适量。

【适应证】膀胱癌。

【制用方法】煮熟食之。

验方五

【药物组成】白茅根 100 克、海金沙 50 克、蝼蛄 30 克、鸡蛋 6 枚。

【适应证】膀胱癌。

【制用方法】先将前 3 味中药煎取汁，用此药汁将鸡蛋煮至六成熟的时候，再将鸡蛋壳敲碎，煮熟，食鸡蛋，每次 2 枚，1 日 2 次。

白血病

白血病属于中医的虚损、劳瘵、血证、热劳、积聚等范畴。《明医杂著》说："男子二十前后，色欲过度，损伤精血，必生阴虚火动之病。睡中盗汗、午后发热，哈哈咳嗽，倦怠无力，饮食少进，甚则痰涎带血，咯吐出血，或咳血、吐血、衄血，身热，脉沉数，肌肉消瘦，此名劳瘵。最重，难治。"《景岳全书》说："虚损之虚，有在阴分，有在阳分。然病在未深，多宜温补；若劳瘵之虚，深在阴中之阴分，多有不宜温补者。"《济生方》说："阴阳不和，脏腑虚弱，风邪搏之，所以为积为聚也。"

从上可知，白血病的主要病因是脏腑虚弱，虚实相兼，本虚标实，肝、脾、肾三脏同病。中医辨证主要有四种证型：

1. 虚损型。表现为阴虚或阳虚，病变主要在肾。虽然虚损有热象、出血等实证现象，但是"邪气盛则实，精气夺则虚"，本病的邪气是因精气夺所致，精气夺是由体虚而来，这就是"邪之所凑，其气必虚"的道理，故治疗本病有温补法与非补法。若劳瘵之虚，属阴中之阴，多不宜温补。

2. 出血型。表现为多种出血：咳血、吐血、衄血、溲血、便血、下血（妇女阴道流血）、紫斑等现象，多属阴虚内热，血热妄行，血离经络，或因脾不统血，气不摄血，下血溢血。治疗有凉血止血法、健脾统血法等。

3. 积聚型。积者五脏所生，聚者六腑所成，阴阳不和，脏腑虚弱，招致风邪搏之，气血凝而成痞块积聚，治疗有攻有补，有消有散，也有调和阴阳、补益脾胃之法。

4. 热劳型（急劳型）。由心肺实热，气血不和，久而不愈，变成骨蒸，而骨蒸劳热可以伤阴致虚，津液亏损而成虚劳，此型在白血病中为常见的一种类型或一个阶段，呈现本虚标实之象，临床表现以实为主的病变。治疗应以清热解毒、化积消聚、宣通脏腑、理气化滞为主。

验方一

【药物组成】金银花60克、天花粉30克、黄连20克、地骨皮20克、蒲公英30克、黄芪（野生）30克、羚羊角粉（冲服）30克、当归12克、芦荟12克、丹参12克、牡丹皮18克、栀子仁15克、板蓝根50克、浙贝母12克、白花蛇舌草60克、连翘60克、生地黄60克、玄参90克、生鳖甲（先煎）120克、生石膏（先煎）120克、三尖杉15克。

【适应证】实热火旺，内燥生热，高烧不退，大便秘结，全身浅表淋巴结肿大，痰瘀交结急性粒细胞型白血病。

【制用方法】水煎服，1日1剂，1日4次，饭后30分钟温服。

【特注】本方成功治愈过35例急性粒细胞型白血病。本方需要临床根据患者每日病情变化进行剂量调整，故而必须在真正的中医师指导下应用。

验方二

【选穴】心俞、脾俞、肺俞、肝肾、肾俞、足三里、大椎。

【适应证】白血病。

【方法】针刺疗法，平补平泻。

验方三

【药物组成】小米 50 克、大米 50 克、红糖 10 克、菠菜 30 克。

【适应证】白血病。

【制用方法】煮粥食用。

验方四

【药物组成】黑米 100 克、大枣 10 枚、红糖 10 克、阿胶（烊化）30 克。

【适应证】白血病。

【制用方法】煮粥食之。

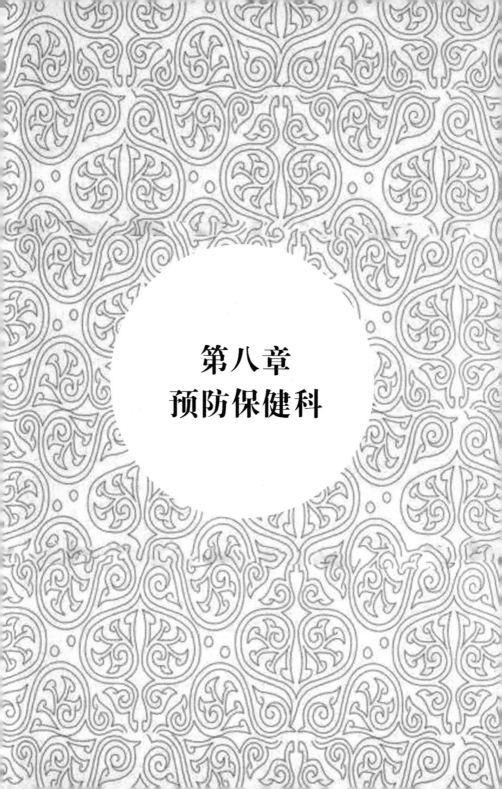

第八章
预防保健科

中医预防保健学历史悠久。无病防病，有病早治，这是中医预防保健的原则。中医的预防保健学认为，平时要注意身体保健，增强健康意识，把疾病消灭在萌芽状态，不要等着疾病形成后再治疗。因此，学习预防和治疗疾病的基本知识，对社会、家庭和个人都是有益的。

疾病都是由小病积累、转化、演变、发展而成的，因此，普及预防保健知识，有助于更好地防治疾病。人人健康幸福，社会和谐安宁，是中医所愿。

无为大法

无为大法是老子（名李耳，字李聃，春秋时期人）创立的一种修心大法。老子讲修道德，他的学说以自隐无名为主，后经历代养生学家总结完善，形成了独特的学派。老子的代表作是《道德经》（上、下两篇），主要讨论"道"与"德"。

法无定法，道无常道，修心之法即是如此。一个人为人处事要庄重拘谨、除情去欲、胸怀宽广、态度谦下，不要圣智、仁义、巧利，因为这是人为的、虚伪的。要返璞归真，即外表纯真，内心朴素，减少私心，降低欲望。恍恍惚惚道有规，无意之间则道自成。学功如同走路，两步并作一步走反而快不了。

人生在世，如自大、自满、自夸、自以为是，对修道来说，都是剩饭赘瘤，多余无益且有害。人生在世，要顺其自然，凡事谦下退让，不要争胜逞强，因为过分求胜、求进、争强，违背自然，反而不彰。健身益寿实为求道，道的根本是自己的本性，即心与德，所以说凡人为的均是虚伪的，无为的才是本意。道大、天大、地大、人大，宇宙四大各有生存规律：人以地为法则，地以天为法则，天以道为法则，道则以自然为法则。稳重为轻浮的根本，清静是急躁的主帅。《素问》说："恬淡虚无，真气从之；精神内守，病安从来？"刘河间说："形者生之舍也，气者生之元也，神者生之制也。形以气充，气耗形病，神依气立，气合神存。修真之士，法于阴阳，利于术数。持满御神，专气抱一。以神为车，以气为马。神气相合，可以长生。"达摩说："心不缘境，住在本源；意不流散，守于内息；神不外役，免于劳伤。人知心即气之主，气即形之根。形者气之宅，神形之具，令人相因而立，若一事有失，即不合于至理，安能久立焉？"老子说："不见可欲，使民心不乱。"可见，修身养性是延年益寿之关键，眼见而不动心，耳闻而不动神，神不外逸气不散，形不劳伤。心不动则无情志所伤，少言语，多养息，少耳闻，多闭目。现代提倡老年人多言语、多用脑，实为大错，因为言语损气，耳闻损神，只要心神恬淡虚无，其心情自然舒畅快乐。《元始天尊太玄真经》说："喜怒损性，哀乐伤神，性损害生，神伤侵命，气全体平，神安形逸，此全生诀也。"《孙真人十二多》说："多思则神殆，多念则志散，多欲则志昏，多事则劳形，多语则气亡，多笑则脏伤，多愁则心慑，多乐则语溢，多喜则志妄昏乱，多怒则百脉不定，多好则专迷不理，多恶则憔悴无厌。"因为神外无心，心外无道，道即神主，心即神之宅，收住心非，放弃万缘，则神自定，调息养丹，气充体健。法无定法而在己，无为大法全在心。如何安心？特录《林鉴堂安心诗》于下，以供读者参考。人人求道，社会安定，处处显美德，人人得长生。

林鉴堂安心诗

我有灵丹一小锭，能医四海群迷病；

些儿吞下体安然，智取延年兼接命。

安心心法有谁知？却把无形妙药医；

医得此心能不病，翻身挑入太虚时。

念杂由来业障多，憧憧扰扰竟如何？

驱魔自存玄微诀，引入尧天安乐窝。

人有二心方显念，念无二心始为人；

人心无二浑无念，念绝悠然见太清。

这也了时那也了，纷纷攘攘皆分晓；

云开万里见清光，明月一轮圆皎皎。

四海遨游养浩然，心连碧水水连天；

津头自有渔郎问，洞里桃花日日鲜。

诗的大意是说，人的心本如一面明镜，又如一井死水，有风不起浪，心不动则无念，无念则口中津液自来，收心放念，性光自显，病魔不侵。

五脏保养法

五脏保养法是指对心、肝、脾、肺、肾的养护与预防保健方法。脏腑无病自安然，如果人人知道此术，那么对保健养生、预防疾病是很有帮助的。

一、心脏

心为一身之主，万法之宗。一切念头皆由心起，心与天地互通，为神明主宰。《太上老君说常清净经》说："夫人神好清而心扰之，人心好静而欲牵之。常能遣其欲而心自静，澄其心而神自清，自然六欲不生，三毒消灭。"心无妄念，目不乱视，耳不妄听，口不妄说，放下口是心非，任其自来自去，则心安理得而自养。

二、肝脏

肝为魂之处所，在外开窍于目，四季应于春，主风主升。春天宜保养肝脏，令邪积之气消散，戒怒戒烦。肝为血海，怒气伤肝，则气逆而伤魂损血，气逆血向上行而眩晕。

三、脾脏

脾为后天之本，是万物生长之本源，其气贵和，帮助胃运化水谷精微，充养调和五脏而生血，喜燥恶湿。饮水不可过量，饮食也应适量，过饮、过食则生湿、滞而难以消化，病即产生。不应贪食，谷气过甚，人肥胖则不寿。少吃肉食，多吃素食，饮食有节，肠胃常空，脾无负担，体则健康。

四、肺脏

肺是五脏生长之首，位置最高，内藏心脏，主魄主气，统领一身之气，七情之害皆伤于肺。肺吸纳天地之气，平常应加强深长呼吸锻炼，清气充则病不生。

五、肾脏

肾为先天之本，内主志，藏精。《仙经》曰："借问如何是玄牝？婴儿初生先两肾。"玄化之门谓天地根。人在没有身体时，先生长两肾，婴儿未生长时先生胞胎，中间空，生长 1 个茎带，其状如莲蕊，即脐带。两肾，是五脏六腑之本、十二经脉之根、呼吸之主、三焦之源。命门天生生水，欲念一起则水热火寒，水枯无源，脏腑生克失调无养，命则亡。节制性欲，不动心念，酒后、饥饿、劳累后不要入房，不伤精气，肾自不亏。

四季养生秘诀

四季指春、夏、秋、冬季。五脏在四季之中各有所司，按季节采用不同方法进行预防保健很有必要。

一、春季三月

春季到来之前，人体阳气藏闭于内，春天到来渐发于外，故春季到来宜发散以利畅通。万物复苏，推陈布新，夜卧早起，锻炼身体，克制动怒。春怒伤肝，夏季易患伤寒病。立春后，以东方野桃枝和桃树叶各等分，用水三大碗，煎取浓汁两小碗，一碗内服，一碗用于洗澡。内服祛除风寒湿热痰瘀之病，外洗治疗一切痈疽疮毒及皮肤病。虽然春暖花开，但棉衣应晚脱，因为春天气候多变，时暖时寒，寒即伤肺而咳嗽。穿衣应随天气变化而加减，下厚上薄。

二、夏季三月

夏季，人体阳气外发，阴气内伏，精神疏泄。禁忌下利，免伤阴气。天地之气旺，万物壮甚，节减饮食，静坐调养。因为夏季心旺肾衰，精化为水，应节制性欲，以固阴气。夏天虽热，但应吃热的食物，不要吃冷的食物，否则秋季易患痢疾。勿用冷水淋浴，免患虚热、眼疾、筋脉厥逆、霍乱、阴黄。勿迎冷风而坐卧，如睡勿用电扇，因人入眠后毛孔开而不闭，风邪入内易患风痹、麻木不仁、手足不遂等病。

三、秋季三月

秋季阳气渐衰，不宜采取吐、泻、发汗等法，以免损伤脏腑真气。易早卧早起，保养肺气。如夏季食生冷或冷水淋浴过多，秋季时可以3岁前童便1杯、槟榔（切细）5枚，加生姜、雪水各少许水煎，早晚空腹服，以祛膀胱寒水，不生疾病。老年人以薤白、羊肾煮粥食之，胜于补药。

四、冬季三月

冬季人体气血内藏，伏阳在内，天地气闭。心脏宜热，下以暖肾水。忌发汗以泄阳气。早卧晚起，服少量药酒以助阳气。冬天过冷，不宜马上烘烤，手劳宫穴能引火入心，不利气血。易多食萝卜、羊肉，随气候变化而加减衣服。

十二时辰祛病法

十二时辰，即子、丑、寅、卯、辰、巳、午、未、申、酉、戌、亥。古人认为，十二经脉的循行有一定的时间规律。按照这一规律进行预防保健就显得十分重要。

辰、巳。这两个时辰勿动怒气，宜读书干事，闭目养神、吞津。此时至午时真气渐弱，以练静功调息为妙。辰时内应胃，巳时内应脾，以手指或其他物点按双手相应部位，可以达到治病目的。

午。午时应喝茶水，吃淡素食物。午时应心，点按相应部位。饭后百步走，摩腹运动。

未。未时宜读书写文，越快越好，以怡悦神气。忌与人争吵言谈，静心养气，勿出力重劳。未应小肠。

申。申时宜食水果或其他小食品，歌唱玩琴。申时应膀胱。

酉。酉时应及时吃晚餐（忌迟），不宜过饱，可少量饮酒（勿醉）。忌看书劳苦，酉时应肾。

戌。戌时应热水洗足，可降火除湿。冷茶水漱口，默坐看书片刻。勿多思虑，多虑则心火上炎，肾水下涸，心肾不交，夜不能眠、多梦，少思宁心。按摩涌泉穴，点上等香1支。戌时应心包。

亥、子。亥、子时安睡，以培元气，侧身屈足，先睡心后睡眼，勿想过去、未来，调神安气。亥时应三焦，子时应胆。

十二时辰内应脏腑口诀

肺寅大卯胃辰宫，脾巳心午小未中，申膀酉肾心包戌，亥焦子胆丑肝通。

其大意是寅时气血运行至肺；卯时气血运行至大肠；辰时气血运行至胃；巳时气血运行至脾；午时气血运行至心；未时气血运行至小肠；申时气血运行至膀胱；酉时气血运行至肾；戌时气血运行至心包；亥时气血运行至三焦；子时气血运行至胆；丑时气血运行至肝。

天元内丹功

天元内丹功，简便易学，是以专炼丹田真气为主的上乘功法，特别适合中老年人习练。

一、姿势

坐式为主，自然坐、自然盘（单盘、双盘均可），无论选择哪种坐式，都必须自然舒适。腰背自然伸直，全身放松，下颌微收，舌抵上腭，双眼轻闭，心神内守。

二、呼吸与方法

呼吸是人体与外界环境之间气体交换的过程。通过呼吸，获取宇宙能量，净化身心，达到天人合一。方法是：用鼻吸气，将气吸足后再闭气片刻，然后用口呼气。如此反复一呼一吸，每次5～30分钟，每日2次。

三、要点与功理

吸气时，小腹轻微用力鼓起。闭气时，用意观想（丹田真气充足，真火自下而上烧遍身体内外），至发热为止。反复观想，待气闭不住时，再用口呼出。如此反复。吸气时，头微下低，缓慢深长，将气吸足；呼气时，头微上抬，一气呼尽。呼气时可配合观想将体内脏腑病气（也可单独观想某一脏腑病气）呼出体外，无病者不用意念。闭气时间长短根据自己体质与功底适度而为，以轻松、自然、持之以恒为要点，过饥过饱均不可练。选择空气流通、清新无染之地练。该功以吸入天地阴阳真气补充丹田

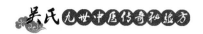

真气，并以闭气来激发真火，充实体内真气，用意导引，意到神到气则到，真气通达全身各部及皮毛、气脉，打开毛孔穴位，与天地万物真气交流，实为"胎息"之基础。通过反复吐纳，丹田真气真火在很短时间内充足起来，气充血自充，气血平衡，疾病自然消除。修炼百天内丹功，胜过他功两三年。

调理法

调理法是指自我以药物、饮食、按摩等方法进行病前或病后的治疗、预防。调理法方法简单、花销少、节时省力、无副作用、疗效好。现介绍如下：

羊脂粥：羊脂、粳米、葱白、生姜、干椒、豆豉各等分，煮粥，日食 1 剂。主治：半身不遂、中风。

豆蔻汤：煨肉豆蔻 200 克、炒甘草 50 克、小麦皮（炒）200 克、丁香 5 克、炒盐 25 克，共研细末，每次服 10 克，空腹趁热服为妙。主治：一切冷气、心腹胀满、胸膈痞滞、反胃呕吐、泄泻虚滑、水谷不消、困倦无力，不思饮食。

郁李仁粥：郁李仁（研汁）100 克、薏苡仁 50 克、大米 50 克、小米 50 克，煮粥食。主治：水肿、腹胀喘急、二便不通、体重痛痹、不能转动、脚气。

白石英酒：白石英、磁石（醋煅 7 次）各 250 克，用棉布包之，泡酒 1 000 克，1 周后服，每次少许，1 日数次。主治：风湿痹痛、关节不利、肾虚耳聋。

百部酒：百部 500 克泡酒，频频饮之。主治：新旧一切咳嗽。

巨胜子酒：用楮实子 1 000 克、炒薏苡仁 1 000 克、生地黄 250 克泡酒，常饮。主治：风虚痹弱、腰膝疼痛。

理脾糕：松花、百合、莲肉、山药、薏苡仁、芡实、白蒺藜各500克，粳米5000克，糯米5000克、白砂糖500克，研末和匀，蒸熟炙干食之。主治：老人、小儿一切食疾，不思饮食，消化不良，消瘦，泄泻，便秘等诸疾。

杏仁粥：扁杏仁去皮尖100克，研如泥，猪肺1具，同米煮食。主治：气喘咳嗽。

参归腰子丸：人参25克、当归200克、猪肾（细切）1具同煮食之。或用山药和匀制丸，空腹温酒服。主治：一切虚损、自汗。

人参茶：人参5克，切薄片，沸水冲泡，泡30分钟，当水饮。主治：一切虚损、癌症。具有大补元气、补脾益肺、宁神益智、延年益寿、抗癌治癌之效。

红枣茶：红枣3~5枚，用刀划破，沸水冲泡当茶饮。主治：气血虚损症。具有健脾胃、养肝血、补血益气之效。

二子延年茶：枸杞6克、五味子6克、白糖适量，捣烂，沸水冲泡当茶饮。主治：一切虚劳损弱。具有延年益寿之效。

玉米须茶：玉米须（洗净晒干，切碎）20克、白茅根30克，沸水冲泡当茶饮。主治：慢性肾炎、高血压、黄疸、糖尿病等。

菊花茶：用白菊花10~15克，沸水冲泡当茶饮。主治：高血压性头晕、头痛、耳鸣。具有疏风、清热、平肝、明目之效。

山楂茶：山楂30克，沸水泡20分钟，当茶饮。主治：高血压、高血脂及老年性心脏衰弱、冠心病等。具有提神醒脑、软化血管、增进食欲、降压之效。

降压茶：野菊花1000克、夏枯草1500克、荠菜花1500克、决明子2000克。先取荠菜花、夏枯草、决明子各1/2量，与野菊花共研细末，其余加水煎2次，合并滤液，加入面粉1000克（面粉以开水打成糊）充分搅和后，与药粉混合揉匀，压成块，烘干。开水冲泡当茶饮。主治：高血压。具有清热祛风的功效。

冬花茶：款冬花 10 克，加冰糖适量，沸水冲泡饮。主治：气管炎、咳嗽有痰。具有清热润肺的功效。

安神茶：龙齿 9 克，石菖蒲 3 克，将煅龙齿研碎，石菖蒲切碎，水煎代茶饮。主治：失眠多梦、心悸怔忡、睡卧不宁、头昏目眩等。

延年益寿术

从古至今，上至皇帝，下至平民，都只有一个愿望，即健康长寿。在科学技术飞速发展的今天，由于环境污染、森林的减少退化、化肥及农药的使用等，导致了各种癌症、慢性病、传染病等的发生，对人们的健康长寿造成了一定的威胁。延年益寿术可以帮助人们免遭疾病的折磨，实现健康长寿。

一、性命说

人之躯体，受父母之精气所成，受天地之气而生存，食五味而生长。人体内藏三宝——精、气、神。三宝无论失去哪一宝均可导致死亡。影响三宝的因素有内在因素和人为因素，人为因素占主要地位。在日常生活中，如果我们不节饮食，不知七气伤人，不讲卫生，致使脏腑发生病变，就会失去三宝而死。人生要想长寿，必须自己把握，正所谓"我命由我不由天"。

人生活在宇宙之中，必须与宇宙协调统一。宇宙之气其细无内，其大无外。人体先天之精气是禀受于父母的精气，称为"先天之精"。父母之精气相结合，形成胚胎发育的原始物质，所以说没有精气就没有生命。有了生命，没有后天的五谷精气所养，其生命也是无存的。人与天地相应，与宇宙是一个整体，天地是生命起源的基地；有了天地，然后才能"天覆地载，万物方生"（《内经》）。"万物"当然也包括人在内。"人生于地，悬命于天，天地合气，命之曰人"（《内经》）。人有了形体，就有神的存在。神，广义是指人体生命活动外在表现的总称，包括生理性或病理性外露的征象；狭义是指精神思维活动。神的含义广泛，在人体中神具有重要作用，一切活动、思维、功能均为神之表现。躯体是本，有形体才有生命，有生命才产生精神活动和具有生理。而人的形体又须依靠摄取宇宙的一定物质才能生存。神的物质基础是气血，气血又是构成形体的基本物质，而人的脏腑组织的功能活动及气血的运行，又必须受神的主宰。形乃神之宅，神乃形之主，形神合一，才是生命存在的保证。而"精气不散，神守不分"（《内经》）便是延年益寿的大法。

二、五脏与七情论

五脏即心、肺、脾、肝、肾。七情是七种情志，即喜、怒、忧、思、悲、恐、惊。七种情志是脏腑之志，为不可少的生理现象。但七情过甚则伤及脏腑，导致内在疾病发生，喜与惊为心志，过喜过惊伤心，心神不安，心气缓散不收，气乱不定；怒为肝志，动怒则肝气上逆，气血逆乱，气郁不行；忧与思为脾志，忧思伤脾，气闭塞不利，脾呆气结；悲为肺志，过悲伤肺，肺伤则气消；恐为肾志，恐伤肾耗精，气失其养。一个人如长期伤七情，其所患疾病大多为绝症，且无可救药！如要长寿，必须不伤七情，这样才可真正达到空静之境，特别是修炼气功和养生，更不可七情常显，否则功夫不会长进，且更易患疾病。凡修道之士与养生家均与七情"无缘"。

脏虽有志，伤于七情，但其根本在于心神，任何活动均是心先动，心动则神出，神出则魂散，魂散则魄损则气逆，导致人体免疫功能下降，代谢功能受损，从而易患各种疾病。神意内守，精气充足。诸意之动，心之本始，凡事不往心中记，不思不念，别人大言我小语，目不乱视，耳不乱听，心无乱动，则神不外出，百病不生。喜，是对外界信息的反应，是属于良性刺激，有益于心主血脉等生理功能，但喜乐过度，则又可伤心神，"喜乐者，神惮散而不藏"（《内经》），心主神志、过亢使人嬉笑不止，不及则易悲，但心为神为府，七情过甚均可损心神。大怒损肝，使肝所藏之血衰散；忧思损脾，使饮食减少五味不和，气血之源枯衰；悲伤肺，肺伤则魄损，呼吸功能障碍，宗气不足，气机逆乱；恐损肾，肾伤则精衰，先天之本枯绝，生命无存。日常生活中做到不动怒，不惊恐，不悲伤，无思无忧，心胸宽广，诸事不在心中记，不损神伤精，则百病不生，实为修道养生、预防疾病之要法。

三、饮食养肾论

脾为消化饮食的主要器官，为气血生化之本，气血的充足与衰弱，与脾的运化功能盛衰有直接关系。气血充足之余化为精，藏于肾，故脾为后天之本。脾的运化功能强盛，气血充足化精，藏于肾以养先天之精气。肾精充足，人体真气强盛。真气为人之根本，真气虚弱百病乃生，精气枯绝，生命无存！肾精充足之始，一是靠脾的运化功能，即运化气血来充养；二是节制性生活。只有后天之精充足，才能保养先天之精气。先天之精气是受禀于父母，具有决定生死之要，依靠后天精气充养才有生命，且后天之精虚损则遗精、阳痿、早泄、腰痛，生百种难病。气血有余才会生化精气，藏于肾脏以补养五脏，生髓补脑，以利于生长发育，而气血来源靠脾的消化吸收食入的物质所生化而来，因此，要想精气充足，身体强壮，百病不生，仅节制房劳是不够的，必须在饮食上予以节制，使脾胃功能不损，运化无障，才是气血充足、肌肉发达之保证。日常饮食中应避免少吃肉类、奶类食物，生冷不吃，饿则食，微饱则止，少食而精，未渴而饮，变质食物坚决不吃，饮食时不应快，不食过酸过辣、过燥咸、过热之食物，五味为度，不强食，不贪食，不要在饮食上当英雄。只有这样，脾胃不损，气血充足，才有利于病苦之康复，特别是老年人更应注意。其根本应从青少年开始节制，气功修炼者尤为重要。

四、居室环境与睡前保健

居室环境与睡前保健，这是一门科学，也是养生长寿的重要组成部分。古人非常重视居室环境与睡前保健，如天隐子说："吾谓安处者，非华堂邃宇，重楼广榻之谓也，在乎南面而坐，东首而寝，阴阳适中，明暗相半。屋无高，高则阳盛而明多；屋无卑，卑则阴盛而暗多。故明多则伤魄，暗多则伤魂，人之魂阳而魄阴。苟伤明暗，则疾病生焉。"可见居室过明过暗均不科学。另外，居室中的墙缝不可有孔，地下不可潮湿，常打扫，常用松柏树叶燃之以祛霉气。床应不高不低，床头南北，与天地磁场相应，使其人体磁场、气机不紊乱。

睡觉前，先以热水洗足，按摩涌泉穴，行走片刻，不看书，不写文，不看电视、手机，不醉酒，不过饱，不过饥，不动七情，不言语。上床后，要软枕头，暖盖足，不凉背心，不凉肚

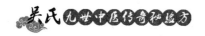

脐，先宁静心神，神不外逸，百事无存，再闭目，或侧或仰。《黄素四十四经》云："夜寝欲合眼时，以手抚心三过，闭目微咒曰：太灵九宫，太乙守房，百神安位，魂魄和同，长生不死，塞灭邪凶。咒毕而寝。此名九宫隐咒寝魄之法。常能行之，使人魂魄安宁，永获贞吉。"另外，睡前洗手净脸，凝神定心，静气而卧，均有利于健康长寿，祛病防病。

五、方术论

从古至今，养生益寿之方术众多，各有所长，如五禽戏、太极拳、八段锦、六字诀等不胜枚举，实谓百花齐放。无论修炼哪种养生益寿方术，均贵持之以恒。下面介绍几种效果较佳的养生益寿方术。

天元开穴健身法

天元开穴健身法是我家传的健身治病、防病益寿方法。其理深功宏，对通周天、行百穴有特别帮助，长行之妙不可言。

第一式：开中门。双手掌心相对，从右至左缓慢微用力转小圆圈，双手始终相对合拢不分开，共转摩108圈。

要点与功理：自然呼吸，不急不躁，不过缓，不过快，至手掌发热为度。通过如此转摩，不仅可打开劳宫穴，而且可以对手掌上所有穴位进行刺激，达到通气血、活经脉、治疗各种疾病之目的。

第二式：养老益寿。先以右手食指或中指按摩左手腕上关节横纹线的中心（女相反），轻轻按摩36次，再换手按摩36次。

要点与功理：自然呼吸，按摩不可太重。该穴为全身通经活血的要穴，具有美容健身、益寿防病之特效，对手臂麻木、疼痛等疾有理想疗效。

第三式：开天门。以左手（女相反）掌心劳宫穴对准百会穴，从右至左摩转，微用力，36 次；再以右手劳宫穴对准百会穴，从左至右 36 次。

要点与功理：自然呼吸，缓慢适度。通过此法可促使天门打开，任脉、督脉交会，对头部疾病及高血压等有理想疗效。

第四式：拍大椎。以双手掌交换拍打颈中大椎穴 36 次。

要点与功理：自然呼吸，拍击不可太快太重，部位要准确。拍打可通督脉，对腰、背、颈、项部各种疾病及骨质增生等均有特殊疗效。

第五式：摩长强。此穴在肛门之上，脊椎最下端，以食指轻按摩 36 次。

要点与功理：自然呼吸，用力不可重，速度不应快。长强穴汇通全身气血，对通督脉，治疗痔疮、脊椎疾病等有显著功效。

第六式：按足三里。以食指或中指按摩左右足三里穴（膝下外侧 3 寸）各 36 次。

要点与功理：自然呼吸，按摩速度轻重适度，部位应准确。足三里穴为全身保健之要穴，有健脾胃、助消化的功能，对各种疾病与腿部疾患有理想疗效。

第七式：开地门。先以右手按摩左脚涌泉穴（女相反），再以左手按摩右脚涌泉穴，各 36 次。

要点与功理：自然呼吸，部位准确，轻重快慢适中。通过按摩可尽快打开涌泉穴，使涌泉穴与地气相通，对腿部及足部疾病有显著疗效。

第八式：摩肚脐。先以左手劳宫穴对准肚脐，右手重叠于左手之上，掌心向下（女相反），顺时针按摩 36 次，稍停片刻，内

守肚脐3分钟以上。同样办法换手按摩肚脐。

要点与功理：自然呼吸，按摩不应太重太快。肚脐为人之中点，连接经脉之地，又系胞衣之带，统一全身经络血脉，为小周天之关口，肚脐气充有助于全身气血流通，加之意守，气充而通，可尽早打通任脉，并对肝、脾、胃、肾等脏腑的疾病有特殊疗效。

完成上述各法后，搓热双手用大拇指、中指、食指搓双耳（先从耳垂向上搓摩）致发热；干洗脸；用手指从前向后梳头9次。本功效果特佳，坚持行之，百病不生，气血充盈，练功当天即有效。

六字诀祛病法

《玉轴经》说："言世人五脏六腑之气，因五味熏灼，又被七情六欲所乱，积久成患，以致百骸受病，故太上悯之，以六字气诀，治五脏六腑之病。"常行病无存矣。

六字诀简而易学，不出偏，功效好，受到历代养生家、医家之赞。现介绍如下，以供读者习练。

六字分别是：嘘、呵、呼、呬、吹、嘻。其各应一脏，嘘应肝脏，春行之治肝病；呵应心脏，夏行之治心病；呼应脾脏，四季行之治脾病；呬应肺脏，秋行之治肺病；吹应肾脏，冬行之治肾病；嘻应三焦，热病行之。

六字诀歌：肝若嘘时目睁睛，肺病呬气手自擎；心呵顶上连叉手，肾吹抱取膝头平；脾病呼时须撮口，三焦寒热卧嘻宁。

六字诀四季祛病歌：春嘘明目木扶肝，夏至呵心火自闲，秋呬定收金肺润，冬吹水旺坎宫安。三焦长宫嘻除热，四季呼脾上化餐，切忌出声闻两耳，其功自能保神丹。

六字诀的练法：选干净安静的室内，不应有阴风吹入，盘坐或正坐，全身放松，神意内守。自然呼吸，缓慢悠长。以鼻吸气，以口鼻呼气。呼气时发音，不可出声，以意念发音，以耳听不见为宜。各字可连在一起练，也可分开练。如有肝病，可只练"嘘"字即可，每字各练 7 次以上，如单练一字可练 10 分钟以上。也可在子日子时修炼，功效更好。收功时叩齿 36 次，将津吞下送入丹田，内视丹田片刻。

养生延年益寿祛病之术古来甚多，无论何种方术，贵在持久修习。

六、药方类

方一　培养脾胃、轻身耐老秘方

【药物组成】茯苓 250 克、莲子（去芯）250 克、芡实 250 克、人参 250 克、扁豆 250 克、薏苡仁 250 克、藕粉 250 克、山药 600 克、白糖 250 克。

【制用方法】上药共研极细末，加水和匀如稠泥状，笼内蒸熟成糕。每天食用，以大枣去核 10 枚、生姜 10 片，煎汁送服更妙。

【疗效】此方为明朝名医陈实功家传秘方，对治疗脾胃虚弱、食少体倦、易吐易泻有独特效果。久食培养脾胃，壮助元阳，轻身耐老。是近百年来医家常用方剂，也是清宫历代皇家所藏之方，实用效验，故录之。

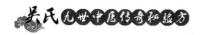

方二　养颜润肤、祛斑增白秘方

外用方

【药物组成】白芷 75 克、白丁香 50 克、山奈 50 克、甘松 15 克、白僵蚕 50 克、白蔹 15 克、白附子 50 克、白牵牛 25 克、白莲蕊 50 克、白及 15 克、鸽条白 100 克、防风 15 克、白细辛 15 克、人参 50 克、海藻 50 克、檀香 25 克、鹰条白 50 克、团粉 100 克、天花粉 50 克。

【制用方法】上药共研极细末，以冷开水调开如稀泥状，涂于面部，60 分钟后取掉，洗净面部，每 3 日 1 次。

【疗效】本方为家传秘方，2018 年 12 月 18 日，中华人民共和国国家知识产权局授予发明专利，专利号：ZL201511023073.3。本方是稀有、特效秘方。为保证使用者的效果，请在选购药材时一定要重视产地、质量，分清真假，以免发生因药物质量问题而发生过敏反应。

内服方

【药物组成】西洋参 500 克、全当归（鲜品）1 500 克、藏红花 150 克、枸杞子 250 克、黄精 250 克、合欢皮 250 克、佛手 250 克、茯苓 750 克、制何首乌 250 克。

【制用方法】取上等正宗粮食酒（自酿纯正未勾兑过的酒）1 000 克，泡药于内，以土罐煎 30 分钟，取出后密封，埋于地下，深 2 米。3 个月后取出。每日饮 3 次，每次约 20 毫升。特效。

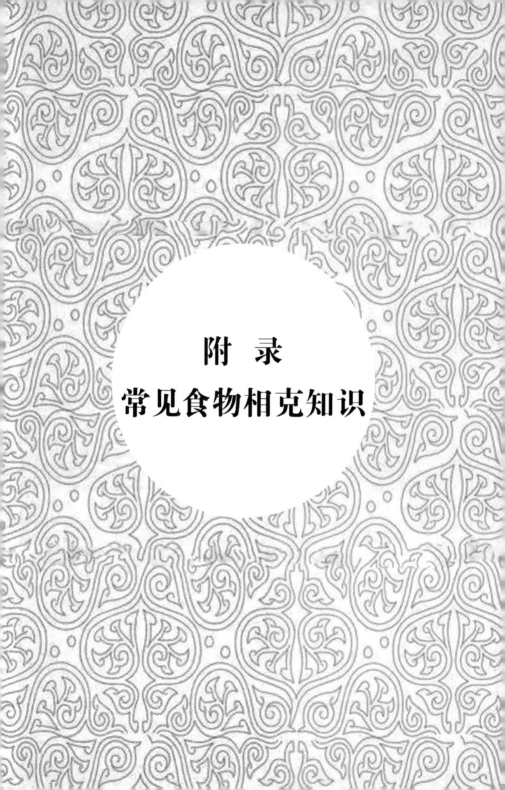

附　录
常见食物相克知识

每一种食物都有自己独特的功效，但是如果两种食物搭配不当，不仅不会发挥应有功效，反而还会出现人体不适，甚至生病，这就是我们所说的食物相克。下面列举一些食物相克的例子，供读者参考。

1. 猪肉与豆类相克：同食会形成腹胀、气壅、气滞。

2. 猪肉与菊花相克：同食严重者会导致死亡。

3. 猪肉与羊肝相克：共烹炒易产生怪味。

4. 猪肉与田螺相克：二物同属凉性，且滋腻，同食易伤肠胃。

5. 猪肉与茶相克：同食易产生便秘。

6. 猪肉与百合相克：同食会引起中毒。

7. 猪肉与杨梅子相克：同食严重者会死亡。

8. 猪肝与富含维生素C的食物相克：同食会引起不良反应，面部可发生色素沉着。

9. 猪肝与番茄、辣椒相克：猪肝中含有的铜、铁能使番茄、辣椒中的维生素C氧化为脱氢抗坏血酸而失去原来的功能。

10. 猪肝与菜花相克：同食会降低人体对两物中营养元素的吸收。

11. 猪肝与荞麦相克：同食会影响消化。

12. 猪肝与雀肉相克：同食会消化不良，还会引起中毒。

13. 猪肝与豆芽相克：猪肝中的铜会加速豆芽中的维生素C氧化，失去其营养价值。

14. 猪血与何首乌相克：同食会引起身体不适。

15. 羊肉与栗子相克：二者都不易消化，同炖共炒都不相宜，同食还会引起呕吐。

16. 牛肉与橄榄相克：同食会引起身体不适。

17. 牛肝与含维生素 C 的食物相克：牛肝中含有的铜、铁能使食物中维生素 C 氧化为脱氢抗坏血酸而失去原来的功能。

18. 牛肝与鲇鱼相克：同食可产生不良反应。

19. 牛肝与鳗相克：同食可产生不良反应。

20. 羊肉与豆酱相克：二者功能相反，不宜同食。

21. 羊肉与乳酪相克：二者功能相反，不宜同食。

22. 羊肉与醋相克：醋宜与寒性食物相配，而羊肉大热，不宜配醋。

23. 羊肉与竹笋相克：同食会引起中毒。

24. 羊肉与半夏相克：同食影响营养成分吸收。

25. 羊肝与红豆相克：同食会引起中毒。

26. 羊肝与竹笋相克：同食会引起中毒。

27. 猪肉与鸭梨相克：同食伤肾脏。

28. 鹅肉与鸡蛋相克：同食伤元气。

29. 鹅肉与柿子相克：同食严重者会导致死亡。

30. 鸡肉与鲤鱼相克：性味不反但功能相乘。

31. 鸡肉与芥末相克：两者共食，恐助火热，无益于健康。

32. 鸡肉与大蒜相克：两者性味相佐，不宜同食。

33. 鸡肉与菊花相克：同食会中毒。

34. 鸡肉与糯米相克：同食会引起身体不适。

35. 鸡肉与狗肾相克：同食会引起痢疾。

36. 鸡肉与芝麻相克：同食严重者会导致死亡。

37. 鸡蛋与豆浆相克：降低人体对蛋白质的吸收率。

38. 鸡蛋与地瓜相克：同食会腹痛。

39. 鸡蛋与消炎片相克：同食会中毒。

40. 鹿肉与鱼、虾相克：癌症患者不宜同食。

41. 兔肉与橘子相克：同食会引起肠胃功能紊乱，导致腹泻。

42. 兔肉与芥末相克：两者性味相反，不宜同食。

43. 兔肉与鸡蛋相克：同食易产生刺激肠胃道的物质而引起腹泻。

44. 兔肉与姜相克：寒热同食，易致腹泻。

45. 兔肉与小白菜相克：容易引起腹泻和呕吐。

46. 狗肉与鲤鱼相克：二者生化反应极为复杂，可能产生不利于人体的物质。

47. 狗肉与茶相克：同食易产生便秘，代谢产生的有毒物质和致癌物积滞肠内被动吸收，不利于健康。

48. 狗肉与大蒜相克：同食助火，容易损人。

49. 狗肉与姜相克：同食会腹痛。

50. 狗肉与朱砂、鲤鱼相克：同食会上火。

51. 狗肉与狗肾相克：同食会引起痢疾。

52. 狗肉与绿豆相克：同食会胀破肚皮。

53. 狗血与泥鳅相克：同食伤阴。

54. 鸭肉与鳖相克：久食令人阳虚，水肿腹泻。

55. 马肉与木耳相克：同食易得霍乱。

56. 驴肉与金针菇相克：同食会引起心痛，严重者会致命。

57. 鲤鱼与咸菜相克：同食可引起消化道癌肿。

58. 鲤鱼与赤小豆相克：同食有利水作用，健康人不宜常食。

59. 鲤鱼与猪肝相克：同食会影响消化。

60. 鲤鱼与甘草相克：同食会中毒。

61. 鲤鱼与南瓜相克：同食会中毒。

62. 鲫鱼与猪肉相克：同食会起生化反应，不利于健康。

63. 鲫鱼与冬瓜相克：同食会使身体脱水。

64. 鲫鱼与猪肝相克：同食具有刺激作用。

65. 鲫鱼与蜂蜜相克：同食会中毒。

66. 鳝鱼与狗肉相克：同食，温热助火作用更强，不利于常人。

67. 鳗鱼与牛肝相克：同食会起生化反应，不利于健康。

68. 黄鱼与荞麦面相克：同食会影响消化。

69. 虾与富含维生素C的食物相克：同食会中毒。

70. 虾皮与红枣相克：同食会中毒。

71. 虾皮与黄豆相克：同食会影响消化。

72. 螃蟹与梨相克：二者同食，伤人肠胃。

73. 螃蟹与茄子相克：二者同食，伤人肠胃。

74. 螃蟹与花生仁相克：同食易导致腹泻。

75. 螃蟹与冷食相克：同食易导致腹泻。

76. 螃蟹与泥鳅相克：功能正好相反，不宜同吃。

77. 螃蟹与石榴相克：刺激胃肠，出现腹痛、恶心、呕吐等症状。

78. 螃蟹与香瓜相克：同食易导致腹泻。

79. 螃蟹与地瓜相克：同食容易在体内凝成结石。

80. 螃蟹与南瓜相克：同食会引起中毒。

81. 螃蟹与芹菜相克：同食会引起蛋白质的吸收。

82. 海蟹与大枣相克：同食容易患寒热病。

83. 毛蟹与泥鳅相克：同食会引起中毒。

84. 毛蟹与冰相克：同食会引起中毒。

85. 海味食物与含鞣酸食物相克：海味食物中的钙质与鞣酸结合成一种新的不易消化的鞣酸钙，能刺激肠胃，出现肚子痛、呕吐、恶心或腹泻等症状。含鞣酸较多的水果有柿子、葡萄、石榴、山楂、青果等。

86. 海带与猪血相克：同食会便秘。

87. 蛤与芹菜相克：同食会引起腹泻。

88. 海鱼与南瓜相克：同食会中毒。

89. 鳖肉与苋菜相克：同食难以消化。

90. 鳖肉与鸭蛋相克：二物皆属凉性，不宜同食。

91. 鳖肉与鸡蛋相克：同食易产生消化不良的症状。

92. 鳖肉与鸭肉相克：同食会便秘。

93. 田螺与香瓜相克：同食有损肠胃。

94. 田螺与木耳相克：同食不利于消化。

95. 田螺与冰制品相克：同食易导致消化不良或腹泻。

96. 田螺与牛肉相克：同食不易消化，会引起腹胀。

97. 田螺与蚕豆相克：同食会肠绞痛。

98. 田螺与蛤相克：同食会中毒。

99. 田螺与面相克：同食会引起腹痛、呕吐。

100. 田螺与玉米相克：同食容易中毒。

101. 鱼肉与西红柿相克：食物中的维生素 C 会对鱼肉中营养成分的吸收产生抑制作用。

102. 生鱼与牛奶相克：同食会引起中毒。

103. 甲鱼与黄鳝、蟹相克：孕妇同食会影响胎儿健康。

104. 墨鱼与茄子相克：同食容易引起霍乱。

105. 鲶鱼与牛肉相克：同食会引起中毒。

106. 芹菜与黄瓜相克：同食，芹菜中的维生素 C 将会被分解破坏，降低营养价值。

107. 芹菜与蚬、蛤、毛蚶、蟹相克：芹菜会将蚬、蛤、毛蚶、蟹中所含的维生素 B_1 全部破坏。

108. 芹菜与甲鱼相克：同食会中毒。

109. 芹菜与菊花相克：同食会引起呕吐。

110. 芹菜与鸡肉相克：同食会伤元气。

111. 黄瓜与柑橘相克：同食，柑橘中的维生素 C 会被黄瓜中的分解酶破坏。

112. 黄瓜与辣椒相克：同食，辣椒中的维生素 C 会被黄瓜中的分解酶破坏。

113. 黄瓜与花菜相克：同食，花菜中的维生素 C 会被黄瓜中的分解酶破坏。

114. 黄瓜与菠菜相克：同食，菠菜中的维生素 C 会被黄瓜中的分解酶破坏。

115. 葱与狗肉相克：同食，共增火热。

116. 葱与枣相克：同食，辛热助火。

117. 葱与豆腐相克：同食，形成草酸钙，造成了对钙的吸收困难，导致人体内钙质的缺乏。

118. 大蒜与蜂蜜相克：两者性味相反。

119. 大蒜与大葱相克：同食会伤胃。

120. 蒜与何首乌相克：同食会引起腹泻。

121. 胡萝卜与白萝卜相克：同食，白萝卜中的维生素 C 会被胡萝卜中的分解酶破坏殆尽。

122. 萝卜与橘子相克：同食，诱发或导致甲状腺肿。

123. 萝卜与何首乌相克：同食会引起身体不适。

124. 萝卜与木耳相克：同食会得皮炎。

125. 茄子与毛蟹相克：同食会中毒。

126. 辣椒与胡萝卜相克：同食，辣椒中的维生素 C 会被胡萝卜中的分解酶破坏。

127. 辣椒与南瓜相克：同食，辣椒中的维生素 C 会被南瓜中的分解酶破坏。

128. 韭菜与牛肉相克：同食容易中毒。

129. 韭菜与白酒相克：同食，火上加油。

130. 菠菜与豆腐相克：同食，菠菜中的草酸与豆腐中的钙形成草酸钙，使人体的钙无法吸收。

131. 菠菜与黄瓜相克：同食，维生素 C 会被破坏掉。

132. 菠菜与乳酪相克：同食，乳酪所含的化学成分会影响菠菜中丰富的钙质的吸收。

133. 菠菜与鳝鱼相克：同食易导致腹泻。

134. 花生与毛蟹相克：同食易导致腹泻。

135. 花生与黄瓜相克：同食易导致腹泻。

136. 莴苣与蜂蜜相克：同食易导致腹泻。

137. 竹笋与糖浆相克：同食会引起中毒。

138. 南瓜与富含维生素 C 的食物相克：同食，维生素 C 会被南瓜中的分解酶破坏。

139. 南瓜与羊肉相克：同食会令人肠胃气壅。

140. 南瓜与虾相克：同食会引起痢疾。

141. 西红柿与白酒相克：同食会感觉胸闷，气短。

142. 西红柿与地瓜相克：同食会得结石病、呕吐、腹痛、腹泻。

143. 西红柿与胡萝卜相克：同食，西红柿中的维生素 C 会被胡萝卜中的分解酶破坏。

144. 西红柿与咸鱼相克：同食易产生致癌物。

145. 西红柿与毛蟹相克：同食会引起腹泻。

146. 洋葱与蜂蜜相克：同食会伤眼睛，引起眼睛不适，严重会失明。

147. 土豆与香蕉相克：同食面部会生斑。

148. 土豆与西红柿相克：同食会导致食欲不佳，消化不良。

149. 毛豆与鱼相克：同食会把维生素 B_1 破坏掉。

150. 黄豆与酸牛奶相克：同食，黄豆所含的化学成分会影响酸牛奶中丰富的钙质的吸收。

151. 黄豆与猪血相克：同食会消化不良。

152. 红豆与羊肚相克：同食会引起中毒。

153. 梨与开水相克：同食必致腹泻。

154. 醋与猪骨汤相克：同食影响人体对营养的吸收。

155. 醋与青菜相克：同食会使其营养价值大减。

156. 醋与胡萝卜相克：同食，胡萝卜素就会完全被破坏了。

157. 蜂蜜与开水相克：同食会改变蜂蜜甜美的味道，使其产生酸味。

158. 蜂蜜与豆腐相克：同食易导致腹泻。

159. 蜂蜜与韭菜相克：同食易导致腹泻。

160. 红糖与豆浆相克：同食不利于吸收。

164. 红糖与竹笋相克：同食形成赖氨酸糖基，对人体不利。

165. 红糖与牛奶相克：同食使牛奶的营养价值大大降低。

166. 红糖与皮蛋相克：同食会引起中毒。

167. 糖精与蛋清相克：同食会中毒，严重者还会导致死亡。

168. 糖精与甜酒相克：同食会中毒。

169. 红糖与生鸡蛋相克：同食会引起中毒。

170. 味精与鸡蛋相克：味精会破坏鸡蛋的天然鲜味。

171. 茶与白糖相克：糖会抑制茶中清热解毒的效果。

172. 茶与鸡蛋相克：同食会影响人体对蛋白质的吸收和

利用。

173. 茶与酒相克：酒后饮茶，使心脏受到双重刺激，兴奋性增强，加重心脏负担。

174. 茶与羊肉相克：同食容易发生便秘。

175. 茶与药相克：同食影响药物吸收。

176. 咖啡与香烟相克：同食容易导致胰腺癌。

177. 咖啡与海藻、茶、黑木耳、红酒相克：同食会降低人体对钙的吸收。

178. 豆浆与蜂蜜相克：豆浆中的蛋白质比牛奶高，两者同食易产生变性沉淀，不能被人体吸收。

179. 豆浆与鸡蛋相克：同食会阻碍蛋白质的分解。

180. 豆浆与药物相克：药物会破坏豆浆的营养成分或豆浆影响药物的效果。

181. 鲜汤与热水相克：使汤的味道不鲜美。

182. 开水与补品相克：开水易破坏补品的营养成分。

183. 牛奶与米汤相克：同食会导致维生素 A 大量损失。

184. 牛奶与钙粉相克：牛奶中的蛋白和钙结合发生沉淀，不易吸收。

185. 牛奶与酸性饮料相克：酸性饮料会使牛奶 pH 值下降，使牛奶中的蛋白质凝结成块，不利于消化吸收。

186. 牛奶与橘子相克：同食会引起胃炎或胃蠕动异常。

187. 牛奶与巧克力相克：牛奶中的钙与巧克力中的草酸结合成草酸钙，可造成头发干枯、腹泻，出现缺钙和生长发育缓慢。

188. 牛奶与药物相克：同食降低了药物在血液中的浓度，影响疗效。

189. 牛奶与菜花相克：菜花所含的化学成分易影响钙的消化

吸收。

190. 牛奶与韭菜相克：同食影响钙的吸收。

191. 牛奶与果汁相克：同食降低牛奶的营养价值。

192. 酸牛奶与香蕉相克：同食易产生致癌物。

193. 牛奶与菠菜相克：同食会引起痢疾。

194. 冷饮与热茶相克：同食不仅牙齿会受到刺激，而且易得牙病，对胃肠也有害。

195. 汽水与进餐相克：同食对人体消化系统极为有害，使胃的消化功能越变越差。

196. 酒与牛奶相克：长期同食易导致脂肪肝，增加有毒物质的形成，降低奶类的营养价值，有害健康。

197. 酒与咖啡相克：同食火上浇油，加重对大脑的伤害，刺激血管扩张，极大地增加心血管负担，甚至危及生命。

198. 酒与糖类相克：同食易导致血糖上升，影响糖的吸收，容易产生尿糖。

199. 白酒与啤酒相克：同食易导致胃痉挛、急性胃肠炎、十二指肠炎等症，同时对心血管的危害也相当严重。

200. 白酒与牛肉相克：同食火上浇油，容易引起牙齿发炎。

201. 白酒与胡萝卜相克：同食易使肝脏中毒。

202. 白酒与核桃相克：同食易致血热，轻者燥咳，严重时会出鼻血。

203. 烧酒与黍米相克：同食会引起心绞痛。

204. 啤酒与腌熏食物相克：同食有致癌或诱发消化道疾病的可能。

205. 啤酒与汽水相克：同饮易醉。

206. 啤酒与海味相克：同食会引发痛风症。

207. 冰棒与西红柿相克：同食会中毒。

208. 蜂蜜与大米相克：同食易引起胃痛。

209. 果汁与虾相克：同食易引起腹泻。

210. 蜜与毛蟹相克：同食会中毒。